Jean-Paul Lafrance. PhD

La fabrication du Moi, entre cerveau et conscience

Que devient l'esprit à la mort de l'individu ?

Essai

Éditions Persée

Consultez notre site internet

Pour tout contact :
Éditions Persée – Centre Chester Carlson
ZAC du Moulin des Landes – 2 rue Gutenberg,
44980 Sainte-Luce-sur-Loire
www.editions-persee.fr

LA FABRICATION DU MOI, ENTRE CERVEAU ET CONSCIENCE

INTRODUCTION

Les uns affirment que la mort entraîne la dissolution de la conscience pendant que d'autres, avec une égale conviction, soutiennent que la mort est une transition, le transfert de l'âme, ou de la pensée du défunt vers une autre dimension de la réalité[1].

Le miracle du corps humain, c'est le cerveau qui est l'organe le plus précieux de notre vie intelligente. Il semble qu'il se soit développé d'une façon extraordinaire pendant la période appelée la *révolution cognitive*. Et c'est ce qui a permis à l'*Homo Sapiens* de gagner la bataille de l'occupation du territoire terrestre de l'Europe sur les autres hominidés (australopithèque, homo habilis, homo erectus, homme de Néandertal).

Partant de l'analyse comparative du **cerveau** et de la **conscience** – *cum* (avec) + *sciencia* (connaissance), je voudrais savoir quel type de liaison il existe entre ces deux entités, de telle sorte que si l'une disparaît, l'autre s'évanouit-elle également ? En un mot, quand meurt la personne et par le fait même le cerveau, la conscience, partie spirituelle de l'Être, s'éteint-elle également ? « La conscience est l'organisation dynamique et *personnelle* de la vie psychique ; elle est cette modalité de l'être psychique par lequel il s'institue comme ***sujet*** de sa connaissance et *auteur* de son propre [encyclopédie.fr] ».

Probablement depuis la naissance d'*Homo Sapiens*, soit il y a 40 000 ans et probablement plus avant dans le temps, l'humain est composé de

---

1 – Moody, Dr Raymond, *La vie après la vie*, éditions Robert Laffont, *j'ai lu*, 2015, p. 29.

deux parties distinctes : d'une part, le corps et ses organes dont le principal, le cerveau qui est en quelque sorte le navigateur de l'Être vivant et d'autre part, l'Âme qu'on appelle depuis 150 ans la conscience, mais qui peut se dire aussi esprit, souffle de vie… Quoique le cerveau et la conscience soient irrémédiablement liés entre elles et semblent indissociables l'une de l'autre, au moins pendant la vie terrestre, il existe une divergence importante entre les penseurs qui croient qu'au moment de la mort, ces deux entités ont un destin différent.

– D'une part, les premiers que nous appellerons **matérialistes** croient que l'âme et le corps ont un destin similaire et disparaissent définitivement dans *le grand tout* de la vie.

– D'autre part, les seconds prétendent que l'âme est immortelle et se sépare de sa partie charnelle ; ceux-là, nous les appellerons **spiritualistes**, quoiqu'il s'agisse d'une catégorie assez disparate de penseurs. Certains sont théistes et croient en différents dieux, d'autres pensent que l'Être suprême est un principe vital, une force inscrite dans la nature, une énergie primordiale ou un *principe souverain de vie.*

Depuis la *révolution gréco-romaine,* aux derniers siècles av. J.-C., les penseurs regroupés dans les écoles philosophiques (Épicurisme, platonisme, cynisme, scepticisme, [2] etc.) ont écarté de leurs pensées la *crainte des dieux* comme explication à la souffrance des hommes. Ils croient plutôt que la mort s'explique selon les lois de la nature, ou parce qu'il y a un Être suprême, ou que c'est le destin de l'H. d'être mortel. Épicure croyait que l'âme et le corps disparaissent à la mort de l'individu. De nos jours, ceux que nous appelons les physicalistes comme Dennett [chapitre 1] ou les matérialistes en général sont d'avis qu'il n'y a plus rien après la mort de l'individu et qu'il faut se contenter, comme les épicuriens, de la vie d'ici-bas.

---

2 – J.P. Lafrance, Promesses et Mirages de la civilisation numérique, Montréal, éditions Liber, Chap 7 : la philosophie comme thérapie de l'âme, p. 145.

Carpe diem, « *Cueille le jour présent sans te soucier du lendemain* », tiré d'un vers du poète Horace, *Odes*, I, 11, 8.

*

Selon les scientistes (qu'il ne faut pas confondre avec les scientifiques), poser la question de l'âme est une question « sans fondement au niveau scientifique, [3]» relevant de la philosophie, de la religion, sinon du spiritisme et du charlatanisme.

Marquant l'étrange liaison entre l'histoire de l'Univers et la conscience universelle, certains astrophysiciens modernes, autrefois matérialistes purs et durs, expliquent maintenant l'existence et la nature de la conscience à la lumière des nouvelles théories quantiques. Le réputé physicien quantique Trin Xuan Thuan, [4] lui-même bouddhiste, affirme que le jour où nous comprendrons ce qu'est la conscience, nous comprendrons aussi ce qu'est l'Univers. Après 300 ans de newtonisme, [5] ces savants en appellent à de nouvelles théories sur la nature de la réalité, sur la composition de l'espace, du temps, de l'énergie, de la matière. D'autre part, des témoignages de plus en plus nombreux et de plus en plus documentés sur le *voyage astral* par d'éminents professeurs (comme le DR Alexander ou Thomas Benedict) [chapitre 11] commencent à ébranler les colonnes du temple de la Science officielle de l'*après-vie*. Dans cet essai, nous devons tenir compte de ces multiples références qui proviennent de plusieurs types de discours, à divers intervalles de temps.

3 – « Je suis convaincu aussi que les hommes se posent bien des questions qui ne signifient rien. Ces questions, la Science montrera leur absurdité en n'y répondant pas, ce qui prouvera qu'elles ne comportent pas de réponse » [Article de l'encyclopédie Agora [archive], écrit par le biologiste Félix Le Dantec qui inventa le mot scientisme, dans un article paru en 1911 dans la Grande Revue].

4 – Trinh Xuan Thuan, *Vestige du cosmos*, Paris, éd. Flammarion, 2018.

5 – Isaac Newton (1642-1727) Physicien, mathématicien, philosophe et alchimiste. Il est une figure emblématique des sciences physiques de son temps, il est surtout reconnu pour avoir fondé la mécanique classique et la théorie de la gravitation universelle.

Les matériaux nécessaires pour tenter d'élucider la problématique. – Le défi est de taille parce qu'il y a peu de gens qui ne se sont pas posés cette question lancinante et essentielle, un jour de grand doute ou pendant d'intenses moments dépressifs ou extatiques. Il existe aussi de nombreuses réponses provenant :

1 – Des controverses philosophiques autour du rapport cerveau/conscience [chapitre 1]. Elles se sont actualisées autour du débat Chalmers/Dennett, le premier étant philosophe de l'esprit, l'autre physicaliste affirmé ; le premier défend le *spiritualisme*, le deuxième l'*épiphénoménisme*. Faut-il prendre parti pour le Dieu de Spinoza, le philosophe de la joie [page 15]. Faut-il croire à un *principe divin* ou au dieu chrétien plus traditionnel de Descartes, le philosophe de **l'affirmation du Moi,** qui l'invoque pour justifier son intuition fondamentale : *cogito, ergo sum* (Je pense, donc, je suis).

2 – des *neurosciences* qui analysent de long en large la nature du cerveau et qui tentent de découvrir en quoi la conscience est différente du cerveau. Celle-ci gère la vie matérielle du corps et participe à la vie de cette conscience [chapitres 2-3-4-5-6-7].

3 – de l'analyse d'étranges états de conscience, que vivent ceux que l'on appelle les *expérienceurs*, à l'occasion des expériences de mort imminente (EMI) ou de mort provisoire (EMP) [6]. On prétend qu'un individu sur cinq a vécu certains de ces étranges phénomènes, au moins pour quelques moments qu'ils appellent le voyage dans *l'après-vie* ou l'*après-mort*. Dans l'*Évangile selon Jean*, Lazare, l'un des proches de Jésus, serait mort depuis 4 jours et mis dans un tombeau. Il serait sorti vivant sur l'ordre de Jésus qui, selon la légende et les textes anciens, avait lui-même vécu une expérience semblable. Platon parle d'un certain ER qui serait mort pendant quatre jours sur le champ de bataille avant de revenir à la vie [chapitre 10].

4 – Depuis que les astrophysiciens Einstein, Niels Bohr, Heisenberg ou Planck ont appelé à une *révolution quantique*, celle-ci instaure une remise en question de la « vieille » théorie newtonienne de l'organisa-

---

6 – En anglais *near death experience*, (NDE) ou expériences près de la mort.

tion de l'Univers – elle fait encore l'unanimité des connaissances physiques actuelles, plusieurs de ceux-ci ont changé leur point de vue sur la permanence de la conscience et l'existence d'un *principe cosmique* de la réalité, c'est-à-dire un langage universel rendant compte de la complexité du cosmos (chapitre 13).

5 – Une des grandes justifications de la popularité des religions est l'angoisse de la mort et la nécessité d'une récompense après une vie vertueuse sur terre. Sans cela, l'existence terrestre serait absurde avec ses vicissitudes, la maladie et la vieillesse, la présence du mal et l'imprévisibilité de la mort. Mais toutes les religions ne prêchent pas la même chose et il faut distinguer le message que nous proposent les religions du Livre (les religions chrétiennes) et la doctrine des religions orientales, tel le bouddhisme [chapitre 9].

6 – Toutes les grandes religions se sont appuyées sur les mythes séculaires de la création du Monde et de l'Homme, particulièrement dans la *Genèse*. Les Grecs croient aux mythes qui expliquent le voyage aux enfers avant la rencontre avec la Divinité. Les Égyptiens ajoutent foi en l'immortalité des pharaons et des personnalités principales, les Incas adorent le Soleil. On pourrait continuer longtemps sur le même chemin. Tous les peuples ont leurs représentations du monde, leur *cosmogonie* qui rend plus concrète et vivante l'*après-vie*. Les mythes racontent une *histoire sacrée* ; ils relatent un événement qui a eu lieu dans le *temps primordial*, le temps fabuleux des *commencements*. De l'univers magique à l'univers mythique, nous débouchons nécessairement dans le récit de la création de l'Univers, le destin tragique de l'homme et la fin de l'aventure humaine. On aurait tort de considérer que les informations scientifiques sont l'unique source des connaissances humaines, comme le prétend le scientisme [chapitre 8].

En guise de méthodologie de cette recherche. – Nous avons adopté cette *méthodologie multidimensionnelle* pour aborder le problème si complexe de l'*après-mort*. Cela nous a permis de comparer diverses approches, d'aller puiser dans des registres de connaissances qui habituellement sont hermétiques les unes aux autres, de confronter des penseurs qui s'ignorent et souvent se méprisent !

Le grand philosophe des sciences Karl Poppers (1902-1994) établissait la distinction entre trois mondes :

« 1° *le monde des objets physiques* ou des états physiques ; c'est celui des phénomènes physico-chimiques. Ce premier monde est appelé le monde de la physique, des pierres, des arbres et des champs physiques des forces. Il propose également d'y inclure les mondes de la chimie et de la biologie.

2° *le monde des états de conscience*, des états mentaux et des dispositions comportementales à l'action. C'est celui de la conscience, de l'activité psychique *essentiellement subjective*, c'est-à-dire le monde psychologique qui est étudié par les psychologues d'animaux aussi bien que par ceux qui s'occupent des hommes, c'est-à-dire le monde des sentiments, de la crainte et de l'espoir, des dispositions à agir et de toutes sortes d'expériences subjectives, y compris les expériences dites subconscientes et inconscientes.

3° le *monde des contenus objectifs de pensée* qui est surtout le monde de la pensée scientifique, de la pensée poétique et des œuvres d'art. Le 3e monde contient essentiellement les systèmes théoriques, problèmes, situations de problème, arguments critiques, l'état des discussions critiques (c'est-à-dire l'état des échanges d'arguments critiques), le contenu des revues, des livres et des bibliothèques.

Séparer les mondes 2 et 3 revient en fait à distinguer entre deux types de connaissance : la connaissance **subjective** (monde 2) et la connaissance **objective** (monde 3)[7].

Par la théorie des trois mondes, Popper prétend qu'il ne s'agit pas d'un mode de *pensée clos*, mais au contraire d'une **approche ouverte** à d'autres développements. Elle peut servir d'outil d'exploration dans des domaines divers. Pour ce faire, nous avons dû faire appel aux derniers développements scientifiques du cerveau, à l'approche des philosophes de l'esprit sur la conscience, aux mythes ancestraux et au savoir des religions, à la physique quantique, aux voyages astraux de certains des plus lumineux *expérienceurs*.

---

7 – Karl Popper, *L'univers irrésolu, plaidoyer pour l'indéterminisme*, édition Hermann, 1984, p. 97.

Sommes-nous trop éclectiques ? Cette approche synthétique et globalisante est nouvelle, mais riche de découvertes sur le lancinant problème de l'après-vie. Ceci est un essai et n'engage que moi…

En conclusion, il faut croire qu'il existe deux grands types d'opinions en ce qui concerne la nature de la conscience, quand vient le temps de la mort de l'individu. De plus, on se rend compte qu'il est impossible de savoir qui, de la raison humaine, de la science ou de foi peut déterminer qui a raison ou qui a tort entre les *immanentistes* et les *transcendantalistes*. Chez tout individu, ses opinions partent fondamentalement d'un sentiment profond, qui puise ses origines dans l'histoire particulière de chacun.

Démocrite (selon la tradition orale, puisqu'il n'a rien écrit de son vivant…) croyait que « Tout ce qui existe dans le Monde est le fruit du hasard et/ou de la nécessité. » Puisque la science ne peut pas déterminer ce choix, seule une décision personnelle de *nature métaphysique* ou *mystique*, nous rappelle le physicien Trinh Xuan Thuan, peut nous permettre de choisir entre le hasard ou la nécessité. [8] De ce fait, nous n'avons pas réussi à privilégier un seul point de vue. Est-ce un défaut ou une qualité ! Chacun jugera et se reconnaitra…

8 – Jacques Monod, *Le hasard et la nécessité, essai sur la philosophie naturelle de la biologie moderne*, Paris, collection Points, édition du Seuil, 1970.

PREMIÈRE PARTIE : PHYSIOLOGIE DU CERVEAU ET L'ÉTONNANTE NATURE DE LA CONSCIENCE HUMAINE

Chapitre un : les controverses philosophiques et scientifiques au sujet de la conscience – le débat Chalmers vs Dennett
Chapitre deux : le cerveau, l'émotion et l'esprit
Annexe 1 : L'évolution physique du cerveau
Chapitre trois : Comment la conscience se différencie du cerveau. Pourquoi le robot ne peut pas avoir de conscience ?
Chapitre quatre : Le non-conscient dans la conduite humaine ; le mystère de la liberté de l'Homme.
Chapitre cinq : La plasticité des sens et l'apparition du langage
Chapitre six : Où se logent nos diverses mémoires dans le cerveau ?
Chapitre sept : Notre cerveau est de nature socio-neurologique, il a besoin de l'Autre pour exister.

CHAPITRE PREMIER : LES CONTROVERSES PHILOSOPHIQUES ET SCIENTIFIQUES AUTOUR DU CERVEAU ET DE LA CONSCIENCE. LE DÉBAT CHALMERS VS DENNETT

Ce qu'il y a d'incompréhensible, c'est que le monde soit compréhensible.

[Einstein].

La controverse Chalmers et Dennett. – Comment départager les tenants d'une science du cerveau et ceux qui croient en la réalité de la *conscience souveraine et universelle* ? Plusieurs philosophes de l'esprit affirment qu'il ne peut y avoir de *science de la conscience*, car celle-ci est essentiellement un ***phénomène subjectif.*** La science exige des faits objectifs qui doivent être reproductibles un nombre indéfini de fois pour établir des lois universelles. Qui peut établir les fondements d'une science ? Platon prétend que la vérité se loge dans le *Monde des Idées éternelles.* Pour Descartes, Dieu est garant de la réalité du monde. De nos jours, on n'a plus besoin d'un dieu quelconque pour établir la légitimité de la science. Tous s'entendent pour croire que les principes scientifiques s'établissent par la communauté des hommes éclairés.[9] Quand tous ne sont pas d'accord, il se crée une **controverse** qui cesse quand une majorité de savants ou des penseurs se rallient autour d'une position commune. Chez les philosophes de

9- Kuntz, Thomas (2012), *The structure of scientific revolutions*, University of Chicago Press, Paperback.

l'esprit, la controverse a éclaté à la fin du 20e siècle entre l'australien David Chalmers [10], partisan d'une position spiritualiste de la conscience et l'américain fonctionnaliste et matérialiste Daniel Dennett [11] – et cette controverse est loin d'être terminée !

Comment définir une science de la conscience ?

– D'une part, Chalmers prend le problème à l'envers en posant trois hypothèses qu'il appelle ses *idées folles* : 1° la conscience est **fondamentale**, comme le sont les lois de la gravitation ou de la mécanique quantique ; 2° la conscience est **universelle** en ce sens que tous les êtres vivants peuvent posséder un certain degré de conscience ; 3° la façon la plus simple de trouver des lois fondamentales qui relient la conscience aux processus physiques est de **lier la conscience à l'information**. En conséquence, là où il y a chez un être dont la nature est de traiter de l'information, il y a conscience. Un traitement complexe d'information, comme chez l'homme, c'est une conscience complexe. Un traitement d'information simple, une conscience simple, comme chez les animaux et les plantes.

En conséquence, l'existence de la conscience n'est pas une caractéristique de l'homme uniquement, mais de tout être, de la souris à l'amibe ou aux bactéries, qui ont un certain degré de traitement des informations, en un mot une certaine forme de vie. Il existerait donc un *panpsychisme* dans toute la Création dans la mesure où il y a un degré quelconque de *traitement des informations* chez les êtres. « Cette idée folle » de Chalmers [qui s'inspire probablement de la physique quantique [chapitre 13] n'est-elle pas tout simplement ce que Spinoza appelait en ses termes le *caractère divin* de toute créature – qui est en quelque sorte du *pan-théisme* en philosophie qui prétend que dans la création, tout est divin ?

10– David Chalmers, *L'Esprit conscient : À la recherche d'une théorie fondamentale* [« The Conscious Mind: In Search of a Fundamental Theory, (1996), Oxford University Press], en français Les Éditions d'Ithaque, (trad. Pascal Engel), 2010.

11– Daniel Dennett *La Conscience expliquée*, Paris, Odile Jacob, 1993. *Content and Consciousness*, New York – London, International Library of Philosophy and Scientific Method, Humanities Press-Routledege & Kegan Paul, 1969.

– Daniel Dennett d'autre part, volontiers provocateur, philosophe fonctionnaliste, déconstruit ce qu'il appelle le grand « théâtre cartésien ». Cette idée est héritée du dualisme cartésien : « il y aurait un endroit dans le cerveau qui correspondrait au siège de la pensée où un homoncule [12] recevrait les informations perceptives, prendrait les décisions et déclencherait les réponses comportementales [13]. À savoir l'idée d'un point de vue unique et continu qui coïnciderait avec ce qu'on appelle la conscience ou l'expérience intime, et qui serait au fond ce à quoi je me réfère lorsque je fais usage des mots comme "*je*", "*moi*" ou EGO »[14].

Dennett s'efforce de démontrer qu'il n'existe pas de *«moi total»* [15] qui serait le spectateur désincarné de notre vie mentale, car il n'y a pas dans le cerveau d'endroit unique correspondant à un prétendu *«siège»* de notre pensée ou de notre personnalité. Mais il s'agit seulement de multiples *flux d'activités* localisées dans des zones très diverses du cerveau. Cette idée de la conscience se rattache, le plus souvent, à l'hypothèse dite dualiste selon laquelle les faits de conscience (perceptions, croyances, désirs...) relèveraient d'un ordre spécifique et séparé. Alors pourquoi cette structure ne fonctionnerait selon les lois ordinaires régissant les phénomènes du monde physique. Selon lui, tout ce qui touche à *«l'esprit»* peut être compris et expliqué comme n'importe

12– Un homoncule est une version miniature, souvent caricaturale, d'un être humain que certains alchimistes cherchaient, prétendument, à créer. [extrait de Wikipédia].

13– À l'époque de Descartes, on croyait que la conscience se situait dans la glande pinéale, appelée maintenant épiphyse qui est une petite glande endocrine de l'épithalamus du cerveau des vertébrés. À partir de la sérotonine, elle sécrète la mélatonine et joue donc, par l'intermédiaire de cette hormone, un rôle central dans la régulation des rythmes biologiques (veille/sommeil et saisonniers).

14– Daniel Dennett, *De beaux rêves, obstacles philosophiques à une science de la conscience*, éditions de l'Eclat, 220 p.

15– La conception de Dennett de la « fiction cartésienne du moi », est très proche de celle des bouddhistes tibétains. À preuve : « Le bouddhisme définit la confusion mentale comme le voile qui empêche de percevoir clairement la réalité et obscurcit la compréhension de la nature véritable des choses ... Parmi les nombreuses facettes de la confusion, la plus radicalement perturbatrice est celle consistant à s'attacher à la notion d'*identité personnelle*, d'*ego*. Le bouddhisme distingue un *Je* inné et instinctif – lorsque l'on pense par exemple, *je me réveille* ou *j'ai froid* – et un *Moi* conceptuel, formé par la force de l'habitude, auquel on attribue diverses qualités et que tout un chacun se représente comme *le noyau de son être*, indépendant et durable. » [Matthieu Ricard, *Plaidoyer pour le bonheur*, Paris Pocket, p. 99, chap. 7 : La cristallisation de l'EGO].

quel autre phénomène naturel. *«Nous sommes tous faits*, écrit-il avec son habituelle attitude provocante, *des robots dépourvus d'esprit et de rien de plus»* [16]. La mise au point de techniques comme l'IRM permet de *lire* l'activité du cerveau. C'est une façon d'ouvrir *la boite noire* que constituait le cerveau avant l'usage des techniques d'imagerie biomédicale.

L'épiphénoménisme et le spiritualisme. – Que retenir de cette querelle toute philosophique entre Dennett et Chalmers ? Sinon, que nous sommes en présence de deux écoles de pensée. Il n'est pas facile de départager celui qui a raison de celui qui a tort – et de convaincre les protagonistes ! Et j'ai l'impression que nous trainerons ce dilemme jusqu'à la fin de cet essai !

Posons la question tout simplement comme suit : existerons-nous comme Être encore après notre mort (physique) ? Notre expérience consciente persiste-t-elle sous une forme ou une autre ? Ou plus spécifiquement, est-ce notre cerveau qui *secrète* en quelque sorte notre conscience (notre esprit) ou au contraire, notre conscience préexiste-t-elle à la disparition du corps ? Demeure-t-elle après l'arrêt du cerveau et la mort définitive de l'individu ? Mais où se loge-t-elle cette conscience, diraient les matérialistes ? La plupart des religions et des civilisations ont inventé le mythe d'un Paradis (et d'un l'Enfer pour punir les méchants) qui recueillerait la conscience (l'âme) à l'arrêt du cerveau et à la mort de l'individu. Tous les chrétiens espèrent rejoindre Dieu et la communauté angélique, dans le Paradis divin des anges, des Saints et des Hommes bons et vertueux. De tout temps, les poètes et les mystiques ont été chargés d'illustrer le *lieu de l'Au-delà* aux pauvres mortels que nous sommes, abandonnés sur une terre ingrate, mais

---

16– Selon cette thèse, l'ensemble des décisions prises par l'homme ne découle pas du *processus intentionnel* de la conscience humaine. Comme le croyait Turing, l'inventeur de l'ordinateur, l'intelligence humaine n'est *que* le résultat d'une infinité de choix plus ou moins indépendants les uns des autres. Avec le résultat que des robots, très évolués par exemple grâce aux progrès de l'intelligence artificielle (I.A.), pourraient un jour devenir aussi intelligents que l'homme !

Dennett est un darwinien convaincu. De même que l'évolution des espèces n'est pas le fait d'un destin humain, sorte de plan divin de la Création, mais le résultat d'un très grand nombre de micro-décisions en provenance de l'environnement. De même l'intelligence humaine s'explique par la combinaison des multiples actes du complexe neuronal, c'est-à-dire du cerveau, dit-il.

rêvant de la cité céleste ! Pour reprendre une maxime ancienne, « Nous sommes fils de la terre et du ciel étoilé, mais notre race est céleste[17]

Rappelons-nous qu'au temps des cathédrales, les fresques et les vitraux des lieux saints constituaient le *catéchisme* illustré pour la plupart des fidèles, alors analphabètes ! Les fresques des églises et des monastères, les livres de prières sur le voyage dans le pays des morts et les poèmes lyriques (comme *La Divine Comédie* de Dante) sont des *histoires illustrées* pour convaincre les fidèles de l'existence de l'Esprit divin, du Principe universel, Lumière éblouissante, mystère énigmatique et impénétrable de la mort, ou tout simplement Dieu des religions. Chez les sectes hérétiques iconoclastes[18] du 8e siècle et les musulmans, on a interdit la représentation de la figure de Dieu pour réhabiliter la Parole divine et les religions du Livre : la Bible, le Coran ou la Thora. Dieu ne se voit pas et les religions de la Parole (comme le Bouddhisme) ont interdit sa représentation. Dieu est **Lumière éblouissante** aux yeux ces mortels illuminés (les *expérienceurs*, (chapitre 11).

La première thèse du statut de l'Esprit, celle de Dennett entre autres, est appelée l'épiphénoménisme : elle affirme que la conscience doit être considérée comme un épiphénomène sans possibilités d'action sur les autres épiphénomènes (croyances, désirs, émotions ou intentions) Elle ne produit donc aucun effet sur le *mental* en général. Ce matérialisme convient bien à la plupart des scientifiques qui considèrent que l'âme, la subjectivité ou l'esprit sont des notions qui relèvent plus de la religion ou de la philosophie de l'esprit que de la science exacte – la physique, la chimie ou la biologie expliquant la nature et le fonctionnement du cerveau. En un mot, l'activité mentale associée au comportement n'est pas susceptible d'être expliquée que par des causes physiques.

17– Fragment d'un texte antique, donnant des instructions à l'âme qui vient de mourir sur la façon de naviguer dans l'après-vie [extrait de Dr Alexander, La carte du Paradis, éd. Guy Trédaniel, 2015. p. 9].

18– Interdiction d'adoration et du culte des images saintes.

La seconde doctrine, le spiritualisme, affirme l'existence de l'Esprit [19] [mot qui vient du latin *spiritus*, souffle de vie] comme d'une réalité supérieure et antérieure à la matière. Mais plusieurs chercheurs, en général astrophysiciens, autrefois matérialistes, sont maintenant plus ouverts à se pencher sur des phénomènes difficilement explicables comme les EMI ou les Expériences de Mort imminente, sur les symptômes de décorporation ou de voyage astral (qu'on dit relever de l'ésotérisme), de sortie hors du corps (SHC), phénomènes scientifiquement documentés depuis 50 ans (certains diront 150 ans) par une grande variété de savants, neurochirurgiens ou anesthésistes expérimentés, neurologues ou philosophes [20]. Maintenant, la littérature est si abondante dans ce domaine qu'une trop grande publicité accordée à ces livres produits à des millions d'exemplaires en France, aux États-Unis, au Canada peut paraitre suspecte. Est-ce un symptôme de l'inquiétude qui gagne des centaines de milliers, sinon des millions, d'individus inquiets de cette civilisation matérialiste « sans âme ». Il est aussi tentant d'amalgamer la spiritualité ésotérique et les pratiques divinatoires à la psycho pop, autour des notions vagues comme le paranormal, les expériences médiumniques ou les séances de divination.

Mais il ne faut pas se laisser distraire en tenant pour acquis tous ces *bruits* autour des phénomènes merveilleux du dialogue avec les défunts et du pouvoir chamanique des anciennes civilisations dites « primitives ». Il semble nécessaire de s'ouvrir aux nouvelles données des *neurosciences*, aux progrès dans la connaissance du cerveau humain et aux découvertes de la mécanique quantique. Mais la controverse matérialisme/idéalisme est loin d'être terminée, au sujet de la dépendance de la conscience (immatérielle) par rapport au cerveau (physique). La discussion existe depuis plusieurs siècles et elle reprend maintenant depuis l'invention des neurosciences et de la physique quantique.

19– « L'esprit est constitué par la totalité des facultés intellectuelles. Dans de nombreuses traditions religieuses, c'est un principe de la vie incorporelle de l'être humain. En philosophie, la notion d'esprit est au cœur des traditions dites spiritualistes. On oppose en ce sens corps et esprit (nommé plus volontiers conscience ou âme par la philosophie ». [Courant philosophique, www.histophilo.con/index].

20 – Tels les Dr R. Moody, Eben Alexander, J.J. Charbonnier, P.V. Lommel, M. Ebon, P. Van Eersel, et bien d'autres dont les principaux livres seront en bibliographie. [Voir le chapitre 11, et ce qui suit.

Bien au contraire, il s'agit de lire le long texte d'Alain Moreau sur *la décorporation, fausse décorporation et vraies sorties hors du corps* [dans *Le Monde nouveau.fr.*] pour comprendre que le débat devient facilement idéologique et acrimonieux. Et les insultes et les sarcasmes fusent de toutes parts ! On se traite de charlatans ou à l'inverse, de penseurs obtus. La communauté des *expérienceurs* (ceux qui prétendent vivre ces expériences extracorporelles) prétend qu'un individu sur cinq a connu des expériences de l'au-delà. Plusieurs de ces « *illuminés* », scientifiques, médecins ou neurologues reconnus, ont bien documenté les faits[21]. Et certains grands physiciens quantiques (par ailleurs prix Nobel) viennent brouiller les cartes (chapitre 13). Chaque école veut amener les adversaires à prouver leurs avancées sur le terrain adverse ; arguments scientifiques contre convictions profondes de type moral ou métaphysique. Science contre foi. Matérialistes contre spiritualistes. Chacun campe sur ses principes ! Chacun accuse l'autre d'idéologie ou d'étroitesse d'esprit...

Plusieurs scientifiques, médecins, anesthésistes ou psychologues ont bien décrit et documenté les phénomènes observés et affirmés chez plusieurs centaines de patients depuis cinquante ans, comme les sorties du corps appelées *décorporation* ou de mort observée.

Y a-t-il quelques explications scientifiques qui prouveraient l'existence d'un autre lieu où les âmes *se réfugient* en sortant de leur corps ? Rappelons que ceux qui vivent des EMI, ou expériences de mort imminente, décrivent avec beaucoup de précisions comment ils sont projetés dans un *tunnel* qui les mène au *Paradis* au bout duquel ils perçoivent une lumière éblouissante (que certains appellent Dieu ou ***l'Être de lumière,*** ou ***AMOUR***). Dans leur trajet spirituel, ils sont guidés par des créatures fabuleuses (*anges, femme se déplaçant sur les ailes d'un papillon, dulcinée de l'auteur, etc.*). Ils ne sont pas les seuls dans le *monde des Esprits* ; les « illuminés » reconnaissent leurs parents ou des personnages connus avec qui ils conversent familièrement. Une fois « réveillés », tous éprouvent de la difficulté à décrire l'atmosphère de

21– Le Dr J.J. Charbonier, dans le livre : *La médecine face à l'au-delà*, éditions Guy Trédaniel, 2010, affirme que la médecine officielle, surtout bon nombre d'anesthésistes et de spécialistes en soins palliatifs, reconnaissent maintenant la réalité des NDE et des autres phénomènes paranormaux.

cet Au-delà. Comment réaliser une telle description de voyage spirituel, avec des termes qui sont concevables dans notre univers terrestre ? Ils parlent d'un monde dématérialisé où temps et espace sont confondus, où *tout est dans tout*. « Vous êtes complètement hors du temps, de multiples choses se produisent en même temps, vous voyez dans toutes les directions à la fois, vous voyez à travers tout, vous devenez la scène tout en l'observant [22] ».

Le Dieu de Spinoza. – Qui est ce dieu Être de lumière ? Peut-être le Dieu de Spinoza et de bien d'autres philosophes comme Leibniz ? Comme on peut le remarquer, le dieu des *expérienceurs* (nom que l'on donne à ces *illuminés*) qui ont eu des EMI, est bien plus proche du dieu de Spinoza que du dieu chrétien, catholique, protestant ou judéo-chrétien. Écoutons le philosophe des Pays-Bas dans le texte de l'Éthique [23] : « J'entends par Dieu un Être absolument infini, c'est-à-dire une substance constituée d'une infinité d'attributs dont chacun exprime une essence éternelle et infinie… Tout ce qui est, est en Dieu et rien ne peut être sans Dieu ni être conçu (Proposition XV). Dieu est éternel et tous ses attributs [les êtres humains et les choses] sont éternels (livre 1 : proposition XX). Dieu est cause de l'essence des choses (proposition XXV). L'Âme en tant qu'elle a des idées claires et distinctes (appelées joie : une passion par laquelle l'Âme passe à une perfection plus grande), et aussi en tant qu'elle a des idées confuses (tristesse : une passion par laquelle elle passe à une perfection moindre), s'efforce de persévérer dans son être pour une durée indéfinie (*Conatus*) » (proposition Livre 2 :1X).

Le concept du *conatus*. – En conséquence et pour simplifier la pensée parfois alambiquée du philosophe, le *conatus* est puissance d'agir, puissance de vie, désir d'être ou même comportement vertueux

22– Dr Alexander E. et Moody, R., *L'évidence de l'après-vie*, postface de Jean Staune, philosophe des sciences, édition Guy Trédaniel, p. 163.

23– Spinoza, Éthique, traduction Charles Appuhn, Paris Gf Flammarion, 1965. Toutes les citations de l'*Éthique* ont un numéro de référence qui apparait entre parenthèses (livre, proposition, démonstration, etc.).

[24] et poursuite du Bien sous la conduite de la Raison [25]. Ces concepts apparentés visent le même but, **soit *persévérer dans son être et augmenter sa joie.*** Comme il le dit plus loin dans une autre proposition, personne ne s'efforce de *conserver son être* à cause d'autre chose. Il y a là chez Spinoza un **panthéisme** qui oublie les dogmes des religions chrétiennes comme le péché, la culpabilité, la rédemption, la critique de l'Autre, la crainte des dieux et de la mort en faveur d'une *harmonie de la Nature*, des êtres et des choses qui en font partie. C'est ce qui explique que Spinoza, le juif pacifiste, fut excommunié par son église et sa communauté, même menacé de mort. Selon lui, nous sommes tous des *parties de Dieu* pour ainsi dire, nous sommes d'essence divine et à notre mort corporelle, nous retournerons dans le **Grand Tout** divin d'où nous émanons, comme la goutte d'eau retourne dans l'océan dont elle fait partie intégrante. Ajoutons cependant que chez les *expérienceurs* se dégagent une joie toute divine et un amour quasi *sensuel* que l'on retrouve plutôt chez les mystiques comme Sainte Thérèse d'Avila habitée par Dieu, maître Eckart et Hildegarde de Bingen [26], musicienne, écrivaine et visionnaire. Spinoza, pour sa part, parle d'un Dieu principe de la Nature, exempt de tout anthropomorphisme. Dieu est le Principe intelligible et spirituel de toute chose. Pour les *expérienceurs,* **Il** est Amour, Être de Lumière, Grand Soi.

Voilà, la table est mise, pour la discussion de l'épineux problème de la distinction entre *cerveau et conscience*, entre les diverses définitions de Dieu, entre la réalité du Monde et la subjectivité humaine, avec des philosophes, tels Dennett le matérialiste et Chalmers le philosophe de l'esprit, entre Descartes et Platon, entre les *expérienceurs* et les épicuriens…

24– « La vertu est la puissance même de l'homme qui se définit par la seule essence de l'homme, c'est-à-dire qui se définit par le seul effort par où l'homme s'efforce de persévérer dans son être » (Spinoza, livre lll, proposition 20, démonstration).

25– « Agir par vertu absolument n'est rien d'autre qu'agir par *les lois de sa nature propre.* Mais nous sommes actifs seulement en tant que nous connaissons ; donc agir par vertu n'est rien d'autre en nous, sinon agir, vivre et conserver son être *sous la conduite de la Raison* et cela d'après le principe de la *recherche de l'utile propre.* » (Spinoza, livre lll, proposition 24).

26– Régine Pernoud, *Hildegarde de Bingen,* conscience inspirée du 12e siècle, Paris, éd. du Rocher 1995.

CHAPITRE DEUX : LE CERVEAU, L'ÉMOTION ET L'ESPRIT. ET COMMENT VAINCRE L'ANGOISSE DE LA MORT ?

Le cerveau de l'adulte possède trois fois plus
de connexions qu'il y en a dans l'internet,
soit 300 000 milliards.

Le cerveau est l'organe le plus précieux de notre vie intelligente : il est à la fois le moteur et l'architecte de l'esprit. Il est tellement actif que, bien qu'il ne représente que 2% du poids total du corps, il utilise 20% à 25% de son oxygène et de son glucose (sucre). Il est toujours actif, quel que soit le niveau de conscience ou d'éveil, et il s'arrête de battre seulement quand la vie s'interrompt (électroencéphalogramme plat – EEG).

Le cerveau ressemble à 1.5 kilo de *fromage blanc,* pourrait-on dire vulgairement, et comprend 1 100 milliards de cellules, dont 100 milliards de neurones. En moyenne, les neurones sont reliés entre eux par une centaine de milliers de connexions, appelées synapses. Un neurone type décharge (communique) entre cinq et cinquante fois par seconde… Le temps de lire ce chapitre, et des millions de milliards de signaux auront circulé dans votre tête ! Le cerveau fonctionne comme un *système global* : attribuer certaines fonctions – l'attention ou l'émotion par exemple – à une seule partie de votre cerveau relève de la simplification. Pour 100 milliards de neurones qui *s'allument*, le nombre de combinaisons possibles est approximativement de 10 puissances un million, c'est-à-dire 1 suivi d'un million de zéros, soit (1^{million}) ; c'est le nombre d'états possibles du cerveau. En comparaison, les atomes de l'Univers sont estimés à seulement 10 puissances quatre-vingt (10^{80}).

Ouvrir la boite noire. – Traiter le cerveau de *fromage blanc* peut paraître outrageux à première vue pour le plus noble des organes de notre corps, nous distinguant de toutes les autres espèces animales. Comment parler ainsi ? Parce que le cerveau est comme une ***boite noire*** en ce sens qu'il cache à l'intérieur de son enveloppe l'extraordinaire complexité de son fonctionnement. Voilà pourquoi les penseurs s'interrogent depuis des milliers d'années pour savoir où se loge l'intelligence humaine, soit dans la tête, le cœur, la glande pinéale, la moelle épinière, etc. Le cerveau, cette masse gélatineuse, ne leur inspirait pas confiance *a priori*, parce qu'il apparaissait impénétrable ! Nous en avons appris plus sur le cerveau ces vingt dernières années qu'au cours de toute l'histoire humaine. La question était donc toujours de se demander : comment pénétrer dans cette boite noire, comment entrer dans ce coffre opaque qui ne laisse échapper aucune information ? Tout comme le microscope a révolutionné la biologie ces dernières décennies, de nouveaux outils de recherches, telle l'IRM, ont permis d'accroitre considérablement les connaissances scientifiques sur l'esprit et le cerveau. Depuis 50 ans, on a créé de toutes pièces les sciences du cerveau qui se nomment *neurosciences* qui tentent de comprendre le rôle et le fonctionnement des neurones. L'activité mentale, consciente ou inconsciente, montre une action neuronale que l'on peut maintenant analyser en toute objectivité, grâce aux nouvelles techniques d'imagerie biomédicale qui permettent d'*éclairer* les organes en travail.

Le cerveau et l'esprit. – Personne ne sait encore aujourd'hui comment le cerveau fabrique l'esprit ni comment l'esprit se sert du cerveau pour s'auto-fabriquer. Cela demeure en grande partie un phénomène mystérieux et constitue une des énigmes de la pensée actuelle. Tout comme reste inconnue la raison pour laquelle notre Moi est subjectif ! C'est encore une controverse non résolue de savoir si la conscience est fabriquée par le cerveau et disparaît quand meurt celui-ci ou si la conscience existe toujours après la mort. C'est l'éternel problème de la dualité corps/âme, de la distinction entre le cerveau (matériel) et l'esprit (spirituel) qui pose le mystère de la vie après la mort. C'est ce qui divisait les philosophes grecs, plusieurs cent ans av. J.-C., entre les matérialistes comme Épicure (qui soutenait que l'âme disparaissait avec la mort) et Platon qui croyaient à la réalité du Monde des Idées et de la Vérité, bien au-delà de la mort. La très grande majorité des religions et des civilisations croient que l'âme est éternelle et l'individu rejoint, après un voyage plus ou moins tumultueux dans l'au-delà, ce qu'elle appelle le Paradis, le Purgatoire ou l'Enfer. Nous y reviendrons plus loin.

La construction du cerveau chez l'être humain. – Voyons comment se construit l'esprit d'un « *petit d'homme* » dans les premières années de sa vie. Lorsqu'il nait, son cerveau n'est pas une *tabula rasa* (contrairement à ce qu'on pensait autrefois), mais il est déjà en processus de fonctionnement depuis plusieurs mois. Dans le premier mois de sa vie intra-utérine, se créent des milliards de neurones en réponse aux stimulations provenant de son environnement immédiat. Ainsi, sans stimulation de son environnement, *il ne se passe rien*. L'être humain qui vient de naître a déjà emmagasiné une multitude d'informations du monde extérieur qu'il reçoit par le canal de ses sens. Ces connexions de neurones commencent dans le ventre de la mère, puis augmentent de façon extrêmement rapide dès la naissance : de 700 à 1000 nouvelles connexions *par seconde* se créent pendant les cinq premières années de la vie, à ce point que très rapidement le cerveau se sent dans l'obligation de se débarrasser de ce *trop-plein* de neurones, s'il ne veut pas encombrer son « disque dur » et bloquer tout nouveau développement. Le cerveau est un modèle extraordinaire d'adaptation et il est toujours en activité.

Les neurones sont les cellules nerveuses qui assurent la transmission des signaux bioélectriques appelés *l'influx nerveux*. Le chercheur Philippe P. Roux de l'Université de Montréal et ses collègues américains ont découvert un mécanisme qui permet à nos cellules de grandir pour transmettre de l'information, et ce, de quelques millimètres à plusieurs mètres. Les neurones, reliés les uns aux autres, s'étendent de la moelle épinière jusqu'à la pointe des orteils.

Chaque image, chaque interaction, chaque événement va se fixer dans les fibres du cerveau de l'enfant en connectant les neurones entre eux. Une connexion entre deux neurones s'appelle une *synapse* ; celles-ci s'organisent en réseaux qui auront chacune des fonctions spécifiques dans les différentes régions du cerveau ou du corps. Les *cellules gliales*, elles, permettent aux neurones de bien fonctionner en leur fournissant du carburant (en énergie) et en les protégeant des agressions. Elles auront d'autres fonctions importantes, nous le verront plus loin. Durant toute notre existence, les synapses continuent à évoluer et de nouveaux réseaux de neurones sont créés, pendant que d'autres, peu utilisés, disparaitront. L'évolution du cortex cérébral sera achevée autour de la trentième année de l'existence de l'individu. Le cerveau de l'adulte possède trois fois plus de connexions qu'il y en a dans l'internet, soit 300 000 milliards et l'enfant, lui, en est doté de 10 fois plus, soit un million de milliards. Tout ce que l'être humain perçoit dans son environnement, absolument tout, crée une connexion ! Résumons :

*

- Un cerveau humain de 1,3 à 1,4 kilo possède cent milliards de neurones,
- 5000 milliards de cellules gliales apportent l'énergie électrochimique aux neurones et les protègent des agressions extérieures,
- Chaque neurone possède 70 000 systèmes de réception d'informations,
- 10000 interconnexions se produisent avec d'autres neurones par l'intermédiaire des synapses.
- Dans la première année de son existence, éclate un véritable *big bang* dans le cerveau du bébé où se créent 250 000 neurones par seconde.

*

En un mot, le cerveau est la machine la plus complexe de l'univers et, selon les astrophysiciens, le nombre d'éléments en interaction dans le cerveau est comparable à celui qui est présent dans toutes les galaxies de l'univers ! Bien téméraires et naïfs ceux qui pensent pouvoir dupliquer le cerveau humain ou l'interconnecter avec un ordinateur, aussi puissant soit-il – comme les post-humanistes !

Comment l'enfant fabrique-t-il sa réalité ? – En conséquence, à mesure où l'enfant découvre de nouvelles choses, des connexions se forment, d'autres se renforcent, d'autres s'affaiblissent et de nombreuses liaisons disparaissent. Pour que les données aient un sens, il faut qu'elles soient connectées aux autres données et qu'elles forment des *réseaux neuronaux*. Un cerveau qui n'a pas d'activité de communication est un cerveau mort ! Ainsi, l'enfant compare les images qu'il voit avec ses yeux et les sensations qu'il perçoit en manipulant ses jouets. Il les relie également aux bruits qu'il entend en projetant ceux-ci loin de lui, et tous les sens lui apportent des informations sur son environnement. Les associations qu'il fait entre les informations créent chez lui des schémas (ou *patterns*) qui lui serviront toute sa vie ; le toucher agit sur la vue, le goût sur l'odorat, l'ouïe sur la vue, et ainsi de suite. À titre d'exemple, il existe dans le cortex cérébral des centres dédiés à la couleur, au mouvement, au contour des choses, à l'identification des visages ; la reconnaissance d'un objet ou d'une personne se fera en synthétisant toutes ces données.

Le cerveau est toujours en activité jusqu'à notre mort, il est un puissant calculateur. L'image que nous nous faisons des choses qui nous entourent est très loin d'être stable et figée, puisque de nouvelles informations arrivent continuellement par nos sens [la vue, l'ouïe, l'odorat, le goût et le toucher dont nous traitons au chapitre 5]. C'est le neuroscientifique Kandel, prix Nobel de médecine 2000, qui a montré que ce sont les *synapses* qui constituent le véritable support de la mémoire dite à long terme [chapitre 6 sur la mémoire]. C'est logique puisque, comme un neurone humain reçoit de l'information en provenance d'environ 10 000 autres, on estime qu'il y a de 10 000 à 100 000 fois plus de synapses dans le cerveau que de neurones. Imaginons le nombre de permutations possibles ! « Les synapses sont les points de connexions entre les neurones. Le fait de stimuler un neurone à répétition augmente les chances que le neurone voisin *s'allume* et que certaines connexions soient solidifiées et pérennisées d'une façon durable. En conséquence, la mémoire est donc le résultat de la façon dont les neurones communiquent entre eux. »[27] Nous réajustons sans cesse notre perception du monde qui nous environne. La perception sensorielle aidée par la mémoire ajoute aux choses des *couches de sens* qui enrichissent l'essence de celles-ci.

Par exemple, les madeleines dont se remémore Proust dans *Du côté de chez Swann*[28] n'est pas une vulgaire pâtisserie sur une tablette de supermarché, c'est une chose de couleur jaune qui se mange, qui sent bon la cuisine de sa tante et qui lui rappelle une parcelle de son enfance à Combray :

« Dès que j'eus reconnu le goût du morceau de madeleine trempé dans le tilleul que me donnait ma tante (quoique je ne susse pas encore et dusse remettre à bien plus tard de découvrir pourquoi ce souvenir me rendait si heureux), aussitôt la vieille maison grise sur la rue, où était sa chambre, vint comme un décor de théâtre s'appliquer au petit pavillon, donnant sur le jardin, qu'on avait construit pour mes parents sur ses derrières années (ce pan tronqué que seul j'avais revu jusque-là) ; et avec la maison, la ville, depuis le matin jusqu'au soir et par tous les temps, la place où on m'envoyait avant déjeuner, les rues où j'allais faire des courses, les chemins qu'on prenait si le temps était beau ».

En manipulant des objets ou en mordillant ses orteils ou ses doigts, le petit se fait une image mentale de son corps, ou d'une balle, d'une tasse, d'un camion, de son pied, de tous les objets de son environnement. L'enfant ne joue pas, il explore tout ce qui l'entoure, il comprend la nature des choses, il apprend à décoder les comportements de sa mère et à lire sur son visage ses intentions quand elle se penche sur son berceau. Toutes ces observations, le cerveau les garde en mémoire, car elles vont devenir des *schémas d'interprétation* pour comprendre

---

27 – Jean-Claude Lacaille, professeur de physiologie de l'université de Montréal, in Québec Science : La science des souvenirs, janv/fév 2018, *Dans le dédale de nos souvenirs*, p. 23.

28 – Proust Marcel, *À la recherche du temps perdu (1) Du côté de chez Swann*, Paris Gallimard, 1988.

le monde qui l'entoure. On peut supposer qu'un robot qui n'est pas un être vivant n'a pas de ces milliards de milliards d'expériences de vie – accumulées pendant toute l'existence d'un humain – et il est illusoire de croire que l'on puisse en quelque temps apprendre à cet *androïde* ce que l'enfant sait déjà, dès les toutes premières années de sa gestation. De plus, l'homme sera en contact pendant toute son existence avec un nombre impressionnant d'êtres humains grâce à un réseau social extraordinairement étendu ; le cerveau est un organe *neuro-social* qui est programmé pour entrer en consonance avec d'autres cerveaux grâce aux *cellules-miroirs* [chapitre 7].

Cette capacité du cerveau à réagir à son environnement interne et externe est essentielle aux facultés extraordinaires d'*apprentissage* de l'enfant. Ce phénomène, qui est prouvé par plusieurs expériences étonnantes, s'appelle, rappelons-le, la **plasticité du cerveau**, cette faculté qu'a cet organe de s'adapter continuellement aux informations qu'il reçoit d'une part des choses extérieures et d'autre part, sur l'état de ses organes internes. C'est ainsi que l'individu a un **SOI** qui lui permet d'avoir une image stable de sa réalité. Il pourra dire **Je** ou **Moi**, tant que la maladie ne brouille la perception qu'il a de lui-même.

Dès les premiers moments de sa vie, l'homme se constitue une *histoire personnelle* qui est le socle sur lequel repose son existence, c'est-à-dire ses comportements, ses valeurs, sa culture. Elle lui appartient en propre, subjectivement (c'est ce que Descartes a découvert intuitivement dans son *je pense, donc je suis*). L'enfant ne nait pas de la cuisse de Jupiter (ni d'un super-calculateur !), mais de parents (père et mère) qui lui transmettent en plus un bagage génétique sur lequel il doit construire sa personnalité propre. De plus, nous héritons d'une éducation et d'une culture que nous recevons d'une famille et d'une société auxquelles nous adhérons, que nous subissons ou que nous rejetons, et cela, tout au long de notre vie. Il existe un proverbe africain qui dit que cela prend un village complet pour élever un enfant correctement !

La théorie des trois cerveaux. – Pour simplifier les très complexes interactions entre les divers sous-centres de communications dans le complexe neuronal, voici la théorie des trois cerveaux, tel que proposé par Bernard Sensfelder [29].

On peut donc distingue trois zones dans le complexe neuronal [30] :

1 – le cerveau reptilien, la zone des sensations et des besoins primaires, dont le siège réside dans l'hypothalamus et l'amygdale [31], situés à l'arrière du pharynx. Son nom provient probablement de notre passé phylogénique et indique nos relations de parenté avec les groupes d'êtres vivants.

2 – le cerveau limbique, le siège des passions, des goûts et des sentiments, zone qui se trouve en haut du cerveau primitif, qui comprend l'hippocampe, l'amygdale, l'hypothalamus et l'hypophyse,

3 – et enfin, le néocortex qui se trouve dans la partie supérieure de la boite crânienne, le lieu de la pensée et de la réflexion. Il inclut le cortex préfrontal, le cortex cingulaire antérieur (frontal) et l'insula qui perçoit l'état interne du corps [32].

Le néocortex a pu se développer chez l'*Homo Sapiens*, lorsque cet ex-grand singe a adopté la station debout, en entreprenant le long processus d'*hominisation* qui lui a permis de conquérir la terre avant les autres hominidés. « Son évolution a emprunté les étapes suivantes : la prééminence de la vision et de la perception à distance sur l'odorat ou l'ouïe – ; la libération de la face permettant le langage et l'expression du visage ; la libération de la main ouvrant les gestualités techniques, guerrières, érotiques, artistiques, etc. ; la relation frontale définissant l'intersubjectivité ; la latéralisation de toutes les relations au monde. »[33] On peut comprendre que la traversée des cerveaux reptilien et limbique n'ayant rien à voir avec l'intelligence et la volonté, je la qualifie de pro-

29 – Sensfelder B., *Vaincre peur et culpabilité*, AdA éditions, Varennes (Québec), p. 20.

30 – La théorie des 3 cerveaux a été mise au point par Paul D. McLean vers la fin des années 1960, mais critiquée par la suite selon les écoles.

31 – Ne pas confondre l'amygdale et des *amygdales*, petites glandes qui se situent sur la paroi latérale du larynx servant à protéger les infections dans le tube digestif et l'*amygdale*, un noyau situé dans le lobe temporal du cerveau, en avant de l'hippocampe et qui gère plusieurs types d'émotions et de fonctions.

32 – Hanson R. et Dr. Mendius, R., Le cerveau de Bouddha, Pocket, éditions des Arènes, Paris, 2009, p. 91.

33 – Aspiré de l'encyclopédie *Universalis.fr.*, texte d'Alain DELAUNAY : chercheur au Collège international de philosophie.

cessus *inscient* (évitons le mot inconscient trop chargé de signification depuis Freud). En revanche l'activation de la pensée et de la représentation mentale, voilà le processus conscient [34.] »

Les quatre lobes du cortex cérébral. – Pour sa part, le cortex cérébral se divise en quatre parties, mais certaines fonctions s'allient à plusieurs lobes différents. On réalise la complexité du travail du cerveau, car chaque lobe a ses spécificités, mais travaille avec les autres pour réaliser telle ou telle action.

Les fonctions principales des 4 lobes du cortex

Les 4 lobes	fonctions
Lobe frontal	À l'origine du *raisonnement* et de la planification, Module nos émotions et notre personnalité, Initie nos mouvements volontaires, Permet la traduction de la pensée en mots.
Lobe pariétal	Permet les *perceptions sensorielles* : goût, toucher, etc. Met en relation l'auditif et le visuel avec les souvenirs, Indispensable à la compréhension écrite et orale.
Lobe temporal	Perception de l'intensité et tonalité des sons (musique). Permet la compréhension des mots, Formation et remémoration des souvenirs, Mémoire verbale et mémoire visuelle.
Lobe occipital	Décodage des *informations visuelles* : la forme, la couleur, les mouvements, Reconnaitre et identifier les objets avec le lobe temporal.

34 – Sensfelder B., Vaincre peur et culpabilité, déjà cité, p. 27.

On peut comprendre la complexité de chacune de nos actions conscientes et inconscientes. Par exemple, quand en vieillissant on dit que « l'on cherche ses mots », c'est qu'il manque une connexion ou que la connexion se fait mal entre la reconnaissance de l'objet et le répertoire des mots qui le désignent. De même, quand on cherche le nom d'une personne que l'on connait très bien, la relation se fait mal entre deux sous-systèmes situés dans deux endroits différents du cerveau. Pour décoder les informations visuelles et identifier un objet, il est nécessaire de faire appel au lobe occipital pour la reconnaissance de la forme, de la couleur et des mouvements et au lobe temporal, pour reconnaître et identifier l'objet. Les médecins-chirurgiens ont pu découvrir cela, dans des cerveaux qui ont subi des lésions cérébrales et provoqué diverses formes d'aphasie – qui produisent une perte totale ou partielle de la capacité de s'exprimer ou de comprendre le langage parlé ou écrit.

La révolution du chercheur portugais Damasio. – Ce cerveau primitif, Damasio l'appelle le proto-soi qui a été identifié par lui chez un patient gravement affecté par un projectile qui avait détruit la partie inférieure de son cerveau. Rappelons le cas tout à fait exemplaire de Phineas P. Gage, [35] victime d'une explosion au cours de laquelle une barre de métal avait traversé sa tête de part en part, sans que ni sa conscience, si ses facultés d'expression et de réflexion n'en soient affectées, mais avec des dommages fort importants dans son comportement général.

*

35 – Sam Kean, *La véritable histoire de Phineas Gage, le patient le plus célèbre des neurosciences*, Slate, traduit par *Peggy Sastre* et mis à jour le 5 août 2001. « A chaque génération, on revisite le mythe de cet homme dont le traumatisme crânien nous a appris que le cerveau est la manifestation physique de la personnalité et du sentiment de soi. Cet homme, dont la personnalité aurait complètement changé après un accident de barre à mine. Son histoire n'est peut-être pas celle qu'on vous a racontée, elle n'en est pas moins fascinante. Du contremaître bien sous tous rapports au vagabond sociopathe » [aspiré d'internet, en mars 2020].

L'accident de Phineas P Gage [36]

A l'été 1848, en Nouvelle-Angleterre, à 25 ans, il est chef d'équipe des travaux de construction des voies ferrées. Il décide de faire sauter à la dynamite le roc d'un point à un autre, afin d'obtenir un tracé rectiligne des voies de chemin de fer. Phineas Gage est un athlète, doté de bonnes qualités physiques et du sens de la décision. Dû à une erreur, il se produit un accident. Au lieu de fractionner la roche, la barre de fer explose au visage de l'artificier ; elle pénètre dans la joue gauche de Ph. Gage, lui perce la base du crâne, traverse l'avant du cerveau, pour sortir à toute vitesse par le dessus de la tête. Elle retombe à une trentaine de mètres de là, recouverte de sang et de tissus cérébraux. Horrible accident ou incroyable miracle ! Le patient a été projeté sur le dos par l'explosion, mais il n'est pas mort, à la surprise générale, il demeure conscient et est transporté sur un char à bœufs en position assise.

En toutes circonstances, selon les médecins, le patient est considéré comme parfaitement rationnel. Phineas sera rétabli en moins de deux mois. Ses principaux sens étaient fonctionnels et il n'était paralysé d'aucun membre ni de la langue. Sa démarche était assurée. Il se servait de ses mains avec adresse et il n'avait pas de difficulté notable d'élocution ou de langage... Cependant, le côté étonnant de sa transformation, c'est l'extraordinaire changement de personnalité que cet homme va connaitre. Son caractère, ses goûts, et ses antipathies, ses rêves et ses ambitions, tout va changer. Le corps de Phineas sera bien vivant, mais c'est une toute nouvelle âme qui l'habitera [p. 23]. Selon son médecin soignant, le docteur Harlow décrira comment Gage va retrouver sa vigueur physique. Mais ce qui est surprenant, c'est que « l'équilibre entre ses facultés intellectuelles et ses pulsions animales » sera aboli [p.24]. Ces changements sont devenus apparents dès la phase aiguë de la blessure à la tête. Il est à présent d'humeur changeante, irrévérencieux, proférant parfois les plus grossiers jurons (ce qu'il ne faisait jamais auparavant). Il manifeste que peu de respect pour ses amis. Il supporte difficilement les contraintes ou les conseils,

36 – Je reprends toutes ses informations de Damasio A., *L'erreur de Descartes*, Paris, éditions Odile Jacob, en français, 1995, intro, première partie, des pages 21 à 32 et chapitre 11, p. 311.

lorsqu'ils venaient entraver ses désirs. Cependant, il sera capricieux, et inconstant, formant quantité de projets aussitôt abandonnés. Se comportant comme un enfant, il avait néanmoins des pulsions animales d'un homme vigoureux…

*

L'investigation des données dont nous disposons dans ce cas, souligne Damasio, nous permet de tirer quelques conclusions encore provisoires : 1° les lésions des régions du cerveau dont on suppose qu'elles sont associées au proto-soi perturbent la *conscience-noyau* ainsi que la conscience étendue ; ces régions appartiennent aux structures évolutivement anciennes du cerveau ; 2° aucune d'entre elles n'est localisée sur la surface externe du cortex cérébral ; 3° toutes sont impliquées soit dans la régulation, soit dans la représentation du corps ; 4° le proto-soi et les structures de second ordre sont des éléments clefs dont le dysfonctionnement provoque un handicap général de la conscience ; 5° les structures associées au proto-soi ont comme fonctions de réguler l'homéostasie [l'équilibre] de l'organisme et transmettre les informations sur l'état et la structure du corps, notamment en traitant les signaux relatifs à la douleur, au plaisir et aux désirs, de participer aux processus de l'émotion et du sentiment, de l'attention, aux cycles de veille et de sommeil, enfin au processus d'apprentissage.

En un mot, reprenons une expression de Damasio : la fonction biologique des émotions est double. La première fonction est la production d'une réaction spécifique à la situation inductrice (originelle). Chez un animal, par exemple, la réaction de fuite devant une menace peut être de courir ou de rester immobile, ou de battre en retraite ; dans d'autres situations, cela peut être de se livrer à un comportement susceptible de se procurer du plaisir. Chez les humains, les réactions sont essentiellement les mêmes, tempérées, espère-t-on, par une raison et une éthique personnelle. La seconde fonction biologique de l'émotion est la régulation de l'état interne de l'organisme, de telle sorte qu'il puisse être prêt pour la réaction spécifique.

L'erreur de Descartes. – Dans le fameux « je pense, donc je suis » (*Cogito, ergo sum*), l'erreur de Descartes, comme le constate Damasio, c'est d'avoir établi l'origine de la conscience et de l'identité humaine *uniquement* dans le cortex cérébral, si on peut s'exprimer dans les termes des neurosciences actuelles. En découvrant la permanence du Moi, il a oublié le *rôle des sens* qui sont toujours en éveil, sauf dans le sommeil profond.

« ... En remarquant que cette vérité, *je pense donc je suis*, était si ferme et si assurée que toutes les extravagantes suppositions des sceptiques n'étaient pas capables de l'ébranler, je jugeais que je pouvais la recevoir sans scrupule pour le premier principe de la philosophie que je cherchais. » Et le philosophe de continuer : « Je connus de là que j'étais une substance dont toute l'essence ou la nature est de penser, et qui, pour être, n'a besoin d'aucun lieu ni ne dépend d'aucune chose matérielle, en sorte que ce Moi, c'est-à-dire l'âme par laquelle je suis ce que je suis, est entièrement distincte du corps »[37]. « C'est là qu'est l'erreur de Descartes ; il a instauré une séparation catégorique entre le corps, fait de matière, doté de dimensions, mû par des mécanismes, d'un côté, et l'esprit, non matériel, sans dimensions et exempt de tout mécanisme, de l'autre... Et plus spécifiquement, il a posé que les opérations de l'esprit les plus délicates n'avaient rien à voir avec l'organisation et le fonctionnement d'un organisme biologique. »[38]

Mais il faut constater, contrairement à ce que Descartes a cru, qu'un grand nombre de sensations que nous éprouvons ne sont pas conscientes, ou n'arrivent pas à la conscience et ne sont pas réfléchies. Une grande quantité de nos mouvements et de nos comportements (appelés par certains des programmes d'actions ou des conduites automatisées) nous échappent et sont fabriqués, à notre insu, en fonction de facteurs génétiques ou d'expériences antérieures. Ils sont un mélange d'inné et d'acquis.

*

---

37 – Descartes, *Discours de la Méthode*, Paris, le livre de poche, 1970, p 129.

38 – Damasio Rodriguez, *l'erreur de Descartes, la raison des émotions*, Paris, éditions Odile Jacob, p. 312.

Le conscient et le non-conscient de nos comportements

En fait, il semble que *80%* de nos conduites ne sont pas conscientes, alors que seulement *20%* de nos décisions se rendent au niveau du cortex cérébral et font l'objet d'une décision rationnelle.

*

L'origine du mal-être. – Les scientifiques se représentent le fonctionnement du cerveau dans les sciences cognitives en référence à ce que l'on a appelé la *révolution Damasio* [39], éminent neuropsychologue portugais et philosophe. Il s'agit d'expliquer quelle est cette peur, cette angoisse, cette ***culpabilité originelle*** qui a envahi la conscience de l'homme depuis la nuit des temps, culpabilité qu'il ne peut contrôler selon les anciens philosophes grecs sans une ascèse sévère.

Ce dernier désigne cette peur comme une angoisse, une culpabilité originelle qui envahit la conscience de l'homme depuis la nuit des temps. On la dit liée à cette **peur de la mort** qui le tiraille et qu'il ne peut contrôler sans une ascèse sévère. En d'autres termes, c'est ce que le psychologue Sensfelder appelle le *mal-être*, l'opposé du bien-être.

Le mal-être (opposé au bien-être) est une concrétion pour ainsi dire de nos expériences passées (et peut-être de nos vies antérieures !), une trace plus ou moins indélébile qui risque d'altérer notre vie consciente actuelle, de produire un malaise indéfinissable, une angoisse profonde, une culpabilité que l'on ressent sans qu'il soit possible d'en déterminer la cause exacte. « Sortir du mal-être, c'est supprimer ce qui crée la dérivation de l'influx nerveux, c'est effacer les *programmes* qui nous éloignent de la réalité, [et c'est] aller vers la lucidité, poser et accepter

---

39 – Damasio A. Rodriguez, *l'erreur de Descartes, la raison des émotions,* Odile Jacob, 2006 et *Spinoza avait raison, le cerveau des émotions*, Odile Jacob, 2003. « Ce que l'on appelle la *révolution Damasio* a des implications débordant largement la neuropsychologie. J'estime qu'à partir de ses travaux, l'abord de la souffrance humaine est à lui aussi à repenser. Damasio a démontré l'importance du limbique, des émotions et qu'il a détrôné le néocortex, la pensée [comme fabricant de 80% de nos décisions]. En fait, pour synthétiser ses travaux, il a démontré que la pensée est un effet secondaire des émotions ». [Sensfelder, déjà cité, p. 21].

les choses comme elles sont [40] ». Certains associent cette culpabilité au « péché originel » !

Cette réflexion nous rappelle une maxime classique du stoïcisme : « Songe que notre pensée ne prend aucune part aux émotions douces et rudes qui tourmentent nos esprits animaux ». Ce qui signifie que notre liberté d'agir n'a de sens qu'à l'intérieur de la conscience et qu'une très grande partie de nos comportements sont des conduites dictées par nos deux cerveaux antérieurs, pour emprunter des expressions de la psychologie cognitive. L'émotion comme le sentiment vient avant la pensée et les deux sont logés dans le cerveau limbique. Sensfelder [41] donne un exemple du déclenchement d'une alerte provenant du système limbique. Une personne prend conscience qu'elle va mourir. Jusqu'à présent, comme tout le monde, elle n'y prête pas attention. Pour elle, la certitude de mourir un jour est un savoir, quelque chose d'intellectuel qui n'est pas vraiment réel, disons actuel. Mais voilà qu'elle prend conscience qu'un jour cela va arriver. Dans son cerveau (primitif ou inconscient), le signal de l'angoisse s'active, très fortement, c'est un signal très profond qui dérive de l'influx nerveux de manière importante. Du coup, le système limbique produit automatiquement des manifestations *souvent inadaptées*. La personne constate que son comportement soudain lui échappe. Il lui faudra une grande force de caractère et probablement une aide extérieure (thérapies) pour reprendre le contrôle de ses émotions.

Il faut se rendre compte que le cerveau limbique conserve les *signaux de peur* sans vérifier s'ils sont encore utiles. Nous sommes envahis d'alertes obsolètes qui agissent en permanence sur nous et créent le mal-être, parfois à demeure. Le système limbique qui est très complexe (parce qu'il comprend plusieurs glandes et organes) engendre les sentiments et les sensations. Les sentiments, c'est moi qui les ressens à l'intérieur de moi. Les sensations comme la douleur par contre peuvent être senties à l'extérieur du moi limbique et nécessiter une action pour y remédier – par exemple, pour réagir à une sensation de chaud ou de froid.

---

40 – Sensfelder, *Vaincre peur et culpabilité*, déjà cité, p.29.

41 – Sansfelder, déjà cité, p. 35.

L'apprentissage se situe dans le système limbique, la culpabilité aussi qui peut être vue comme un échec du système d'apprentissage – et qui ne fait souvent que des dégâts. Il faut distinguer, dit Sensfelder [idem, p. 64], la *culpabilité de la responsabilité*. Pour être coupable, il faut avoir fait un acte expressément pour nuire à l'Autre. Ainsi, on ne peut pas être coupable du suicide de son enfant, si on l'a aimé et élevé aussi bien que possible. La nuit pendant le sommeil et le rêve, nous mettons en bon l'ordre nos programmes comportementaux *inscients.* Nous en profitons souvent pour prendre des décisions et régler des problèmes insolubles en temps de veille. Plus il y a de comportements possibles, moins il y a de culpabilité, moins de peurs, moins de dérivations de l'influx nerveux, moins de mal-être. Nous n'avons pas accès directement au monde, nous n'avons accès qu'à l'interprétation que nous en donne notre cerveau. Rappelons-nous la maxime stoïcienne venant d'Épictète : « ce qui trouble les hommes, ce ne sont pas les choses, mais les jugements relatifs aux choses ».

En cela comme le dit encore Damasio, nous sommes ici plus près de la philosophie de Spinoza [vue au premier chapitre], que Damasio a explicité dans le livre : *Spinoza avait raison, le cerveau des émotions*]. Il nous enseigne que plus nous enlevons ce qui nous enferme et nous empêche d'agir par nous-mêmes, mieux nous nous sentons. Les grandes sagesses d'ailleurs prônent les mêmes choses. Disciple de Descartes, Spinoza lui reproche aussi une double chose : d'une part, son idéalisme et son spiritualisme qui font reposer l'identité et la permanence du Moi uniquement sur une **intuition intellectuelle** détachée de l'influence des sens et du corps. D'autre part, Descartes considère le corps comme un mécanisme purement physique (le corps-machine) et l'âme comme une entité strictement psychique. En fait, on peut parler chez Descartes d'un dualisme fort entre le corps (physique) et l'âme (spirituelle), en harmonie avec la *théorie physicaliste* intégrale de son temps. C'est l'héritage matérialiste (emprunté à son époque) du philosophe du *cogito* (qui par ailleurs fait reposer la véracité de son *cogito* sur l'existence de Dieu !).

La philosophie spinoziste de la joie. – Pour Spinoza [voir aussi p. 16], « l'âme, en tant qu'elle a des idées claires, s'efforce de persévérer dans son être pour une durée indéfinie et a conscience de son effort [*Éthique*[42] proposition IX]. Par joie, j'entends une passion par laquelle l'âme passe à une perfection plus grande. Par tristesse, une passion par laquelle elle passe par une perfection moindre. J'appelle l'affection de la joie rapportée à la fois au corps et à l'âme : c'est la gaieté. [J'appelle, l'affection] de la tristesse, douleur et mélancolie » [*Éthique*, proposition XI]. Il n'y a point de notion de péché, ni de péché originel, ni de Dieu vengeur chez Spinoza. Le bien est tout ce qui augmente la joie ; le mal, tout genre de tristesse [qui diminue la joie]. [*Éthique*, prop. XXXIX]. Le désir est l'essence même de l'homme et la joie, le passage de l'Homme d'une moindre perfection à une plus grande. L'anthropologie spinoziste repose sur ce que l'on appelle le **conatus**, c'est-à-dire l'effort que fait l'H. pour persévérer et grandir dans son être. Son éthique repose sur le désir et la joie d'être et de demeurer dans l'existence. Comme Nietzsche, Spinoza remplace la dualité bien/mal par bon/mauvais ; c'est le penseur de *l'affirmation de l'Être*. « La vraie morale ne consiste plus à suivre des règles extérieures et les commandements de l'Église, mais à comprendre les lois de la nature universelle et de notre nature singulière, afin d'augmenter notre puissance d'agir et notre joie. » Cependant, comme son maître Descartes, il demeure un rationaliste qui n'explique pas la raison de la tristesse de l'individu dévoré par des pensées négatives et mortifères.

Comment déprogrammer en nous une peur ou une culpabilité malsaine ? – L'hypothèse de Spinoza – et c'est ce qu'enseignent les grandes sagesses anciennes – est que plus nous enlevons ce qui nous enferme et nous empêche d'agir par nous-mêmes (le mal-être), mieux nous nous comportons. Cette peur déclenchée par l'hypothalamus et l'hypophyse (notre *cerveau primitif*, chez qui l'émotion vient avant la réflexion) génère des comportements quand l'animal en nous réagit à une agression extérieure qui met sa vie en danger. Par exemple, l'animal attaqué par une bête sauvage prend la fuite, ce qui pour l'homme rationnel n'est pas toujours la meilleure conduite à suivre. Par la suite en cas

42 – Spinoza, Baruch, *Œuvres complètes*, Gallimard, Bibliothèque de la Pléiade, 1954 ou *Éthique* oeuvre III, traduction Charles Appuhn. GF Flammarion, 1964. L'*Éthique* est particulièrement difficile à lire pour un non initié, parce que tout le texte est structuré comme un théorème. Il semblerait que Spinoza a volontairement procédé de la sorte pour se cacher de ses ennemis qui voulaient l'assassiner…

de panique, nous sommes portés à répéter sans arrêt cette réponse automatique mue par la peur, comme l'animal que nous sommes toujours de par notre origine phylogénétique (en relation avec le règne animal auquel nous appartenons toujours). Tout se passe comme si le *ressenti de cette peur* demeurait enfermé à double tour dans notre mémoire corporelle ; enlever le verrou demande un travail de conscience ou une thérapie qui est souvent difficile et douloureux à faire.

Nous sommes gênés par la peur, cette peur dont nous savons souvent qu'elle n'est pas fondée. Nous constatons que notre comportement est irrationnel, mais nous ne savons pas l'expliquer rationnellement. L'influx nerveux qui est à l'origine de la peur est d'abord passé par le reptilien, il a bifurqué ensuite, créant automatiquement le *ressenti* de la peur qui peut bloquer toutes les autres conduites rationnelles. Mais il faut bien se rendre compte que ce type de réaction de notre corps ne s'applique pas seulement à l'angoisse de la mort, mais à tout traumatisme créé, par exemple, par une agression ou un viol dans l'enfance ou l'adolescence (l'agressé devient l'agresseur responsable de l'agression), dans des situations bouleversantes de la guerre ou des attentats aveugles (appelés symptômes de stress post-traumatique), par des événements subis et imprévus comme les suicides ou des décès de nos proches (où le parent reporte sur lui la responsabilité de l'acte et en ressent une culpabilité), etc. Le cerveau peut alors déclencher une angoisse dont l'individu doit se débarrasser, sans quoi sa santé et sa vie en seront affectées, souvent pour une très longue période.

La peur instinctive de la mort (à laquelle s'ajoute l'impermanence [43]) est particulièrement tenace, car elle n'a pas de sens en soi – pourquoi devons-nous mourir, surtout si nous sommes jeunes ou en bonne santé ? Pourquoi devons-nous souffrir ? Pourquoi moi, alors que les autres sont en bonne santé ? Certains hommes, souvent agnostiques comme Camus, sentaient douloureusement l'absurdité de la mort… et de la vie. Le Dieu de Spinoza, celui des platoniciens, des Grecs, des Égyptiens, des musulmans ou des chrétiens qui promettent un Au-delà après la mort donne un sens à la souffrance. La récompense du sacrifice

43 – Impermanence, terme employé beaucoup par les bouddhistes, qui dit que tout est éphémère, la vie, la fortune, la santé, la situation, le mariage, le bonheur, etc.

peut apporter une certaine sérénité à la fin de la vie – ceci est toutefois refusé par les agnostiques.

Le psychiatre Irvin Yalom [44] dans *Le jardin d'Épicure* a beaucoup travaillé tout le long de sa vie sur l'angoisse de la mort (ou l'impermanence des choses et du bonheur) dont il a lui-même éprouvé la douleur et l'inquiétude pendant plusieurs années. Les stoïciens avaient une maxime (très rationnelle) qui peut apparaitre comme un pléonasme : la mort est tout ou rien, alors ! pourquoi craindre la mort, ce qui est absurde quand nous sommes vivants (puisque nous sommes vivants !) ; et quand nous sommes morts, nous n'avons plus rien à craindre… En ce qui a trait à l'épicurisme, les réflexions sur le sujet sont très proches du stoïcisme. « Un des aspects du génie d'Épicure est d'avoir anticipé la notion contemporaine de l'inconscient. Il a souligné que les inquiétudes face à la mort ne sont pas conscientes chez la plupart des individus, mais certainement inféré par des manifestations cachées, comme la religiosité excessive, l'accumulation obsessionnelle de richesses, la poursuite aveugle du pouvoir et des honneurs, qui représentent une version déformée de l'immortalité [45]. » Épicure enseignait que l'âme était mortelle, une conclusion opposée à celle de Socrate qui trouva le réconfort dans sa croyance en l'immortalité de l'âme. Son espoir était de rejoindre la communauté éternelle des aspirants à la sagesse [46] [voir le dialogue platonicien *Phédon*]. Ce point de vue fut adopté plus tard par les néoplatoniciens, dans les siècles apr. J.-C., ce qui eut une grande influence sur la conception chrétienne de la vie après la mort. Toutefois, la peur de la mort est mère de toutes les religions, nous dit Irvin Yalom [p. 15].

Le rôle des thérapies. – Comment nous débarrasser de ce mal-être qui nous handicape, qui paralyse notre vie ? Il y a un nombre assez considérable de types de thérapies et celles-ci ont tendance à se multiplier. Certains prétendent, comme les psychanalystes, qu'il faut faire

---

44 – Irvin Yalom, Le jardin d'Épicure, Le livre de poche, 28/1/2015 [ISBN : 2253168645].

45 – Irvin Yalom, Le jardin d'Épicure, déjà cité, p. 92.

46 – Socrate refuse de suivre ses amis qui peuvent l'aider à s'échapper. Il boit volontairement la ciguë, le poison qui met fin à sa vie à la demande de ses juges, lors de son procès où il est accusé de corrompre la jeunesse, d'impiété envers les dieux de la cité et d'introduire des divinités nouvelles.

arriver à la conscience les circonstances et la nature des événements qui ont créé le traumatisme. D'autres ont développé divers remèdes de nature psychologique, psychiatrique, ou même philosophique comme nous l'avons montré dans un précédent livre [47], tels la méditation, l'introspection, les exercices spirituels, le jeûne, l'extase, la recherche de la sagesse, etc. Chez d'autres enfin, l'acceptation du suicide et de la mort d'un être cher passe par une période plus ou moins longue de deuil qui permet un retour sur soi salutaire et réfléchi. Mais l'important, c'est qu'il ne faut pas tenter d'endormir notre *mal-être* par des neuroleptiques, ou des attitudes de déni, c'est-à-dire un refus de reconnaître une situation traumatisante – comme nous savons si bien le faire ! L'individu peut s'anesthésier (jusqu'à devenir insensible, inaccessible, indifférent à tout, parfois jusqu'au suicide) par l'abus de toutes sortes de drogues : l'alcool, les stupéfiants, le jeu, le travail (le *workaholisme*), l'amour, le sexe, l'extrême religiosité, les conduites répétitives etc. – tout ce qui rend impossible la poursuite d'une vie saine et productive.

Remplacer le mal-être par le bien-être, la tristesse par la joie (Spinoza), le proto-soi (le soi primitif) par le soi autobiographique [48], voilà des conditions du *mieux vivre*.

47 – Lafrance, J.P., *Portrait en abyme de la civilisation numérique, et l'être humain là-dedans*, Paris, éditions L'Harmattan, 2021 ; troisième partie : de la nécessité d'une révolution intérieure.

48 – Ces notions sont explicitées en page 23 sous le sous-thème : *Le proto-soi, le soi central et le soi autobiographique*.

ANNEXE 1 : L'ÉVOLUTION PHYSIQUE DU CERVEAU [49]

Avant de devenir humain, le cerveau a évolué pendant sept millions d'années. Il est apparu en Afrique, a grandi et s'est développé, inventé la chasse, l'agriculture et l'usage d'outils complexes, puis tout s'est accéléré. Il est sorti du continent et a envahi la terre entière, a maitrisé le feu et cuisiné pour passer du cru au cuit, peint sur les parois des grottes et cultiver les arts et la culture, bâti les villes et enrichi la sociabilité, inventé le langage et l'écriture, engendré la spiritualité et les religions, développé l'amour et les sentiments supposés de l'humanité.

De TourmaÏ, le doyen supposé de l'humanité, avait un cerveau de 360 cm^3. À l'autre bout de la lignée, celui de l'Homo Sapiens fait 1 359 cm^3 en moyenne. Le cerveau n'a pas fait que grossir pendant sept millions d'années, il s'est aussi remodelé : les lobes occipitaux ont rapetissé, les pariétaux ont grossi, mais les lobes frontaux associés aux plus hautes fonctions intellectuelles sont restés proportionnels à la taille du cerveau.

Au début de la réorganisation, il y a quatre millions d'années, le cerveau des hominidés vit sa première transformation. Le cortex pariétal, responsable du contrôle moteur et de la perception de l'espace, s'étend. Pourquoi ? à cause de la bipédie. La croissance prolongée du cerveau chez le nouveau-né survient chez les australopithèques. Ce qui serait à l'origine de la pro-sociabilité humaine (2.15 millions d'années). Longtemps l'invention des outils a été attribué à l'Homo Sapiens. Des pierres taillées en 3.3 millions d'années au Kenya indiquent bien que les australopithèques ont commencé à se servir d'outils, comme les techniques de tissage.

49 – La revue Science et Vie a publié un dossier complet *de l'évolution du cerveau sur 7 millions d'années*, dont nous nous sommes largement inspirés, p. 66 à 81 (février 2022, no 1253). Dossier inspirant et original.

La bipédie aurait eu une autre conséquence fondatrice du cerveau humain. Vers 3,5 millions d'années, les bébés ont perdu leur capacité de s'accrocher à leur mère, un besoin primaire des primates. Ils ont dû développer des signaux, les pleurs, pour réclamer de l'attention et du contact. Les mères devant les rassurer, cela a dû stimuler différents modes de communication réciproque, et « je suis convaincu que ce lien mère-enfant est à l'origine du premier proto-langage », prétend Cédric Boeckx [idem, Comment le cerveau est devenu humain, p. 73].

Avec Homo Erectus (1,8 millions d'années), le cerveau va jusqu'à 1 200 cm^3. Apparaissent les aires de Broca et de Wernicke décisives dans l'acquisition du langage. À ce moment imprévisible de l'histoire, le nombre de neurones et leur efficacité auraient explosé, suite à des mutations fondatrices de l'ADN, qui serait trop technique à expliquer [voir Wieland Huttner, idem, p. 76]. En même temps, le cervelet, ce petit cerveau qui, à la faveur du redressement des hominidés, en aurait profité pour multiplier les câblages avec les hémisphères cérébraux. Doté de 60 milliards de neurones, il influencerait le langage, l'attention, la mémoire de travail, la dextérité, la sociabilité et son rôle s'étendrait jusqu'à la réflexion consciente des actes et le sentiment d'identité.

Les besoins énergétiques du cerveau ont grandi avec lui. William Leonard prétend que « l'évolution humaine est avant tout une histoire de nutrition » (idem, p. 78, un cerveau à l'appétit monstre). Alors que le cerveau ne représente que 2% de notre masse corporelle, il consomme 20% de notre énergie ! Alors qu'un assèchement des milieux forestiers a déplacé la mégafaune vers la savane, les Homo Sapiens se sont mis à chasser. Un régime carné a apporté un apport énergétique. Vers 500 000 ans, la cuisson a encore ajouté à l'économie énergétique. Avec le développement d'un régime bien plus calorifique, l'humain aurait développé ses tissus adipeux pour stocker de la graisse pour les longs déplacements de l'Homo Erectus. Entre 500 000 et 35 000, le cerveau de Sapiens change encore de forme et ses connections se complexifient. Même si le cerveau atteint sa maturité, cela ne signifie pas qu'il n'évoluera plus, par la technologie ou la culture.

CHAPITRE TROIS : COMMENT LA CONSCIENCE SE DIFFÉRENCIE DU CERVEAU. POURQUOI LE ROBOT NE PEUT AVOIR DE CONSCIENCE ?

Le fait que la production du comportement doive s'accompagner d'une vie intérieure subjective demeure un fait tout à fait mystérieux.

Donnons en premier lieu quelques définitions de la conscience :

– C'est la perception *subjective* chez l'homme de sa propre existence et de celle de son environnement,

– C'est l'appréhension par un sujet de ce qui se passe à l'intérieur ou à l'extérieur de lui-même,

– C'est l'ensemble des phénomènes de la vie mentale d'un sujet à l'état d'éveil,

– Du point de vue éthique, c'est la capacité à porter des jugements moraux et à connaître la différence entre ce que l'humain appelle Bien et Mal.

En un mot, la conscience est l'organisation dynamique et personnelle de la vie psychique ; elle est cette modalité de l'esprit par lequel l'homme devient le *sujet* de sa connaissance et l'*auteur* de son propre monde. Pour sa part, le cerveau a une double fonction :

1° il agit comme *processeur principal*, pour diriger et organiser de nombreux autres *processeurs* dont le rôle est de faire *fonctionner* les divers sous-systèmes du corps et de réguler les principales fonctions du celui-ci. Ce travail demeure en grande partie invisible à l'individu conscient, c'est donc dire qu'il échappe à la conscience ;

2° il rend possible le fonctionnement de ce que les spécialistes en neurosciences appellent « *l'espace de travail neuronal global* » qui se loge dans les régions préfrontales et pariétales du cerveau. C'est là où pourrait être identifié ce que nous appelons la *conscience humaine* au sens spécifique du terme (c'est-à-dire ce qui est conscient chez nous et nous permet de réfléchir sur notre situation mortelle, d'imaginer des choses nouvelles, de nous projeter dans l'avenir, etc.). Le danger ici, c'est de confondre cerveau et conscience ou de les identifier l'un avec l'autre, même si dans la réalité de notre vie terrestre, l'un ne va pas sans l'autre.

La découverte de la conscience chez les philosophes. – Socrate enseigne qu'on doit s'intéresser à sa propre subjectivité : *connais-toi toi-même.* Ceci signifie que l'homme doit orienter son attention non plus sur les choses extérieures qui s'offrent à sa perception sensible, mais au contraire chercher à connaître sa propre nature. Mais comme la plupart des philosophes grecs, il pense que la vérité est extérieure à l'homme, c'est-à-dire *transcendantale*, car la Vérité préexiste à l'homme. Certes, il peut la découvrir grâce à l'ascèse, la méditation et les autres exercices spirituels, mais non pas la créer. Pour Platon, la vérité est *réminiscence*, parce qu'elle se rapporte à ce qui est en dehors de la conscience humaine. Par contre, la révolution cartésienne redonne à l'homme la maitrise de lui-même grâce à la conscience, en le plaçant au centre du Savoir et en affirmant que la vérité est *immanente* (c'est-à-dire intérieure à lui) : *Cogito ergo sum* (je pense, donc je suis).

*

« Par le mot de penser, j'entends tout ce qui se fait en nous de telle sorte que nous l'apercevons immédiatement par nous-mêmes. » René Descartes [*Principes de philosophie*, 1644].

*

Le *Je pense, donc je suis* cartésien introduit le doute systématique qui permet la conscience et l'existence du *Moi*. Pour douter, il faut un sujet, il faut un être qui s'exprime à la première personne et qui dit ***je***, un individu qui s'identifie à lui-même. Même si toutes les représentations du sujet sont fausses, il reste qu'elles sont celles d'un *sujet*. Il y a donc un sujet irréductible et incontestable qui pense, un *je pense* intuitif et intérieur. *Or si je pense, c'est que je suis*. En philosophie, la révolution du **cogito** est née : le sujet pensant est conscient de lui-même. Le sujet non seulement pense, mais il est aussi *conscient qu'il pense*. La conscience devient ainsi la terre natale de la Vérité, le sol inébranlable sur lequel on peut fonder la connaissance et l'identité de SOI.

On peut reprocher à Descartes d'avoir insisté sur le dualisme âme/corps et d'avoir considéré le corps comme une machine à fonctionnement mécanique. Il faut dire à sa décharge qu'il n'avait pas, à son époque, ni les concepts adéquats (le vivant par opposition à l'organisation mécanique, le biologique par rapport à l'automatisme), ni les outils d'analyse (la puissance informatique) pour déterminer comment fonctionne la conscience – c'est la glande pinéale [une toute petite glande qui se loge au milieu du cerveau]. Selon lui et ses contemporains, c'est le point de jonction entre l'âme et le corps. Dans *Le traité des passions de l'âme* [50], il comprendra pourtant le rôle que les psychologues attribueront au cerveau depuis le 19e siècle : « la respiration, la veille, le sommeil; la réception de la lumière, des sons, des odeurs... la rétention des idées dans la mémoire; et enfin les mouvements extérieurs de tous les membres ... suivent tout naturellement en cette machine de la seule disposition de ses organes, [comme] font les mouvements d'une horloge, ou [d']un autre automate, de celle de ses contrepoids et de ses roues. » Pour comprendre la distinction entre âme et corps, le philosophe français n'a de référence que le fonctionnement automatisé de l'horloge et des automates, très populaires en son temps, qui simulent la vie, mais ne la crée pas. Aujourd'hui, les psychologues cognitifs

50 – Descartes, *Traité des passions*, Paris, CF Flammarion (e-book), 1996, Les *Passions de l'âme* est le dernier livre paru du vivant de Descartes, en 1649. C'est dans cet ouvrage que Descartes cherche à identifier les mécanismes par lequel l'esprit agit sur le corps, tels que la glande pinéale, ou les esprits animaux.

adoptent volontiers pour le cerveau le modèle de l'ordinateur et du réseau (dit neuronal).

Par sa part, Hegel se demande comment l'homme acquiert la conscience de lui-même. Dans sa réflexion sur la conscience, il part d'une constatation : l'homme est un être doué d'un esprit qui pense. Il distingue donc chez l'homme une double existence : l'homme existe d'une part au même titre que les animaux (en tant qu'être en soi], mais d'autre part, il se définit aussi comme homme en tant qu'*être pour soi*, pour prendre un vocabulaire des philosophes du XXe siècle. Quand il se regarde, il se représente à lui-même, il pense et n'est esprit que par cette activité qui constitue son *être-pour-soi. C*e concept fut largement adopté par les philosophes modernes, du moins ceux d'influence germanique et européenne, en particulier par les phénoménologues et les existentialistes (par exemple Sartre, entre autres, dans *l'Être et le Néant*). Par contre pour Hume (philosophe écossais 1711-1776), qui est empiriste, nous ne pouvons rien connaître de manière innée, comme le croit Descartes, sans avoir eu contact avec l'expérience du monde, c'est-à-dire par les sens.

De nos jours, le débat est relancé entre les scientifiques des neurosciences et les philosophes de l'esprit, suite à la publication des livres de Daniel Dennett en 1991 : *The consciousness explained*, et celui de David Chalmers (2010) : *The caracter of consciousness* [chapitre 1 sur les querelles philosophiques actuelles]. Dennett, un physicaliste pur et dur, s'oppose à ce qu'il nomme le « *Théâtre cartésien* qui est l'idée, héritée du dualisme cartésien, qu'il y aurait un lieu dans le cerveau qui correspondrait au siège de la pensée où un *homoncule* recevrait les informations perceptives et prendrait les décisions et déclencherait les réponses comportementales ». Pour le philosophe Chalmers par contre, l'aspect subjectif de ce que cela fait d'avoir tel ou tel état conscient se définit comme *l'aspect phénoménologique* de la conscience. La pensée n'est pas le fruit d'un processus biologique qui se passe dans notre cerveau. La conscience est un problème difficile à concevoir. Pour lui, toutes les explications sur le *rôle causal* de nos états d'esprit ne nous renseignent pas sur la dimension ***subjective*** de la conscience ou pour reprendre les mots du philosophe Thomas Nagel [51], sur *l'effet que cela fait* d'être soi et de ressentir subjectivement ce qu'il appelle les *qualia.*

*

Les qualia

Les *qualia* sont définies comme les propriétés de l'expérience sensible par laquelle cela fait quelque chose de percevoir ceci ou cela (couleur, son, toucher, senteur, souffrance, bien-être). Ce sont par conséquent des *effets subjectifs ressentis* et associés de manière spécifique aux états mentaux : expériences perceptives, sensations corporelles (douleur, faim, plaisir), passions et émotions. Par définition, ces *qualia* sont inconnaissables en l'absence d'une intuition directe ; ils sont par conséquent aussi incommunicables. Par exemple, la douleur que je ressens, personne ne peut la ressentir à ma place, même si je peux la décrire.

*

L'existence et la nature de ces propriétés sont l'un des débats principaux des philosophes de l'esprit ; par exemple, certains comme les *physicalistes* nient l'existence des *qualia*, parce qu'ils les considèrent comme semblables à tout autre phénomène physique. Pour les philosophes de l'esprit, tel Chalmers, les neurosciences n'ont pas les outils méthodologiques pour analyser la *nature phénoménologique* de la conscience.

---

51 – Nagel, Thomas, philosophe américain, ***Qu'est-***ce que ***tout cela veut dire*** ? : une ***très brève introduction*** à la ***philosophie***, éditeur : ECLAT ISBN papier 9782841623723, 2015.
Parmi les apports du philosophe, on pense au célèbre article, devenu un classique, «Quel effet cela fait d'être une chauve-souris ?» (1974) dans lequel le philosophe tente de montrer les limites de l'enquête scientifique matérialiste face au caractère *subjectif* des phénomènes de la conscience.

Comment détecter les états de conscience ? – Qu'est-ce qu'un esprit conscient ? En termes très simples, on peut dire (d'une façon négative) que c'est ce que l'on perd quand on entre dans un état de sommeil sans rêves, dans l'anesthésie ou quand on tombe en coma profond ; le corps continue à fonctionner normalement, mais la conscience n'y est pas. L'esprit est un flux d'images mentales (intérieures à nous) qui est alimenté par nos circuits sensoriels visuels, auditifs ou tactiles. Faut-il rappeler que notre cerveau est toujours en activité, quel que soit notre état d'éveil ou de sommeil. Il reçoit et traite continuellement ces milliers d'images en provenance de son environnement sensoriel. *Dans 80% des cas, l'activité du cerveau sert à faire fonctionner notre corps et est inconsciente pour nous.* On distingue le conscient, le préconscient et l'inconscient. Le préconscient se trouve à la périphérie du champ de la conscience (dans le rêve éveillé, par exemple) et lui reste immédiatement accessible. Chez Freud, il peut être bloqué à l'entrée de la conscience par la censure du **surmoi**, mais cela est une tout autre histoire, car elle relève de la théorie psychanalytique…

Autre chose importante à signaler : dans le cortex cérébral existe un *centre de traitement* qui recueille l'ensemble des informations destinées à la conscience. Il faut savoir que le cerveau demeure toujours en relation avec le corps, via le tronc central, l'hypothalamus (siège de la mémoire à long terme et des activités du système nerveux autonome), l'amygdale [52] (décodage des émotions de peur, d'angoisse et d'anxiété), l'épiphyse (rythmes biologiques) et tous les autres centres de *régulation du corps*. En conséquence, toutes les informations en provenance des sens (vue, audition, goût, toucher, odorat) n'arrivent à la conscience que si elles font l'objet d'un traitement spécifique par le cortex cérébral. En conséquence et à tout moment, ce sont des millions de décisions qui se prennent sans que nous en soyons avertis. Heureusement, dirons-nous, sinon nous serions incapables d'agir, paralysés pour ainsi dire dans notre activité intellectuelle parce qu'accaparés par la micro gestion de notre vie corporelle !

---

52 – Qu'il ne faut pas confondre avec les amygdales, deux glandes de l'intérieur de la gorge qui ont comme fonction de protéger de l'infection les voies respiratoires et le système digestif, comme on l'a expliqué en note 31.

Comment les sous-centres traitent-ils les sensations de joie, de colère, de tristesse, de douleur, d'amour, etc. ? Toutes ces émotions que nous ressentons résultent d'un équilibre subtil de substances biologiques présentes dans diverses parties de notre système interne. Les émotions sont les réactions de notre corps provoquées par une stimulation venue de notre environnement. Elles sont traitées dans le système limbique de notre cerveau.

1 – Le rôle de la dopamine : Selon les chercheurs Olds et Milner (en 1952), c'est le *noyau acumens* qui gère la récompense et le bien-être : il reçoit des informations venues, entre autres, de l'aire segmentale ventrale *via* un neurotransmetteur, la dopamine. Une fois activé, le noyau *acumens* communique avec diverses parties du cerveau en libérant trois neurotransmetteurs :

- la sérotonine pour l'euphorie ;
- les endorphines contre la douleur ;
- les endocannabinoïdes contre l'anxiété.

2 – Dans le cas de la colère, que se passe-t-il dans le cerveau **?** Lorsque nous ressentons de la colère, notre cœur s'active, notre respiration s'accélère, nos muscles se contractent. Dans le cerveau, l'aire septale (noyau basal de Meynert, noyau antérieur du thalamus et des corps mamillaires) s'active. Un message est envoyé à l'hypothalamus médian qui va donner l'ordre de déverser dans l'organisme adrénaline, cortisol et testostérone.

3 – La tristesse expliquée par la chimie. La tristesse est un moment de pause et d'analyse d'un moment difficile. Chimiquement, elle correspond à une baisse des encéphalines au niveau de l'amygdale. Un message est envoyé à l'hypothalamus qui déclenche une action.

4 – L'amour, un sentiment complexe

L'amour n'est pas une émotion, mais un sentiment complexe, qui met en jeu un large cocktail de substances. Lors d'un coup de foudre, un pic d'adrénaline survient, ce qui provoque un sentiment d'éveil et une accélération du rythme cardiaque. Parallèlement, un pic de dopamine engendre du plaisir. Si l'amour dure, une activité accrue apparaît dans une région liée au sentiment d'attachement, le *globus pallidus*, et dans des structures riches en récepteurs à l'ocytocine, l'hormone de l'attachement.

5 – Qu'en est-il de la douleur, un phénomène difficile à comprendre ? Dans notre conception scientifique actuelle de la douleur physique, ce sont les *nocicepteurs* qui font la loi. Ces récepteurs sensoriels cutanés (logés sous la peau) restent silencieux tant que l'intensité des stimuli ne met pas en danger les tissus concernés ; tous les vertébrés en possèdent. Mais la douleur ne se limite pas à une sensation ou à un stimulus physique. En effet, elle induit également des changements comportementaux et physiologiques, tels une activité réduite, un comportement de protection, la suspension d'un comportement normal, une augmentation du taux de ventilation et la sécrétion d'opioïdes naturels. La douleur n'est pas seulement dans notre tête, comme le pensent souvent certains soignants ou proches aidants. Entre humains, nous avons appris à communiquer par le langage qui permet de comprendre et d'évoquer des émotions ou leur *ressenti*.

La douleur est d'abord une histoire de « conscience phénoménale » : chacun peut avoir à contrôler sa douleur que rien ni personne ne peut contredire. Il peut le faire par des moyens physiques (massages, acupuncture, hypnose ou thérapies), ou par des moyens chimiques ou tout simplement homéopathiques ou effet placébo – par toutes ces merveilleuses crèmes à $200 qui font tant de bien, même si on ne sait comment ! Voilà le problème auquel l'animal est confronté, car il est facile de déclarer que celui-ci ne souffre pas : aucune communication verbale explicite n'est possible avec un animal, la même chose avec un enfant en bas âge qui ne parle pas.

Le film intérieur de la conscience. – Quand nous rêvons ou quand nous sommes dans un demi-sommeil, le film se déroule *sans l'apport des sens*, c'est-à-dire sans tenir compte de l'environnement extérieur au sujet, uniquement en puisant dans le stock des scénarios qui se trouvent dans la mémoire à longue durée, principalement autour de l'hypothalamus. Au moment où nous nous réveillons, nous sommes souvent surpris des scénarios que le cerveau nous a présentés dans le rêve et qui répondent à une logique autre que celle que nous vivons dans le réel (quant aux personnages en action ou en interaction, aux situations qui se nouent entre les acteurs et aux environnements dans lesquels ils sont situés). Entre le conscient et l'inconscient existe le préconscient qui fonctionne toujours en état de sommeil (ou de veille non consciente). Il a comme fonction de classer et de traiter les souvenirs – ce qui peut nous permettre de trouver des solutions à des problèmes non résolus posés dans l'état de veille.

Pour avoir un esprit conscient, on a un ***soi*** en nous-mêmes, ce *soi* qui introduit la perspective *subjective* de l'activité neuronale. Nous sommes complètement conscients qu'à partir du moment où le *soi* vient à l'esprit. En conséquence, la conscience établit une sorte de **carte neuronale** qui lui sert à établir un point de référence, constituant l'état de stabilité nécessaire au maintien de la continuité du *soi* jour après jour. Notre cerveau produit donc un plan de l'intérieur du corps qui lui sert comme base pour tous les autres schémas corporels. Pour fonctionner, notre corps a besoin de quelque chose de stable, quelque chose qui ne change pas trop d'un moment à l'autre, pendant que l'activité neuronale se poursuit. Évidemment, il se trouve que nous n'avons qu'un seul corps, mais quoique notre cerveau soit toujours en fonctionnement, nous conservons toujours l'impression d'être nous-mêmes, à moins évidemment de disfonctionnement de la machine humaine. Remarquons enfin que notre conscience est toujours un peu (quelques mini secondes) en retard sur la réalité qui se déroule devant nous et qui change sans cesse dans notre cerveau. Ce dernier fait souvent des corrections, mais ne s'embarrasse pas trop des détails. En un mot, il se fait *berner* maintes et maintes fois, comme plusieurs expériences concrètes le montrent.

Voilà comment les psychologues cognitifs Stanislas Dehaene, Jean-Pierre Changeux et Lionel Naccache représentent la conscience comme s'il s'agissait d'une sorte de *processeur central* du corps humain nommé **l'espace de travail neuronal global**. Remarquons le modèle de l'ordinateur auquel se réfèrent les cogniticiens pour expliquer le fonctionnement du cerveau humain :

*

« Il existe de nombreux processeurs spécialisés qui traitent les informations sans en référer à la conscience. Ce que nous appelons la *prise de conscience* correspond à l'entrée d'une information dans un système neuronal distinct. *L'espace de travail neuronal* global est un système de neurones denses dans les régions préfrontales et pariétales dont les axones longs diffusent les informations globalement. L'information consciente devient stable et disponible à l'ensemble des processeurs, ce qui permet de l'utiliser avec flexibilité et de les rapporter aux autres. La conscience agit comme un goulot d'étranglement central [53.] »

*

Rappelons enfin qu'il y a un lien étroit et permanent entre le système régulateur du cerveau et le corps en entier. Entre le cortex cérébral et la moelle épinière se trouve le tronc cérébral qui est cette zone où sont localisés tous les instruments de la *régulation vitale* du corps. Dans la partie supérieure du tronc cérébral, quand se produit un dommage majeur, par exemple une attaque d'apoplexie, l'individu entre dans le coma ou dans un état végétatif, état dans lequel l'esprit semble disparaitre et la conscience aussi. Ce qui se passe alors en réalité, c'est la perte du ***fondement même du soi.*** Par contre, si le tronc cérébral est en partie endommagé, le patient risque d'être atteint d'une paralysie plus ou moins totale de la partie inférieure du corps, mais son esprit peut demeurer éveillé. Il peut même être totalement conscient, mais dans l'incapacité presque totale d'agir sur son environnement ; l'individu demeure pour ainsi dire enfermé en lui-même.

Il ne semble pas y avoir d'esprit conscient sans cette interaction entre le cortex et le tronc cérébral. De même qu'il n'y aurait pas d'esprit conscient sans l'interaction entre le tronc cérébral et le corps.

Le syndrome « d'enfermement en soi-même ». – Cette maladie neurologique très rare est la situation horrible d'être en fait emprisonné dans

53 – *L'hypothèse de l'espace de travail neuronal global* : Dehaene et Changeux (1998, 2003, 2005), Dehaene et Naccache (2001). Voir entre autres *: Le code de la conscience*, Stanislas Dehaene, conférence TED Marseille, 29 nov. 2017. Aussi, Sébastien Montel, *Conscience, où es-tu ?* qui parle de l'espace de travail conscient, revue *Le cerveau en 12 questions*, Sciences humaines, janvier 2019. p. 42.

son propre corps sans y avoir accès, *mais avec un esprit fonctionnel.* Ce fut le cas de Jean-Dominique Bauby, le journaliste-directeur de la revue *Elle France*, l'auteur du livre « *le scaphandre et le papillon* ». À la suite d'un accident vasculaire cérébral, il fut plongé dans un long coma. À son réveil, ses médecins découvrent que ses fonctions motrices sont figées et qu'il est entièrement paralysé. Il est victime d'un *locked-in syndrome***.** Seule sa paupière gauche peut encore bouger, ce qui lui a permis de communiquer avec sa thérapeute et d'écrire un livre complet lettre par lettre. Il décéda peu longtemps après la publication de son livre. Le tournage d'un film le montra dans son lit de la chambre 119 de **l'**Hôpital maritime de Berck en Charente maritime (France) [54] où il résida jusqu'à sa mort.

Quelle est la différence entre cerveau et esprit ? – Revenons à la question difficile, peut-être même insoluble du début : qu'est-ce que l'esprit qu'on appelait autrefois l'âme (*anima*), le cœur, la pensée, la conscience. Le mot esprit vient du latin « *spiritus* » (dérivé de *spirare* = souffler) qui signifie souffle, vent. Le neurologue B.M. Boissier [55] rappelle que ce mot vient de la doctrine des alchimistes de la Renaissance et provient d'un savoir oublié du Moyen-Âge. Il désigne la force dynamique qui anime l'homme, sa source vitale, **l'énergie primordiale** qui le fait vivre. L'âme serait donc le réceptacle de *l'énergie primordiale*. La vie aurait émergé de cette énergie qui se serait transformée au contact de la matière. La matière serait donc de l'énergie transformée (théorie des 3 mondes [56]). Selon Boissier, cette théorie aurait intéressé à la fois le psychanalyste Carl Jung et l'astrophysicien Trinh Xuan Thuan avec qui il aurait collaboré pendant 30 ans. Cet astrophysicien, qui par ailleurs était bouddhiste

---

54 – Le Scaphandre et le Papillon est un film franco-américain du réalisateur Julian Schnabel, adapté du livre *Le Scaphandre et le Papillon* de Jean-Dominique Baudry. Un des coups de génie du réalisateur est d'avoir soudé, pour ainsi dire, l'unique oeil de son héros à celui du cinéaste visionnaire. Pendant un long moment, Jean-Dominique Bauby *est* la caméra et se remémore diverses étapes de sa vie, de ses rêves, d'une promenade au bord de la mer, des repas qu'il préparait, du souvenir de la lecture de ses livres, de ses voyages à Hong-Kong, etc.

55 – Bernard-Michel Boissier, conférence sur le cerveau : sur YouTube.

56 – **54** Selon la tradition hermético-kabbalistique de la Renaissance, le nombre tient un rôle primordial dans les rites initiatiques pratiqués depuis toujours sur l'ensemble du globe. On s'aperçoit que les disciplines enseignées lors de cette initiation s'appuient sur la triple nature de l'homme en esprit, âme et corps, ainsi que sur une conception ternaire de l'univers qui donna naissance aux trois sciences secrètes que sont l'astrologie, l'alchimie et la magie. http://www.universalis.fr/encyclopédie1robert-fl.

de par son éducation primaire au Vietnam, prétendait que le jour où l'on découvrirait comment fonctionne le cerveau, on comprendrait comment se comporte l'univers ! D'où la nécessité de faire travailler ensemble les astrophysiciens avec les philosophes de l'esprit (chapitres 1 et 13).

Le robot peut-il se forger une identité de soi ? – Un robot peut-il avoir une représentation de lui-même, une *identité de soi.* Peut-il avoir un Moi qui lui soit propre, peut-il se définir comme *sujet* et *volonté* d'être ? C'est la grande illusion dont se berce les post-humanistes qui travaillent à jumeler un cerveau humain à un ordinateur superpuissant pour en faire un *cybord* et vaincre la mort [57]**.** C'est aussi une source inépuisable des films actuels de science-fiction, avant d'être le contenu de nombreux livres qui alimentent la peur ancestrale avec des personnages comme Prométhée, Frankenstein, Golem, Dracula et de tous ces monstres échappés des mains de l'homme imprudent ou des dieux vengeurs !

Mais alors ce robot devenu humain, d'où lui viendraient un sens moral, une éthique personnelle, cette capacité à **vouloir et à désirer** ? Il est douteux que la vie soit réellement réductible à un flux de données. En particulier, nous ne savons pas pourquoi les flux de données pourraient produire de la conscience et des expériences subjectives. Il est difficile de croire que la formation d'un robot puisse emprunter les mêmes chemins que l'Homme pour devenir intelligente, même si on lui fait ingurgiter des milliards et des milliards de conversations humaines… comme on doit le faire dans le « *deep learning* », la nouvelle façon d'opérer en intelligence artificielle (I.A.). Quelles que soient la longueur et la profondeur de l'apprentissage que l'on fera subir à ce super robot, on ne saura jamais **lui** fabriquer artificiellement une *histoire personnelle et sociale*, on ne pourra jamais le placer dans un environnement *vivant* – et j'ai l'impression qu'il demeurera toujours un vulgaire calculateur… et on n'en fera jamais une personne vivante. Je m'excuse de ce brutal jugement de valeur ! Parler d'humanisation des robots, dans le sens d'autonomisation de ceux-ci, c'est une hyperbole, que dis-je! une hypertrophie de langage, nécessitant le travail de l'imagination – de la science-fiction !

---

57 – Voir le livre de l'auteur : *Promesses et mirages de la civilisation numérique,* Montréal, éditions Liber, (2018).

Chez l'homme, où peut se situer la conscience ? – Là où la machine n'est capable que de logique, elle ne connait pas la fulgurance de l'intuition, de l'acte gratuit. L'homme se caractérise par ce qui le rend unique encore plus que la raison ; l'art, la transcendance, l'intuition, la poésie et la spiritualité en sont les attributs. Le cerveau prend à tout instant des milliers de décisions qui nous paraissent découler d'un raisonnement logique, sans que nous puissions reconnaître la part émotionnelle importante qui est nécessaire à la prise de décision. « La taille du cortex ayant augmenté plus vite que celle de la boite crânienne, il est donc tassé et plissé. C'est grâce à ces deux hémisphères que se développent le langage, la pensée abstraite, l'imagination, la conscience. Le néocortex est souple et a des capacités d'apprentissage quasi infinies. C'est aussi grâce au néocortex que peut se constituer la culture [58]. »

Certains laboratoires de recherches travaillent à coder les milliards de neurones du cerveau, grâce aux techniques d'intelligence artificielle, dans le but est d'arriver un jour à simuler le travail d'un cerveau humain complet. Premier niveau de difficulté : comment peut-on arriver à permettre à une machine de ressentir des sensations et de vivre une expérience intérieure de souffrance, de joie, d'amour, de sympathie, de bonheur qui est le propre de l'esprit humain. N'oublions pas que par exemple, voir n'est pas seulement une expérience d'enregistrement mécanique de données visuelles. C'est plutôt un processus complexe dans lequel je reconnais un objet qui agite en moi des souvenirs agréables ou désagréables. Il me rappelle la rencontre de personnes qui surgissent de la mémoire ou toutes sortes de sensations en provenance de l'environnement sensible qui m'entoure, etc. Chaque neurone a une fonction particulière et agit *au niveau local* ; ce qui est significatif, c'est l'ensemble qui prend sens de toutes ses actions particulières de la vie. Voir, entendre, toucher, sentir, *c'est tout le cortex cérébral qui s'enflamme* et s'active dans une expérience intérieure qui fait appel à toutes les ressources de la perception et de la mémoire de l'individu. On est loin de la captation digitale de données visuelles, auditives, tactiles ou sensorielles, se transformant en une suite de 0 et de 1 du complexe informatique.

58 – Revue Science et Cerveau, cartographie du cerveau, 1er trimestre 2019, dossier : Parcours cérébral, *l'avènement du cerveau*, p. 32.

Donnons comme exemple le fonctionnement d'une ruche ou d'une colonie de fourmis champignonnières qui cultivent des champignons pour leur subsistance. Il existe plusieurs sortes de travailleuses spécialisées, les unes repèrent les feuilles intéressantes et avertissent leurs congénères de la valeur du butin (par des signaux chimiques), certaines coupent les feuilles pour faciliter le transport, d'autres s'affairent au transport, enfin les dernières travaillent à l'intérieur du jardin de champignons, etc. Chaque ouvrière exécute sa tâche *au niveau local,* mais communique par des signaux chimiques avec ses congénères qu'elles enrôlent pour une tâche commune. Aucune toutefois n'appréhende la finalité du travail collectif ; c'est ce que les spécialistes appellent la création d'une ***propriété émergente.***

Que se passe-t-il quand nous nous réveillons et que nous accédons à la pleine conscience ? Les spécialistes ont remarqué qu'en état onirique, quand ceux-ci stimulent une zone spécifique du cerveau, seule la zone touchée s'illumine, tandis que le reste demeure inactif. Au réveil, c'est toute la boite crânienne qui entre en action, l'impulsion se propageant *au niveau global*. La conscience s'éveille et l'on passe d'un état où l'individu ne sent rien à un état d'***expérience globale unifiée***. À l'heure actuelle, l'idée de recréer un cerveau en fonction avec mille milliards de neurones interconnectés relève de la science-fiction la plus pure.

Saura-t-on un jour créer du vivant et de l'intelligible dans une machine, on peut y rêver ! En ce moment un ordinateur, si puissant soit-il, ne fait que manipuler des symboles et suivre des instructions fidèlement ; c'est un calculateur, non une tête pensante et créative. **Deep blue**, le supercalculateur d'IBM, a beau avoir vaincu Garry Kasparov, le meilleur joueur d'échecs en 1997. Il l'a fait parce que trois doctorants de l'Université Carnegie-Mellon lui a mis en mémoire l'ensemble des combinaisons possibles du jeu et les interactions réalisables entre elles. Même aujourd'hui en cette période de résurgence de l'intelligence artificielle et du *deep learning* qui permet en quelque sorte certaines avancées en créant une *learning machine* dont on rêve depuis 50 ans, on est encore très, très loin de connaitre le fonctionnement d'un cerveau humain, malgré l'incroyable ambition de certains trans-humanistes et de plusieurs idéateurs de jeux vidéo.

CHAPITRE QUATRE : LE NON-CONSCIENT DANS LA CONDUITE HUMAINE. LE MYSTÈRE DE LA LIBERTÉ DE L'HOMME

La conscience de soi suppose que l'Homme a le sentiment d'être acteur de sa propre vie et d'habiter son propre corps.

[Damasio]

Notre inconscient travaille à notre insu pour nous aider à déchiffrer le monde. Il anticipe les résultats de nos actions et vérifie si le résultat de nos actions est conforme aux prédictions. Il accélère notre perception et notre cognition [59]. « Freud décrivait l'inconscient par une métaphore : celle d'un cheval fougueux qui emporte son cavalier (la conscience) où bon lui semble, sans lui demandait son avis [60] ». On sait quel rôle a joué le père de la psychanalyse dans la découverte de l'inconscient au 20e siècle et dans l'importance des désirs cachés et de la sexualité dans la conduite humaine. Mais la plupart de ses thèses sur l'importance des pulsions sexuelles et du refoulement sont remises en question aujourd'hui par les neurosciences, au point de créer une véritable controverse en psychologie expérimentale. Ce qui est remis en question, ce n'est pas l'importance de l'inconscient par rapport à la pensée consciente (qui serait encore plus grand, selon certains, que ce qu'avait anticipé Freud), mais ce sont les causes qui expliquent le phé-

---

59 – *Les pouvoirs de l'inconscient*, Revue cerveau et psycho, no° 107, fév 2019, p. 44.

60 – Sébastien Bohler, *Les pouvoirs de l'inconscient*, déjà cité, p 43.

nomène. Selon le professeur de philosophie de l'esprit Peter Carruthers [61] , l'inconscient est en fait le domaine très vaste du processus de traitement de l'information – visuelle, olfactive, sociale, mnésique. Il permet à notre cerveau de traiter en parallèle des milliers de données et de sélectionner les plus appropriées pour proposer des choix possibles à la conduite humaine. Mais parfois il les biaise et il peut même être source d'erreur !

La distinction ancestrale entre l'inconscient pulsionnel et la conscience rationnelle est une idée reçue depuis Freud et même bien avant – il y a dans la pensée païenne et judéo-chrétienne le rôle néfaste des désirs impurs et des pulsions irrépressibles que seule la raison peut parvenir à contrôler. « Lorsque les psychologues essaient de comprendre comment fonctionne notre esprit, ils parviennent souvent à une conclusion surprenante ; nous prenons régulièrement des décisions sans y avoir réfléchi – ou précisément sans y avoir réfléchi *consciemment* [62]». D'où cette expérience troublante : si nous demandons à un patient examiné sous IRM de prendre une décision simple (par exemple, décider de manger une pomme ou une banane), on se rend compte que le choix est fait par le système neuronal quelques mini secondes avant que l'individu n'ait pris sa décision… en toute liberté, il va sans dire !

En un mot, notre conscience n'est souvent pas informée de plusieurs décisions prises par l'ensemble des sous-systèmes du complexe neuronal, qui prennent en charge de traiter ces informations. Dans la majorité des cas, c'est notre préconscient qui gouverne, il est le *génie de l'ombre*. Certains neuropsychologues croient même qu'il n'y a pas de pensée strictement consciente. Expliquons. Selon l'éminent philosophe de l'esprit, Peter Carruthers [63], il existe deux écoles de pensée à ce sujet :

a) Le neuroscientifique Dehaene [64] qui prétend que le cerveau joue le rôle de *table de travail central* ayant accès aux autres fonctions psychiques

---

61 – Carruthers, P. (2017), *The illusion of conscious thought*, in Journal of consciousness studies, v24.

62 – John Bargh, *Cet inconscient qui nous gouverne*, in revue cerveau et psycho, fév. 2019, p. 53.

63 – Carruthers, P. ((2015), *The centered mind : what the science of working memory shows us about the nature of human thought*, Oxford University Press.

64 – Stanislas Dehaene, neuroclinicien, directeur du *Centre NeuroSpin* du Sud de Paris, dans une conférence TED-Marseille : *le code de la conscience* [YouTube]. [supra, p.49]

comme la mémoire de travail, la prise de décision et le langage. En fait, c'est le cortex cérébral qui prend les décisions finales (nous l'avons vu précédemment).

b) La théorie du philosophe Rosenthal de l'Université de New York, qui croit que les états mentaux conscients sont ceux que nous connaissons, auxquels nous avons accès de façon immédiate, sans avoir à les interpréter.

La conduite automatique de nos actions. – 80% de nos actions coutumières sont automatisées et échappent à une prise de conscience, comme par exemple marcher, courir, sauter, faire du vélo, conduire sa voiture, jouer au baseball ou au football, grimper, se faire un petit déjeuner et bien d'autres choses que nous faisons (machinalement) dans la vie courante. Prenons un exemple banal et pourtant d'une complexité remarquable : *marcher,* une opération qui exige de la part du cerveau de très nombreux calculs d'équilibre : déplacements d'une jambe à l'autre, évitements d'obstacle, etc. Réussir ses premiers pas est un exploit pour l'enfant, salué avec enthousiasme par des parents ébahis, parce qu'il a pris plusieurs mois d'entrainement ! Pourtant une fois acquises ces habiletés, nous pouvons marcher des kilomètres en passant en conduite automatique, sans y penser et sans effort. La marche est un savoir-faire ancestral que nous, *Homo Sapiens*, avons mis au point depuis des milliers d'années, c'est-à-dire depuis que notre espèce a acquis la station debout. Rappelons que nous sommes les seuls animaux à véritablement marcher. Pour ce faire, le cerveau acquiert une *routine* qu'il loge quelque part dans sa boite crânienne et qu'il pourra aller rechercher quand bon lui semblera. Ce qui s'inscrit dans le cerveau, on l'appelle *engramme* qui est la trace biologique de la mémoire (que l'IRM peut détecter). Pour faire plus simple, c'est un algorithme [65], une sorte de recette décrivant parfaitement la suite des opérations à effectuer. Le grand avantage de cette manière de faire, c'est que l'utilisation des algorithmes permet de libérer la conscience de

65 – Un *algorithme* est une suite finie et non ambiguë d'opérations ou d'instructions permettant de résoudre une classe de problèmes. Ou pour faire plus simple, c'est la description précise, sous forme de concepts simples, de la manière dont on peut résoudre un problème. Ainsi, une recette de cuisine est un algorithme parce qu'elle permet de réussir un plat quelconque, par exemple un gâteau en donnant la quantité des ingrédients, les opérations à suivre, le temps de cuisson, etc. Nos grand-mères, avec 20 à 30 recettes en tête, savaient très bien nourrir une famille entière…

tout travail de réflexion en ce qui concerne les activités banales et coutumières, d'économiser l'énergie électrique du cerveau et de reposer l'organisme. On peut parcourir des kilomètres sur route sans avoir conscience du chemin suivi, on peut faire son jogging pour se vider la tête de ses problèmes. Prenons d'autres exemples :

*

L'exemple de l'attrapé de la balle au baseball

C'est le cas d'un joueur de baseball qui parcourt le champ extérieur du stade et qui doit attraper une balle frappée avec fracas par un joueur de l'équipe adverse. Sitôt le coup parti, le défenseur du champ arrière part à courir pour attraper la balle en plein vol ; il suit la balle des yeux pour se placer sous la balle quand elle tombera. Remarquons combien de milliers de calculs devra effectuer le cerveau pour que le joueur puisse suivre la trajectoire de la balle, arriver à l'endroit où elle va tomber, l'attraper dans son gant ; si tout se passe avec succès, la balle sera dans le gant du joueur et le frappeur sera retiré. Le cerveau est un *supercalculateur* qui en quelques fractions de seconde, réussit des milliers d'opérations en dépensant l'énergie électrique d'une ampoule de 60 watts ! Si par malheur le défenseur perd la balle de vue, en raison du soleil qui l'aveugle par exemple, il n'a pratiquement pas de chance de réussir son attrapé, puisque le programme sera interrompu.

*

Plus l'algorithme est complexe, plus l'attention doit être mobilisée pour réussir l'opération. Ainsi, si vous interrogez les pilotes d'avion de chasse ou ceux qui sautent en parachute, ils vous diront que leur conscience est alors *au neutre,* tant le programme exige une attention totale à sa réalisation.

Le rôle de la conscience. – Elle est donc centrale dans la conduite humaine, mais seulement pour les plus *hautes fonctions intelligentes* de celle-ci, comme l'indique ce tableau du psychologue cogniticien Dehaene :

« A quoi sert la conscience [66] :

– Notons d'abord que de très nombreuses opérations s'exécutent inconsciemment (automatiquement, dirons-nous); peut-être 80% de l'activité neuronale est inconsciente.

– L'accès à la conscience est lent : au moins 1/3 de seconde, par rapport à la perception, souvent plus,

Qu'elles pourraient être ses fonctions ?

– *Réfléchir posément* : l'information subliminale s'évanouit rapidement, tandis que l'information consciente reste stable aussi longtemps que nécessaire. C'est le sens de l'expression populaire : *je réfléchis*, c'est-à-dire, laissez-moi le temps de me concentrer, selon la formule suivante : *tout bien réfléchi* !

– *Comprimer le plus d'informations* possible ; les réduire à quelques éléments synthétiques qui peuvent être rapportés à d'autres sous centres ou stockés en mémoire,

– *Renvoyer l'information à d'autres processeurs* : le *routeur* cérébral permet de réaliser d'autres opérations en série, comme dans une machine de Turing [c'est-à-dire un ordinateur],

– *Surveiller nos opérations* mentales et repérer des erreurs. »

Mais d'où vient la conscience. — Traditionnellement, le cortex cérébral, surtout le cortex préfrontal dans le lobe frontal, est considéré comme le siège des fonctions mentales supérieures. D'après un modèle du neuroscientifique et psychanalyste Mark Solms, la conscience émerge plutôt d'aires cérébrales situées plus bas, comme le système d'activation réticulaire, et l'aire segmentale ventrale. Les stimuli sensoriels parviennent au cortex via le thalamus. Le cortex cherche constamment des informations et des régularités dans son environnement, mais de façon automatique et non consciente. Le striatum et le

66 – Stanislas Dehaene, neuroclinicien, directeur du *Centre NeuroSpin* du Sud de Paris, dans une conférence TED-Marseille : *le code de la conscience* [YouTube].

précunéus jouent un rôle dans l'orientation et le contrôle involontaire des mouvements. [67]

Selon Timothy Wilson de l'Université de Virginie, « c'est le prix que nous avons à payer pour avoir reçu de l'évolution un préconscient aussi efficace. Si nous devions toujours réfléchir pour être capables de nous faire une image du monde extérieur et pour savoir ce qu'il faut faire, nous aurions disparu depuis longtemps de la planète ! Le pilote automatique dans notre tête fait de nous ce que nous sommes, pas notre conscience [68] ». Contrairement à ce que l'on a pu penser longtemps, l'inconscient travaille dans les zones situées plus bas que le cortex préfrontal, soit dans le système d'activation réticulaire et dans *l'aire segmentale ventrale*. On peut peut-être poser l'hypothèse suivante pour expliquer l'évolution de *l'Homo Sapiens* par rapport à l'homme du Néanderthal et de sa disparition de ce dernier au profit du premier. Pour subsister dans un monde de plus en plus complexe et insécurisant, *l'Homo Sapiens*, à mesure qu'il quittait l'Afrique pour conquérir les immenses territoires indo-européens et asiatiques, a dû passer à la vitesse supérieure et développer son cortex frontal pour faire fonctionner le langage, la créativité, l'imagination, la logique, la mémoire qui sont l'apanage de l'homme intelligent. L'*homo sapiens* a dû apprendre à tuer des animaux beaucoup plus gros et plus habiles que lui pour pouvoir manger de la viande (source de protéines), plutôt que de cueillir des petits fruits…

Et Carruthers de conclure : « Peu importe que l'on privilégie telle ou telle interprétation, nous restons incapables de saisir consciemment nos pensées, souhaits ou jugements. Ils ne sont ni à notre disposition dans notre mémoire de travail, ni directement accessibles à notre conscience. » [69] En conséquence la conscience n'accède qu'au *résultat de la pensée* et non pas à la pensée *en acte*, c'est bien là le **mystère de la conscience**. Même si on ne peut pas dire que toute décision est le fait d'une action de la conscience, l'inverse n'est pas non plus vrai.

---

67 – *L'inconscient; notre génie de l'ombre*, *in* revue *Cerveau et psycho*, fév. 2019, p. 50.

68 – Les pouvoirs de l'inconscient, **in** Revue Cerveaux et psycho, fév. 2019, p. 50.

69 – Carruthers P., interview : *il n'y a de pensée consciente*, in revue Cerveaux et Psycho, fév. 2019, p. 63.

Durant le début du 20e siècle, sous l'influence de *l'école behaviorale* de psychologie de Skinner [70], on a tenté de prouver que le comportement humain est conditionné par les mécanismes de la réponse réflexe à un stimulus donné – peut-être avait-il trop travaillé avec les souris de laboratoire ! Nous serions en quelque sorte des *chiens de Pavlov* qui répondent : 1° à des stimulations de l'environnement, 2° ce qui fait en sorte que l'individu est stimulé et 3° suit alors la réponse de celui qui répond à la stimulation. Nous serions donc aussi peu libres que des rats de laboratoire (dont l'observation a permis de poser cette hypothèse) et nos actions seraient entièrement sous le contrôle de nos sens. Théorie un peu trop simpliste, selon les neuroscientifiques actuels, pour rendre compte de la complexité extraordinaire du processus de prise de décision inconsciente. Celle-ci est dû à un *embrassement* de l'activité cérébrale résultant de la synchronisation de l'activité des neurones de diverses zones du cerveau. « La conscience n'est pas le produit d'une aire précise, mais plutôt le résultat de l'activité des 100 milliards des neurones de l'encéphale. Selon le philosophe Alva Noé, la conscience à la différence de la digestion n'est pas le produit d'un organe, mais plutôt le résultat de l'interaction entre plusieurs cerveaux [71] ». La distinction de Freud entre le Moi, le Ça et le Surmoi ne tient plus la route, car les processus conscients et inconscients sont intimement imbriqués.

La majorité de nos décisions proviennent non pas des centres de traitement supérieurs, mais sont nourries par des structures plus profondes du tronc cérébral. Et alors, quel est donc le rôle précis de la conscience ? Nous l'avons dit plus haut, ces mécanismes de traitements de l'information qui nous viennent du *niveau inférieur* travaillent très rapidement, et peuvent se tromper et *nous tromper.* Le niveau inférieur de la conscience comprend le *thalamus* qui est un relais majeur des informations sensorielles, le *système limbique* qui génère les émotions et les motivations associées aux souvenirs, l'*amygdale* qui est une sorte de sonnette d'alarme qui réagit aux stimuli à forte charge émotion-

70 – Burrhus Frederic Skinner (2004-2090) est un psychologue et penseur américain. Penseur influent du behaviorisme, il a été fortement influencé par les travaux d'Ivan Pavlov et ceux du premier comportementaliste John Watson [wikipédia]. **Skinner** radicalise le behaviorisme : pour lui, tout est apprentissage résulte des conséquences de l'action pour l'organisme (récompense ou punition, par exemple).

71 – Carruthers, P., *Il n'y a pas de pensée consciente*, revue Cerveau et Psycho, no 107, p.64.

nelle, *l'hypophyse* qui produit l'endorphine et déclenche les hormones de stress, stocke et libère l'ocytocine, etc. Le ou les sous-cerveaux sont souvent source d'erreurs, de mauvaises interprétations, de préjugés, de jugements mal établis. Comme nous le disons plus haut (à la suite du cogniticien Dehaene), la conscience qui travaille lentement par rapport au préconscient et réfléchit posément, peut surveiller nos opérations mentales et repérer des erreurs. Prenons un exemple banal : si l'individu pendant sa marche en forêt rencontre un animal sauvage (comme un ours), sa première réaction est de prendre ses jambes à son cou et de déguerpir, ce qui est en soi un mauvais réflexe et une décision regrettable qui peut lui coûter la vie. Dans ce cas, mieux vaut réfléchir (quelques secondes de plus) pour prendre une décision plus réfléchie... comme ne pas bouger ou faire du bruit !

Le paradoxe de la liberté humaine. – Au cours des siècles et depuis Galilée, la science a infligé à l'humanité ce que Freud [72] a appelé « trois blessures narcissiques » : 1° que la terre n'est pas au centre de l'univers, 2° que l'homme est un animal comme les autres et enfin 3° que le « Moi » n'est pas toujours maître chez lui. Aujourd'hui, les neurosciences pourraient bien nous en faire accepter une quatrième : *le libre arbitre est une illusion* ! Ou plus justement le libre arbitre n'est pas ce que l'on pense...

Le défi que pose la recherche neurologique au libre arbitre n'est pas qu'elle prouverait l'existence d'un lien entre le fonctionnement du cerveau et la prise de décision finale, mais que la décision elle-même est souvent *déjà* prise de façon non consciente par notre cerveau, alors que nous croyons exercer notre libre arbitre. Nous prendrions conscience de notre intention d'agir seulement après que le travail n'ait été entièrement effectué par notre *machine neuronale* au sens large. En un mot, selon les expériences faites sur le cerveau, un choix exercé par la conscience (par exemple, je choisis de manger une pomme ou une pêche), serait pris quelques mini secondes ou fractions de secondes par les sous-systèmes neuronaux avant la décision finale qui, selon le sens

72 – Daniel Dennett, *La stratégie de l'interprète* (1987), Paris, Gallimard, 1990 et *La diversité des esprits* (1996), Paris, Hachette, 1998, pour une présentation en français de cette théorie.

commun, a été prise en toute liberté par la conscience ! C'est inquiétant, car nous estimons que prendre une décision librement dépend de la personne, du Moi, de la conscience... En effet, si toutes nos décisions ne sont pas prises consciemment, alors qu'est-ce qui reste comme rôle de la conscience ? Se pourrait-il que ce que nous appelons une décision consciente ne soit au fond que *le résultat d'une chaîne de réactions causales* dans un espace soumis au déterminisme de la machine corporelle [73] ?

En fait, il existe à l'heure actuelle, deux théories de la conscience : 1 ° celle des philosophes de l'esprit qui distingue le proto-soi, le soi central et le soi autobiographique ; 2° la thèse des physicalistes qui, comme Dennett, prétend que nous sommes composés de milliards de petites cellules, sortes de micro-robots intelligents [chapitre premier]. Mais il n'y a pas de *chef d'orchestre* qui dirige et prend toutes les décisions, selon lui. C'est ce qui fait que la conscience se trompe plus d'une fois, qu'elle nous met souvent sur des chemins de traverse. Dennett, en darwinien affirmé, écrit que « l'intentionnalité ne vient pas du haut. Elle s'infiltre du bas, à partir des processus algorithmiques initialement aveugles et sans but et acquiert graduellement de la signification et de l'intelligence au fur et à mesure qu'ils se développent [74] ».

Mais qu'est-ce que la liberté ? Ce n'est pas la faculté de tout faire selon son bon plaisir, comme le réclame l'égoïste, mais plutôt un attribut de l'être humain, issu de sa volonté propre. Il est la condition de droits naturels ou positifs, mais aussi de devoirs et obligations. Avec la possibilité d'action qui s'ouvre à lui, vient aussi la responsabilité de rendre compte de ses propres comportements, de la conduite des per-

---

73 – Ce type d'expériences ont été réalisées, selon toutes les garanties scientifiques, par le professeur Benjamin Libet, de l'Université de Californie dès 1983, qui est pionnier d'une série de travaux qui montrèrent que les personnes deviennent conscientes après que la décision est prise par leur système neuronal ! Ceci montre bien que Dennett a (en partie) raison ! Mais dans le chapitre suivant, nous montrerons que, selon Philippe Guillemant, la physique quantique a une autre façon d'expliquer la place de la liberté en ne la plaçant pas au niveau du cerveau et de l'EGO (qui agit comme un robot), mais dans le **Soi** « le plus pur », comme le dit l'expérienceur Benedict [voir le chapitre 11, le voyage astral et la découverte de la conscience universelle].

74 – Supra, chapitre 11 : le tableau du physicien Guillemant (Figure no 14, tableau Vl. p. 160-161, *La physique de la conscience*, Paris, éd. Guy Trédaniel, 2016.

sonnes qui sont à sa charge (par exemple, ses enfants et sa famille), des choses et les propriétés qui lui appartiennent, des devoirs qu'il a envers les autres et de sa communauté ou de son pays (libertés individuelles et libertés collectives). On dit bien que la liberté des uns s'arrête où commence la liberté des autres. Tout ce que les sens apportent au cortex cérébral n'a pas besoin d'être jugé et évalué au cas par cas par la conscience. Sans cela, comment pourrait-il superviser 100 milliards de neurones qui travaillent sans arrêt. Mais tel un chef d'entreprise, il a pour ainsi dire la responsabilité des conduites qui s'engagent sous lui. Donnons un exemple simple, si un automobiliste grille un feu rouge et est sanctionné par la justice, qui doit-on blâmer : l'œil qui a mal évalué la distance d'arrêt de la voiture, la distraction du chauffeur ou les freins mal entretenus de l'automobile. Non, c'est le propriétaire de la voiture qui en porte la responsabilité. Par ailleurs, le corps est une machine si complexe qu'elle doit être régulée par un ensemble de sous-systèmes capables d'intervenir pour maintenir toujours l'*homéopathie* (l'équilibre) du corps ; sans cela, c'est le malaise, la maladie ou la mort même. Il ne faut pas isoler individuellement chaque sens, organe, substance chimique, neurone, au risque de tout brouiller les interactions entre les divers éléments du système. Dans le cerveau, il faut admirer la *dynamique du réseau* et la *plasticité des systèmes* de la mémoire, des sens, du cerveau lui-même, etc.

Le proto-soi, le soi central et le soi autobiographique. – « Il y a trois niveaux du *soi* à considérer, le proto*soi*, le *soi* central et le *soi* autobiographique [p. 23]. Les deux premiers sont communs à beaucoup d'autres espèces de l'univers ; ils font partie du tronc cérébral et du cortex de ces espèces. Certaines espèces les plus évoluées ont même un *soi* autobiographique en quelque sorte, par exemple les cétacés et les primates ; les chiens aussi dans une certaine mesure en ont un… Le ***soi*** autobiographique est construit sur la base des souvenirs – souvenirs du passé, mais aussi projets que nous développons pour l'avenir ; c'est le passé vécu et le futur anticipé. Le *soi* autobiographique est alimenté par la mémoire de longue durée, le raisonnement, l'imagination, la compassion, la créativité et le langage. De là viennent aussi les *concepts-outils* en provenance de la culture : la religion, la justice, le commerce, l'art, la science, la technologie, la connaissance en général [75] ». Et c'est dans ce milieu que nous

75 – Damasio, Antonio, Conférence TED 2011 : Le désir de comprendre la conscience.

pouvons vraiment trouver – et ceci est la nouveauté – *ce quelque chose qui ne soit pas entièrement fixé par notre biologie.* Ces forces naturelles se développent à travers la culture de chaque individu et dans les sociétés d'êtres humains où se construisent l'organisation sociale, la régulation socioculturelle, l'éthique et les modalités du *vivre ensemble*.

Par ailleurs, les neurosciences s'interrogent sur le **libre arbitre** qui est considéré aussi comme la caractéristique propre à la nature humaine. Sommes-nous vraiment maîtres de nous-mêmes, alors qu'une très grande partie de notre activité cérébrale échappe à notre conscient et sert à diriger notre corps ? Dans notre vie, le conscient est-il maître de quelque chose ? Pourtant, tous ces processus qui passent par le protosoi et le soi central (et qui relèvent plus de l'inconscient que du conscient) ne nous empêchent pas de faire de la philosophie et de la littérature, la spiritualité nous obsède, l'imagination nous possède et nous entraîne loin de la réalité, une certaine transcendance nous interpelle. Nous enterrons religieusement nos morts et l'art pariétal existe dans les cavernes depuis des milliers d'années – tout ce qui n'a pas grand-chose à faire avec le biologique ! *Cogito ergo sum.*

*

C'est pourquoi la science ne pourra jamais prouver sans le moindre doute que la conscience soit juste un produit du cerveau…

*

Pour reprendre la trilogie des ***soi*** de Damasio, le *soi* central est nécessaire pour réguler les activités complexes du corps et assurer une homéopathie (un équilibre) de notre corps ; bon nombre de ses actions sont invisibles pour le moi conscient. Quant au *soi* autobiographique, il est alimenté par la mémoire, l'imagination, la créativité, le langage et la culture. Il est le fruit de l'ensemble des expériences personnelles et collectives de l'individu. C'est dans ce registre que l'homme est capable de s'interroger sur son existence, sa finalité en tant qu'être humain, son origine, le caractère inéluctable de la maladie et de la mort, bref les grandes *interrogations existentielles* qui l'assaillent de temps à autre de sa vie.

En conclusion, le cerveau humain est le chef-d'œuvre le plus complexe de la Nature, avons-nous dit, et ce que l'on trouve de plus mystérieux dans l'univers. Mais n'est-il que le siège de la conscience, sans que l'on puisse dire que celle-ci en soit le produit... Les sciences cognitives sont capables de décrire la *fonction* du cerveau, elles sont impuissantes à expliquer la **nature phénoménologique** des *expériences subjectives* de la conscience. C'est-ce que nous répétons depuis quelques chapitres, n'est-ce pas ?

On voit très bien qu'à travers ce binôme matière/esprit, corps /âme, sensoriel/spirituel s'établit une opposition philosophique entre :

– Ceux qui affirment un matérialisme qui se résume en ceci : *tout est matériel* et le cerveau est le siège de l'activité de l'homme ; le destin de celui-ci est tracé quand le cerveau s'arrête et la vie aussi. C'est le point de vue d'un physicaliste comme Daniel Dennett [chapitre premier] qui croit que l'intelligence humaine s'explique par la combinaison des multiples actes du complexe neuronal, c'est-à-dire du cerveau, et que l'ensemble des décisions prises par l'homme ne découle pas d'un processus intentionnel de la conscience humaine,

– Ceux qui se définissent comme spiritualistes, opinion défendue par le philosophe de l'esprit Carruthers quand il affirme que la conscience n'accède qu'au *résultat* de la pensée et non pas à la pensée *en acte*, ce qui est bien là le *mystère de la conscience*. Être conscient, c'est le résultat d'un *embrasement du cerveau* qui se remarque quand on analyse l'activité neuronale grâce aux techniques d'IRM, au moment où l'individu s'éveille et qu'il est *présent* à lui-même. Selon Damasio, la conscience de soi suppose que l'Homme a le sentiment d'être *acteur* de sa propre vie et d'*habiter* son propre corps. Depuis quand l'*homo sapiens* a-t-il eu la certitude d'avoir une double nature, un corps et une âme ? Il est difficile, sinon impossible de répondre à cette question !

À la mort, nous sommes certains que le corps se désagrège quand le cerveau arrête de fonctionner ; mais que devient l'âme ? N'anticipons rien à ce stade-ci de notre réflexion. Dans l'histoire de l'Univers, l'aventure humaine particulière n'est qu'un épisode parmi d'autres ! Le spirituel reprend-il droit de cité et amorce-t-il une réconciliation entre l'Homme et la Nature ? Depuis la *Révolution de la pensée gréco-romaine*, quelques siècles av. J.-C., qui vit naitre la philosophie, il y eut toujours des mouvements spirituels et ésotériques qui prêchaient de sortir d'une logique technique et matérialiste qui détruit l'Homme et la Nature. Ces philosophies annonçaient la nécessité d'une révolution intérieure et d'une fraternité universelle.

Le plus loin que l'on peut retourner dans l'histoire, il y a toujours eu des courants mystiques exigeant la purification de l'âme et le retour à la vie spirituelle. On peut mentionner chez les pharaons égyptiens la tentative mystique d'Aménophis IV (devenu Akhénaton) et de la reine Néfertiti de convertir son peuple au Dieu unique Amon. Avant et apr. J.-C., rappelons le rôle des pythagoriciens grecs (avec la pratique des Mystères) et les néoplatoniciens du début de l'ère chrétienne. Ils furent suivis par les alchimistes au Moyen-Âge, les Templiers et les francs-maçons dont les Rose-croix sont le chainon manquant. Au 19e siècle, dans la même tradition, pensons aux mouvements ésotériques et romantiques, dont firent partie Goethe et Novalis, qui rêvaient d'une réconciliation de l'homme et de la nature. Au 20e siècle, signalons l'A.M.O.R.C, fondée en 1915 qui se veut un ordre initiatique et mystique qui est a-politique, a-religieux, acceptant les hommes et les femmes [76]. Par la suite, le bouddhisme tibétain du Dalaï-Lama introduisit en Occident la recherche spirituelle de la méditation transcendantale et des enseignements des gourous dont le plus célèbre est sûrement Sogyal Rinpoché (1993), *Le libre tibétain de la vie et de la mort*, éd. La Table Ronde, avec une préface du Dalaï-Lama. Ajoutons du même auteur un livre sur la méditation (*HarperOne,* 13 juillet 1994), également sur Amazon.

---

76 – Voir *Les Rose-croix*, entretien avec Frédéric Lenoir, dans YouTube consulté en novembre 2018.

CHAPITRE CINQ : LA PLASTICITÉ DES SENS EXTERNES ET INTERNES ET L'APPARITION DU LANGAGE

Aristote, 300 ans avant J.-C., a bien identifié le rôle des cinq principaux sens en assimilant l'organe à la fonction : les yeux pour la vue, les oreilles pour l'ouïe, le nez pour l'odorat, la langue pour le goût, la main pour le toucher. Aristote a exposé sa conception des sens dans un livre appelé curieusement ***De l'âme*** (en latin : *De Anima* en grec Περὶ Ψυχῆς / *Peri psychès*), en 2e partie dans la section dite de l'âme sensitive.

« L'âme sensitive est dotée de la capacité de sentir et de percevoir. Tous les animaux possèdent au moins un sens qui est le toucher. Tous les animaux qui ont la capacité de sentir le plaisir et la douleur ont également le désir. L'âme sensitive gouverne les sens (du plus bas au plus haut : le toucher, le goût, l'odorat, l'ouïe, la vue, la perception du plaisir et de la douleur, le désir [77] ».

Pour nous qui rangeons l'âme dans la partie spirituelle de l'être humain et le corps dans sa partie physique, il est étonnant que les sens soient placés dans l'âme. Mais ne confondons rien. L'originalité d'Aristote est de ne pas avoir séparé l'âme du corps, contrairement à son maître Platon qui fait de l'âme et du corps deux entités complètement distinctes, sinon antagonistes. L'âme ne peut pas se détacher du corps,

77 – Aristote (384-322 av J-C) : ***De l'âme*** (latin : De Anima ; grec : Περὶ Ψυχῆς / Peri psychès) est une œuvre majeure du célèbre philosophe grec, à l'origine disciple de Platon à l'Académie, mais dont la philosophie s'éloigna par la suite de la pensée de son maitre.

elle forme un tout avec lui. Certains exégètes ont proposé de remplacer le mot *âme* par *souffle de vie* parce qu'il explicite les principes du vivant, en définissant l'âme « comme ce qui *anime* un corps, au principe de ce qui distingue l'animal du végétal ».

La conception aristotélicienne du corps et de l'âme a alors été adoptée en général en philosophie, puis commentée ou réfutée du Moyen-Âge jusqu'à nos jours. Le traité « de l'âme » apparut comme le premier traité de psychologie portant sur les principes du vivant, son mouvement, sa génération, ses passions, ses dispositions et ses moyens de connaissance. Après avoir écrit le traité sur la physique (*de l'âme*), l'œuvre gigantesque du philosophe se poursuit par celui portant sur la métaphysique qui traite de l'Être, puis celui sur la logique et la syllogistique, enfin les travaux sur l'éthique et la politique.

C'est à partir de l'œuvre de Platon (son maître) que la pensée d'Aristote peut être comprise. Tant en physique (*de l'âme, traité sur les animaux*), en métaphysique, ou en logique, qu'en morale (Éthique à Nicomaque) et en politique ; c'est alors qu'il rompt avec son maître, ouvrant un chantier de réflexion qui aura des échos considérables dans les penseurs médiévaux islamiques (Avicenne, Averroès) ou chrétiens (les Pères de l'Église, saint Thomas d'Aquin). À la séparation tranchée du « monde intelligible » et du « monde sensible » proposée par Platon (symbolisée par l'*Allégorie de la Caverne*, p. 127), Aristote substitue le couple « matière-forme », qui permet de mieux comprendre la réalité. Il fonde la logique en inventant la syllogistique. Ses études réunies sous le nom de « métaphysique » sont orientées selon deux versants : théologique (Dieu, l'âme) et ontologique (l'Être), et ne cesseront d'être interrogées par la pensée scolastique et viendront nourrir la réflexion d'un Heidegger, par exemple. C'est ainsi qu'Aristote charpente pour ainsi dire toute la réflexion philosophique pendant 2000 ans, c'est-à-dire jusqu'à nos jours.

Mais n'existe-t-il que cinq sens ? – Aristote l'a affirmé en associant l'organe à la fonction, celle d'être une interface entre l'environnement extérieur et le corps. Mais il ne fait référence qu'aux *sens externes* qui permettent la perception des choses en établissant le lien avec le monde extérieur. Les sens tiennent informé le cortex cérébral de ce qui se passe autour de lui. Rappelons que notre Moi conscient serait une boite noire totalement aveugle, sourde, insensible et étrangère au monde extérieur, s'il n'était pas alimenté constamment par des informations en provenance de nos sens. Tout ce que nous connaissons du monde extérieur est une *copie chimio-électrique* de la réalité [voir le chapitre 13 : *la conscience vue en termes quantiques*]. En conséquence, depuis les progrès de l'anatomie, il faut rajouter aux cinq sens dédiés à l'environnement *externe* du corps cinq autres sens que l'on qualifierait de *sens internes* qui renseignent le corps des changements qui indiquent son état physique : le sens de l'équilibre, la perception de la température (interne et externe), la conscience de la douleur, la sensation de faim ou de satiété et, enfin, la proprioception, cette faculté de savoir plus ou moins consciemment dans quelle position sont les diverses parties du corps. Leur rôle est d'aider à maintenir l'*homéostasie* (l'équilibre) du corps, grâce aux diverses glandes régulatrices disposées en relation avec le cortex.

On peut aller encore plus loin dans le décompte des sens qui peuvent exister chez d'autres êtres de la Création, comme 1° l'électro-perception (capacité à détecter les champs électriques, sens qui existe chez les poissons), 2° la magnéto-perception (capacité de détecter les variations du champ magnétique, qui permettent aux oiseaux, aux abeilles et à certains cétacés de se diriger dans leurs pérégrinations), 3° l'écholocalisation (la perception de la localisation d'obstacles à l'aide de l'ouïe, par l'analyse de la réflexion (ou échos) d'ondes sonores ou ultrasonores émises par le sujet, présent chez la chauve-souris). Il existe encore d'autres moyens de communication chez d'autres êtres non humains ; ainsi, on peut remarquer que les abeilles et les fournis se touchent en se rencontrant, car elles ont des antennes tactiles qui peuvent échanger des messages olfactifs. Les chiens ont le sens de l'odorat 40 fois plus développé que l'homme, les hiboux localisent leur proie à des distances incomparables, les tigres atteignent des vitesses de course plusieurs fois plus grandes que l'homme, mais dans un temps très court. En général, les animaux réalisent des prouesses en développant un seul sens spécialisé pour un but précis (attraper une proie, échapper à un prédateur ou se nourrir) et sur une courte période. L'*homo sapiens* est moins performant, mais plus *polyvalent,* il peut marcher, courir, sauter, grimper, chasser et en s'entraînant de diverses façons, réaliser des performances sportives remarquables à première vue, surtout pour les Jeux olympiques !

Certains aveugles peuvent se déplacer par écholocalisation ; ils utilisent cette faculté pour marcher sur un parcours bourré d'obstacles en captant le retour des sons que fait leur canne au sol. Certains animaux comme les oiseaux de proie développent leurs capacités ophtalmiques bien au-delà de la normale. Ce qui prouve que nous, Hommes, ne sommes pas tous égaux en ce qui concerne notre présence au Monde. Chaque espèce vit dans un *univers mental* qui lui est propre et reçoit les *qualia* [78] qui conviennent à sa nature. Chaque être possède une *conscience* qui lui est propre, pourrait-on dire, chaque être vit subjectivement sa propre histoire. Qu'est-ce que vivre comme un chien, une chauve-souris ou une girafe, c'est voir le monde différemment de nous humain !

Sans tomber dans l'anthropomorphisme un peu naïf, il y a lieu de ne pas considérer les animaux qui nous entourent comme de « sales bêtes insensibles et idiotes » dont on peut abuser à notre guise. Elles ont une sensibilité et une intelligence qui leur sont propres en tant que vivants plus ou moins évolués, du singe à l'amibe. La force de l'*Homo Sapiens* est d'avoir appris, autour du néolithique et pendant la révolution agraire, à domestiquer les animaux (chien, chat, vache, poule, cheval, chameau, éléphant, etc.) et à cultiver les plantes et les arbres, c'est-à-dire pour les faire servir à ses fins propres. Mais encore faudra-t-il que l'homme d'aujourd'hui puisse acquérir la sagesse de ne pas perturber sévèrement l'équilibre de la Nature tout entière. Nous en sommes là, au bord du précipice, où la folie et la voracité de l'homme peuvent l'amener à sa propre perte. L'homme peut disparaître de la surface de la Terre, comme les dinosaures ou les dodos (de l'île Maurice, il y a deux siècles), sans que la nature n'en soit bouleversée. Mais si

78 – Voir la définition des *qualia* au chapitre 2, p. 39. Nous avons parlé dans ce chapitre « du film intérieur de la conscience », Ne peut-on parler de la même chose chez les animaux, du moins ceux qui sont proches de nous, comme les singes supérieurs qui rient, rêvent, élèvent leurs enfants, ont des comportements sociaux, etc.

l'humanité devient totalement *végane*, elle condamne les vaches, les poules et les porcs à devenir des animaux de cirque !

La plasticité des sens. – De même que nous pouvons parler de *plasticité cérébrale* pour décrire les mécanismes par lesquels le cerveau est capable de se modifier lors des processus de neurogenèse dès la phase embryonnaire ou lors d'apprentissages, de même nous pouvons observer une *malléabilité* semblable en ce qui concerne nos sens au moment où ils naissent et se développent. Quand un sens devient déficient en raison d'un accident ou d'une maladie, sa fonction peut être prise en charge par un autre sans trop d'inconvénients. Nos sens sont à l'affût de tout et l'ensemble apporte 11 millions d'informations par seconde au cortex cérébral pour construire la perception de notre monde. Pourtant, plusieurs de nos sens ne sont pas développés à leur maximum, loin de là, si on se compare à plusieurs animaux de la Création. Cependant, par l'entrainement et l'exercice, plusieurs athlètes peuvent réaliser des performances loin de ce que savent faire les animaux ; les Jeux olympiques ou les concours d'excellence le prouvent amplement.

Un étonnant phénomène de perception, la **synesthésie** ou la perception simultanée, s'explique par le fait que dans certaines circonstances et chez certains individus (les poètes et les artistes entre autres), les sensations en provenance de divers sens peuvent se chevaucher. 4% des humains sont synesthètes. Quand nous parlons, nous associons souvent un sens avec un autre : ne dit-on pas une couleur criarde, une colère noire ou une lumière froide ! Les aveugles peuvent se diriger au son, car dans le cortex des non-voyants, la place de l'ouïe s'agrandit considérablement ; c'est alors qu'une grande quantité de neurones du complexe visuel permutent de fonctions. Le roman *Le parfum* [79] a montré, sous le mode de l'imaginaire, comment on peut littéralement se voir captiver jusqu'à la folie meurtrière par le monde les odeurs, tant l'atmosphère est chargée d'effluves. Chaque chose et chaque être ont leur signature olfactive et tous les individus ne les perçoivent pas de la même façon ! Nous avons 400 récepteurs olfactifs dont 30% sont différents d'un individu à l'autre. Au bout des doigts, nous sommes

79 – David Süskind (*Le parfum*, éditions Livre de Poche) et film *Le parfum: histoire d'un meurtrier.*

capables de distinguer 200 textures différentes. En principe il n'y a que cinq saveurs principales ; avec l'aide du nez et du cortex, nous pouvons distinguer des milliers de nuances différentes. Mais la perception de la langue ne serait pas ce qu'elle est sans le nez qui saisit les effluves volatiles qui s'échappent des aliments ou la couleur qui attire l'œil. On n'a qu'à observer comment les œnologues s'y prennent pour qualifier un vin, en utilisant un vocabulaire pour le moins sophistiqué, sinon ampoulé…

Le toucher et la peau

Aristote avait bien défini le toucher comme un sens, mais il le considérait « comme le plus bas », c'est-à-dire comme le moins intéressant. Or, c'était oublier le rôle de la *peau*, qui fait partie du sens du toucher et qui recouvre tout le corps. Elle est le sens le plus fondamental parce qu'il protège les autres organes des infections, des blessures et des rayons solaires nocifs. Sans elle, le corps serait soumis à toutes les attaques de l'environnement, car la peau fonctionne comme un système d'alarme naturel et constitue une barrière de protection. Le sens du toucher est composé de nombreux récepteurs et corpuscules (3 millions) situés sous la peau composant trois parties : l'épiderme, le *derme* (la partie composée de glandes, de cellules immunitaires et de fibres protéiques) et *l'hypoderme* qui constitue un coussin graisseux donnant de la souplesse à la peau.

Chaque élément a une tâche particulière et répond au contrôle de la chaleur, du froid, de la pression ou de la douleur [80]. Le toucher est probablement le sens le plus indispensable à la survie de l'être humain. On meurt quand une trop grande surface de la peau est brûlée au troisième degré. La peau est le plus gros organe du corps (elle représente 16 % de son poids total et elle pèse 4 kilos). Elle est plus qu'une simple enveloppe charnelle, car elle protège le corps des excès de température, des rayons

80 – On pensait jusqu'ici que la capacité à ressentir la douleur était réservée aux cellules nociceptrices de la peau dépourvue de myéline. Des chercheurs affirment aujourd'hui avoir identifié tout un réseau de cellules gliales sous-cutanées d'un nouveau type et pouvant répondre à des stimuli douloureux. Certains pensent qu'elles formeraient un réseau de mailles dans la couche sous-cutanée supérieure de la peau que l'on appellerait *interstitium* [article de la revue *Science* : information du 19/08/20219]. Le prix Nobel 2021 a été décerné à deux chercheurs qui ont identifié des récepteurs dédiés à la douleur, découvertes importantes pour localiser des maux qui n'ont pas de lieux propres dans le corps.

du soleil, des blessures et des infections. Elle évacue les déchets du corps par la sueur et empêche aussi la déshydratation.

Le toucher est un organe d'une extrême sensibilité quand il vient en contact avec une autre peau. Le sens tactile est le premier à se développer chez l'enfant. Dès le deuxième mois de grossesse, le bébé éprouve ses premières sensations. Quand il se déplace dans le liquide amniotique, il ressent des effleurements et des caresses quand il bouge. Et il bouge de plus en plus en se développant, il se tourne et se retourne ; il en vient d'ailleurs à donner des coups de pied à la mère, car à mesure qu'il grossit, la place vient à manquer… La naissance est sûrement un moment traumatisant. N'oublions pas que nous naissons nus et sans fourrure de protection. Quand nous sommes expulsés du cocon maternel dans lequel nous baignions depuis neuf mois dans le liquide amniotique, l'enfant est à la recherche d'une aire de protection : les bras de la mère, le berceau, plus tard la caverne préhistorique, la maison familiale [qui permet le confort grâce au *cocooning*], le vêtement chaud l'hiver, la voiture… La psychologie a toujours prétendu que l'expulsion du corps de la mère était une expérience traumatisante pour le bébé, amplifiée par le cri de l'enfant qui est en fait le gonflement de ses poumons – certains parlent du *cri primal*. En toute hypothèse, après l'expulsion de l'enfant, on place en général le nouveau-né sur le ventre de la mère, peau contre peau. L'enfant rencontre alors l'Autre bienveillant, mais il expérimente aussi pour la première fois la vulnérabilité de sa condition terrestre devant ce monde étranger qui peut être hostile.

Les premiers contacts avec la mère créent chez lui un *sentiment d'intimité* dont il se souviendra toute sa vie. Le sens du toucher procure des sensations intimes, mais très tôt le contact avec la peau joue un grand rôle dans la tendresse, dans l'affection et dans l'amitié avec l'Autre. Dans l'expérience de la sexualité humaine, le rôle du contact charnel (peau contre peau) est fondamental quand la chose se déroule comme prévu ! Bien avant de communiquer par d'autres sens (par la vue ou l'ouïe, des sens *intellectuels*), nous touchons et nous sommes touchés (dans les deux sens) par l'Autre. Au début de la vie, les sens les plus importants sont donc le toucher (le contact avec la peau) et l'odorat dont nous imprègnent nos premiers soignants – et peut-être aussi le goût étant donné le rôle de la bouche dans les nombreux échanges buccaux entre l'enfant et les parents. Et cela, bien avant que se mette en marche l'arrivée des sens plus complexes comme la vue et/ou l'ouïe qui scrute le monde à distance.

Il existe bien trois sens dont on oublie l'importance dans la découverte du monde par l'enfant, le toucher, l'odorat et le goût, nos sens premiers. On peut se fermer les yeux pour expérimenter la cécité ou se boucher les oreilles quand on veut savoir ce qu'est la surdité, mais on ne peut arrêter le travail de la peau qui demeure toujours active à l'éveil comme pendant le sommeil. Depuis le premier moment de notre existence, nous développons un langage du corps dont nous demeurons toujours redevables dans nos rapports avec l'Autre. Les psychologues nous disent que les premières impressions à la rencontre d'une personne sont dictées par le langage non verbal que dégage le nouveau venu. Le baiser, même le baiser de salutation qui est une formule de convention, est une réminiscence de ce désir de contact charnel avec l'Autre.

Mais aujourd'hui les humains se touchent de moins en moins, pour des raisons liées à l'hygiène (la transmission des microbes) ou en raison des conventions socioculturelles. Par exemple, le refus des rapports avec les femmes autres que la sienne en raison d'un rapport de propriété (de l'homme sur la femme) : c'est culturel chez les musulmans ou la séparation hommes/femmes hors mariage chez les chrétiens. Dans notre environnement aseptisé, nous vivons maintenant dans notre bulle numérique, *scotchés* à notre téléphone mobile, à notre ordi ou à notre télé, en un mot dans le monde virtuel bâti artificiellement à coup de bits. En un mot, nous manquons cruellement de contacts charnels. [81] Il faut cependant dire que la zone d'intimité du contact entre les humains (c'est-à-dire notre *bulle d'intimité*, soit la distance dite « *acceptable* » entre deux êtres qui se rencontrent) varie beaucoup selon les époques et les civilisations. Les

81 – "Les chercheurs américains ont découvert que lorsqu'une personne est touchée, le nombre d'hémoglobine dans le sang augmente de façon significative" selon Helen Colton, auteur de "*The joy of touching*". L'hémoglobine est une partie du sang qui transporte des éléments vitaux d'oxygène à tous les organes du corps, incluant le coeur et le cerveau. Une augmentation d'hémoglobine règle tout le corps, aide à prévenir les maladies et en accélère le rétablissement. Mes 15 années de recherches, dit-elle, m'ont convaincu que faire des accolades régulièrement peut actuellement prolonger la vie en guérissant la vilaine dépression et stimuler un vouloir plus fort de vivre » [Adapté d'une publication du central Médical UCLA, janvier 1981, par Pat Carson].

Nord-américains se donnent pudiquement la main, tandis que les Français s'embrassent 1-2-3-4 fois quand ils se rencontrent, les Arabes se parlent à moins de 50 cm l'un de l'autre et les Asiatiques se saluent avec respect, mais à bonne distance de leurs interlocuteurs.

Heureusement de temps à temps, nous éclatons littéralement et nous nous réfugions dans les bras de l'Autre, ami, parent ou bon samaritain pour faire face à une grande douleur (le décès subit d'un ami proche, un attentat ou une hécatombe suite à une catastrophe naturelle ou à un accident gigantesque). Le *péché de la chair* fut combattu sévèrement dans presque toutes les religions. Pourtant, le contact charnel avec l'Autre crée un grand soulagement à notre existence parfois isolée et procure un état d'apaisement fusionnel entre deux êtres qui s'aiment et se comprennent, sans qu'on ait besoin de l'exprimer verbalement. En fin de vie, les mourants ont besoin qu'on les touche comme s'il fallait qu'on les rassure avant le long voyage.

Le goût et l'odorat

Intimement lié à l'odorat avec lequel il travaille en collaboration étroite [82], le goût est le sens qui nous permet de reconnaître cinq saveurs principales : le sucré et le salé, l'acide et l'amer et la toute dernière découverte l'Umami [83], autrement dit toute la gamme des saveurs de ce que nous mangeons et buvons. Le goût vient du contact de la langue avec les aliments. C'est la langue et ses milliers de papilles gustatives qui est l'organe du goût. Par ailleurs, on remarque qu'il existe peu de recherches scientifiques sur le goût ou l'odorat, par opposition à celles effectuées sur la vue ou l'ouïe. Voir un médecin pour la perte du goût ou de l'odorat – comme au temps de l'épidémie de la *Covid* – est accueilli souvent par un haussement d'épaules ou la prescription d'une aspirine ! Il y a peu de recherche sur ce sens, considérée comme peu

82 – Il suffit de se boucher le nez pour se rendre compte que ce que nous mangeons n'a plus de goût. Lorsque nous sommes enrhumés, rien ne « goûte » vraiment !

83 – **L'umami** (en japonais; goût délicieux) est la cinquième saveur détectée par la langue. Nouvellement découvert en Occident, l'umami définit en fait une sensation, celle d'un goût plaisant, agréable en bouche. Ce goût particulier proviendrait du glutamate, un type d'acide aminé, et des nucléotides, qu'on retrouve dans plusieurs types d'aliments telles que la viande, les poissons, les légumes et les produits laitiers.

importante. Attraper la Covid signifie souvent la perte du goût, mais cela n'est pas définitif.

Le nez, une fenêtre ouverte sur le cerveau. – Le cerveau est sans doute l'organe le mieux protégé du corps, à la fois par une carapace osseuse et par de nombreuses barrières biologiques. Mais, dans le nez existe un tissu neuronal accessible de l'extérieur, soit la muqueuse olfactive, située tout en haut de la cavité nasale, entre les deux yeux. Cette muqueuse permet d'accéder directement au cerveau au travers de l'os très mince qui sépare la cavité nasale de la boîte crânienne. C'est un des seuls tissus nerveux capables de se régénérer chez l'homme adulte. L'olfaction est un des premiers sens affectés par les maladies neurodégénératives (l'Alzheimer et le Parkinson, par exemple) dont l'accessibilité à la muqueuse faciliterait le diagnostic. La minceur de l'os permet le passage de certains médicaments (y compris les nouveaux *nano-médicaments*) depuis le nez vers le cerveau [84]. Ce tissu est le siège de l'expression des récepteurs olfactifs qui reçoivent les molécules odorantes. Or, les gènes impliqués dans l'odorat forment la plus grande famille de gènes chez les mammifères (1300 gènes chez la souris ou chez le chien, 22500 gènes que compte le génome des mammifères) ; c'est dire toute leur importance pour la survie des individus et des espèces – sauf pour l'homme. De plus, le trajet nerveux suivi par le message olfactif dans le cerveau passe d'abord par les zones de traitement émotionnel (l'amygdale) et les territoires impliqués dans la mémoire avant d'atteindre les lieux de la conscience, à savoir le cortex orbito-frontal (derrière le front, au niveau des yeux).

*

La division du cerveau

À l'avant, le cortex frontal où s'effectue les opérations complexes des actions planifiées, de la pensée réfléchie, de la régulation des émo-

84 – On sait qu'un léger massage de cette muqueuse fait grand bien pour enlever un mal de tête !

tions, des actions morales et de l'imagination, de l'anticipation et la planification de la mémoire de travail. Le cortex est la partie du cerveau la dernière à s'être développée, lors de la *révolution cognitive* de l'Homo sapiens [voir p. 72] qui s'effectua entre 70 000 à 40 000 ans a. J.C., selon le dire des anthropologues. On dit généralement que c'est le siège de *l'intelligence humaine* – et de celui de certains mammifères comme les singes supérieurs, des chiens et de plusieurs animaux domestiqués, peut-être aussi de certains cétacés, croit-on.

Suit dans l'ordre le siège du goût, ensuite du toucher et d'une zone importante pour l'association des sens. Enfin à l'arrière, la zone de la vue.

En bas, suivant le lobe frontal, l'odorat et l'ouie.

Enfin, tout en bas, se trouve le cervelet qui joue le rôle du contrôle moteur, du maintien de l'équilibre, du contrôle du tonus musculaire. Le cerveau est enfin connecté à la moelle épinière qui dirige les opérations de locomotion et des organes du fonctionnement du corps.

Voilà une description schématique des principaux organes du corps humain.

*

L'aromathérapie propose d'apporter du bien-être par les odeurs, et même de contribuer au retour à la communication chez des malades aphasiques. Elles en font également la cible des tendances récentes du *neuro-marketing* olfactif, où l'usage des parfums est censé influer le comportement du consommateur dans les magasins ou les maisons. Il est aussi énormément utilisé pour combattre les odeurs domestiques, à notre époque où l'on sent tellement le besoin d'aseptiser l'environnement dans lequel on vit. Au 17e siècle, à l'époque où l'on considérait que les eaux étaient le plus souvent contaminées, on se lavait très peu avec de l'eau. On raconte qu'à Versailles où vivaient plus d'un millier de personnes, il n'y avait qu'un seul bain, dit-on. De toute façon, on craignait l'eau qui était souvent de mauvaise qualité ; on faisait plutôt confiance à la fumigation pour désinfecter ! Louis XIV, le Roi Soleil, dégageait de telles odeurs qu'on prenait la précaution d'ouvrir les fenêtres à son arrivée dans une pièce. Devant le peu d'hygiène, on avait intérêt à porter perruques et larges robes et à utiliser parfums et maquillages pour masquer les odeurs nauséabondes ! Pour contrer les infections et les épidémies, on a eu recours à la *fumigation* de plantes odoriférantes ou de produits chimiques pour la désinfection, la désodorisation et la purification religieuse ou morale. C'est une très vieille pratique qui relève des temps anciens et dans de très nombreuses civilisations (bouddhisme, monde sud-américain, indiens d'Amérique, etc.).

On a même réussi à inventer une langue artificielle capable de goûter du whisky. Pourtant, c'est bien une tâche (agréable par ailleurs) que l'on pensait réservée aux humains ! Une langue artificielle mise au point par des chercheurs de l'université de Glasgow a en effet été capable de distinguer, avec une précision supérieure à 99,7 %, la différence entre trois whiskies. Mais, il lui faut deux millions de plaquettes d'or et d'aluminium pour jouer le rôle de papilles gustatives et les résultats sont mesurés avec une détection par l'optique grâce à la « résonance des plasmons de surface ». Mais à quoi cela sert-il ? Si vous êtes connaisseur, c'est toujours plus simple de prendre une bonne petite gorgée de whisky ! La technique pourrait cependant être utile pour le contrôle de qualité des bouteilles vendues en magasin…

Les yeux et la vue

À l'opposé du toucher qui est le sens non verbal par excellence, l'œil est l'organe le plus intellectuel, car il nécessite une grande partie de l'espace et de l'activité du cortex cérébral. La perception visuelle nécessite l'intervention de zones spécialisées du cerveau (le cortex visuel) qui analysent et synthétisent les informations collectées en matière de forme, de couleur, de texture, de relief, etc. La vue est le sens qui apporte le plus d'informations à l'individu ; elle est à l'origine d'environ 80 pour cent de toutes les perceptions sensorielles. L'œil est capable de percevoir jusqu'à 10 millions d'informations et de les transmettre au cerveau en une seconde. C'est pourquoi perdre la vue est une telle catastrophe pour l'homme ; heureusement étant donné la plasticité des sens, plusieurs sens peuvent permettre à l'individu de suppléer, au moins en partie, à l'absence ou à une diminution importante du sens visuel. Cependant, la *lunette de vue* pour corriger les défauts de l'œil a été inventée depuis plus d'un millénaire. La mise au point de l'imprimerie et la pratique de la lecture dans les monastères donnèrent lieu à la création d'une guilde de fabricants de lunettes en Angleterre dès 1629 qui prirent en charge la fabrication des lunettes pour le plus grand nombre. Les premières lunettes bifocales furent fabriquées pour Benjamin Franklin, à sa demande, vers 1760. Pour voir loin et très loin, on inventa le télescope et pour étudier l'infiniment petit, on mit au point le microscope. C'est à partir du 18e siècle que les médecins purent pratiquer avec succès les opérations sur l'œil même, pour prendre en charge les problèmes posés par la cataracte, la myopie, le glaucome, etc.

Pour survivre, l'homme a dû développer son cerveau. – On distingue plus d'une vingtaine d'aires visuelles dans le cortex des primates (l'homme y compris) sur la base de leurs connexions, de leur topographie visuelle et de leurs propriétés fonctionnelles. La perception visuelle est ce qui décrit le mieux l'environnement qui entoure l'individu et lui donne à voir ce qu'il a besoin de savoir pour s'alimenter, se reproduire, se protéger, déguerpir en cas d'attaque, etc. Par rapport à d'autres primates qui ont des sens plus spécialisés et mieux adaptés à certaines fonctions (la chasse, la fuite, etc.), l'H. a pourtant une vue relativement faible. Environ la moitié du néocortex des primates est couverte par des aires visuelles ; chez l'homme, on estime qu'elles représentent 20 à 25 % du cortex, où opèrent environ cinq milliards de neurones. L'être humain a donc dû rapidement développer son intelligence s'il voulait survivre dans ce monde hostile. En l'absence de force, de rapidité de déplacement et d'acuité visuelle suffisante, *Homo sapiens* a déployé ruse, stratagème et intelligence pour assurer sa survie dans un monde où pullulent des animaux plus gros, plus forts ou plus agiles que lui.

L'œil est une merveille de la nature composée de matériel et de logiciel de haute précision, pour reprendre une analogie empruntée au langage informatique. L'œil peut reconnaître les objets, détecter de petites différences de luminosité et s'adapter en conséquence, différencier des milliers de couleurs et de nuances, restituer des détails subtils, identifier des formes, etc. Non seulement il peut reconnaître des milliers de visages humains, mais il peut aussi différencier une grande variété d'expressions.

Reconnaissance du visage humain. [85.] – L'analyse visuelle et la confrontation avec les visages mémorisés sont essentiellement l'œuvre du cerveau droit, tandis que la mémorisation des informations biographiques et le rappel de ces informations est ceux du cerveau gauche. Mais de là à croire que la division entre cerveau gauche et cerveau droit détermine le sexe ou le caractère de la personne, est de l'ordre de la légende.

Dès le premier mois de vie, le nouveau-né discrimine le visage de sa mère de celui des autres personnes. À la naissance, le visage de celle-ci prend une valeur toute particulière : des nouveau-nés de quelques minutes orientent plus volontiers leur regard vers le visage maternel que vers toute autre configuration comportant les mêmes traits arrangés autrement. Comment reconnaitre des centaines de visages à la fois similaires et différents ? Dans le cerveau droit, des réseaux de neurones spécialisés assurent plutôt l'analyse visuelle ; dans le cerveau gauche, l'analyse sémantique, c'est-à-dire la restitution des données biographiques et des noms. Un certain nombre de régions sont particulièrement impliquées dans la perception des visages, c'est le cas notamment de l'aire fusiforme des visages (*fusiform face area*, FFA) qui constitue une partie du *gyrus fusiforme*. On sait par ailleurs que les autistes ne regardent pas les personnes dans les yeux. Une déficience du FFA permettrait-il de diagnostiquer très tôt la présence de la maladie chez l'enfant ? C'est dire que le cerveau humain est imbattable pour reconnaître les visages. Une particularité avec laquelle ne peuvent rivaliser ni les autres espèces ni les ordinateurs, et qui apparaît dès les premiers mois de la vie.

Une femme qui peut voir 100 milliards de couleurs différentes. – L'œil humain est rempli de millions de cellules en forme de cône qui permettent de percevoir les couleurs. Pour ceux qui ont une vision normale, trois types de cônes permettent de voir environ un million de couleurs distinctes. Certaines espèces animales, y compris certains

85 – Patrick Verstichel|, *Pour la science n° 288*, 28/01/2015.

oiseaux, insectes, poissons et reptiles, ont une quatrième classe de photorécepteurs dans la rétine qui étendent leur perception des couleurs sur une gamme beaucoup plus large. Un individu normal peut percevoir un million de couleurs différentes ; les « *tétrachromanes* » en discernent 100 millions ! Certaines personnes connaissent cette variante génétique comme Concetta Antico, une artiste australienne que l'on surnomme « la femme-spectre », qui a été diagnostiquée comme telle en 2012. On ne se surprendra pas que madame Antico, qui vit maintenant en Californie, peigne à la manière des impressionnistes ! Plutôt que de créer des œuvres d'art réalistes, l'impressionnisme lui donne la liberté d'ajouter une multitude de touches de couleur dans ses compositions. Même si un objet est monochromatique pour nous, elle prétend voir dans les choses une gamme d'autres couleurs existantes comme dans une mosaïque. Les gènes responsables de cette condition sont situés sur le chromosome X. Il est nécessaire de posséder ces gènes en double pour que ce type de caractéristiques apparaissent. C'est ainsi que l'on présuppose que, parce que les hommes n'ont qu'un seul chromosome X, seules les femmes sont capables d'être *tétrachromanes*. D'un autre côté, c'est aussi pourquoi les hommes sont susceptibles d'être daltoniens plus que les femmes.

L'œil bionique. – La technologie pourra-t-elle redonner la vue ou améliorer la vision des aveugles ? Il semble que les laboratoires font de grands progrès dans le domaine. On a réussi à remplacer les cellules endommagées de la rétine en insérant un implant rétinien, qui est une micropuce composée de 60 électrodes que l'on place à l'arrière de l'œil contre la rétine près du nerf optique. De plus, on peut installer une mini caméra entre les verres d'une lunette qui filme ce que l'œil devrait voir. Le flux vidéo est transmis à un processeur informatique que l'on porte à la ceinture et qui a comme rôle de transformer les images en influx nerveux, lequel influx se rend à la mini puce à l'intérieur de l'œil ; cela constitue donc une transmission vidéo en temps réel. Étant donné la plasticité de l'œil, le cerveau interprète les données comme si c'était les données réelles des objets captées par l'œil. Au stade expérimental, le processus est un peu primitif, mais on pourrait implanter une puce de 3600 électrodes. Le patient verrait d'abord la lumière, puis de plus en plus de détails ; il serait capable d'interpréter les impulsions électriques comme de véritables images de la réalité. Avec les progrès des lunettes en réalité virtuelle et grâce à l'intelligence artificielle, on prétend arriver bientôt à ce que les aveugles puissent voir avec les yeux d'un autre ou voir des scènes provenant de systèmes opérant à distance, peut-être même se brancher à l'appareil de télévision, qui sait ? L'avenir nous réserve de belles surprises, si on réussit à fabriquer des interfaces capables de traduire le réel en impulsions électroniques lisibles par le cerveau.

L'ouïe et l'oreille

L'ouïe est la capacité de percevoir des sons. Elle est essentielle à la communication par le langage articulé, caractéristique unique de *l'homo sapiens*. Pour parler, l'homme a dû évoluer en plusieurs directions. La paléoanthropologie confirme ce lien entre la station debout et les processus d'hominisation : prééminence de la vision et de la perception à distance sur l'odorat ou l'ouïe, libération de la face permettant langage et expression du visage, libération de la main permettant la gestuelle technique, guerrière, érotique, artistique, relation frontale définissant l'intersubjectivité, etc. Chez l'animal, l'ouïe sert en très grande partie à repérer la nourriture et à se protéger des prédateurs à l'affût. Chez l'homme, l'oreille a perdu beaucoup d'acuité et s'est spécialisée à distinguer finement les divers sons et intonations nécessaires à la compréhension des langues, de la musique ou simplement du chant des oiseaux... Chez les musiciens, les chanteurs et chanteuses [et les ajusteurs d'instruments de musique], il existe des individus qui ont l'ouïe parfaite (ex. Mozart, Céline Dion, etc.,).

Le big bang culturel du paléolithique supérieur. – L'origine du langage est identifiée à l'origine à la culture. C'est un produit social et collectif dont l'origine est dans la société et non dans le cerveau individuel (où on ne peut trouver au mieux que des conditions biologiques et psychologiques d'existence et non une cause première). Le langage serait le vecteur de la pensée symbolique. On peut aussi l'appeler *l'événement Sapiens* et qui est certainement la cause principale de la victoire de *l'homo sapiens* sur les multiples préhumains qui l'ont précédé, comme les néandertaliens.

Le phénomène de la cérébralisation chez l'homme. – Gaston Bachelard [86] a montré les liens, dans une *poétique de l'espace*, entre verticalisation (l'acquisition de la station debout), vertébralisation (renforcement de la colonne vertébrale assurant la mobilité et l'équilibre du corps) et cérébralisation (développement du cerveau). Jusqu'à l'homme, l'évolution travaillait exclusivement sur la matière inerte. À partir de l'humain, elle va développer également sur le monde «spirituel», celui de l'abstraction et des idées.

Avec l'émergence du «pensant», l'évolution change de régime : de biologique, elle devient *socioculturelle*. Ce rebondissement de l'évolution préside à l'apparition de ce que Teilhard de Chardin a appelé la **noogenèse**. L'acquisition du langage humain demeure un véritable mystère chez l'*Homo sapiens*. Seul l'hominien parle et écrit : certains oiseaux peuvent répéter fidèlement des mots et des phrases, mais ne parlent pas, les dauphins sont capables d'émettre des sons et des séquences de sons complexes, mais ne parlent pas non plus. Dans les années 80, la majorité des scientifiques penchaient vers une origine du langage plutôt tardive, vers 40 000 ans. Cette période était également celle de la *«révolution symbolique»* (développement du langage, de l'art pariétal avec les grottes ornées, des outils de plus en plus perfectionnés et des sépultures).

De nos jours, on peut remonter beaucoup plus loin, au temps de *l'Homo habilis*, il y a plus de deux millions d'années, qui pourrait être le plus ancien préhumain à avoir employé une sorte de langage articulé – mais qui n'est pas le langage tel que nous l'entendons actuellement. On suppose la préexistence d'une *protolangue* chez l'homme de Néandertal, qui, au niveau des connaissances actuelles, ne possédait pas de syntaxe. La morphologie du crâne d'*Homo habilis*, marquée par l'apparition d'un sillon jusqu'alors absent chez les Australopithèques,

86 – Gilbert DURAND, « ciel symbolisme », *Encyclopædia Universalis*, en ligne consulté le 22 août 2018.
Gaston Bachelard, *Poétique de l'espace*, Paris: Les Presses universitaires de France, 1961. <https://classiques.uqac.ca ' BACHELARD-Gaston-La-poetique-de-l-espace> gratuit en ligne. Bachelard identifie la posture finale de l'homme par la croix qui souligne la verticalité et l'horizontalité. Est-ce la figure du Christ sur la croix ! Il y a là un peu de judéo-chrétien, n'est-ce pas !

conduirait en effet à l'expansion des zones cérébrales impliquées aujourd'hui dans le langage articulé. Par ailleurs, le redressement du crâne chez *l'Homo habilis* abaissait les voies aériennes supérieures, pharynx et larynx, ce qui était une condition nécessaire pour pouvoir moduler la vocalisation et augmentait la hauteur de la voûte du palais, permettant à la langue d'articuler une plus large gamme de sons.

Apparu avec le genre homo, *Homo erectus* a acquis la bipédie et il est possible que ses capacités physiologiques lui aient permis l'essor d'une communication orale à complexité croissante, permettant aux populations plus tard de *l'Homo habilis* d'organiser leurs communautés en régulant leurs activités quotidiennes. C'est le premier hominidé pour lequel on met en évidence une organisation sociale structurée (campements, outils, habitats et sans aucun doute, spécialisation des individus). Ultérieurement, il faut noter que l'augmentation de la masse de l'encéphale continue de *l'Homo erectus* à *l'Homo sapiens* a été un point clé dans la maturation du langage. Lors du passage à *l'Homo Sapiens,* est apparue l'aire de Broca sur une circonvolution frontale gauche, puis l'aire de Wernicke sur une circonvolution temporale gauche. A suivi la mutation génétique d'un gène dominant, dit de la parole [FOXP2], qui a donné la capacité de l'homme de passer des mots à la syntaxe. Étant donné les découvertes de plus en plus nombreuses d'espèces et de spécimens d'hommes dits préhistoriques, on peut se livrer à toutes sortes d'hypothèses sur les capacités de ces hominidés à maitriser les langues parlées. Mais il est clair qu'il faut distinguer les hommes d'avant le langage humain et ceux d'après, soit l'*Homo sapiens.*

Le modèle connexionniste du langage. – Il existe plusieurs modèles permettant de comprendre l'enchainement des diverses opérations complexes menant à la parole parlée et écrite. Selon le *modèle connexionniste*, chaque module prendrait en charge une des différentes caractéristiques du langage (perception, compréhension, production, etc.) et les modules seraient reliés entre eux par une chaîne de connexions bien précises.

Le langage chez l'enfant. – Ces expériences offrent un tableau des capacités du nouveau-né incompatibles avec l'idée, longtemps dominante, d'un esprit vierge qui apprend tout de son contact avec le monde… Tout se passe comme si l'homme avait un appétit de communiquer, un désir de langage, peut-on dire ! Évidemment, on peut supposer que cela se préparait depuis des milliers d'années, par l'évolution physique, psychologique et sociale de l'homme dont on a tracé le processus plus haut. C'est ce que Harari appelle la **révolution cognitive.** Alors que l'homme de Néandertal semblait surtout être un chasseur-cueilleur, vivant en familles élargies ou en clans assez restreints. Par contre, l'*Homo sapiens* a appris à vivre *collectivement*. Socialement, il a eu besoin du langage pour gérer ses problèmes. Il a appris à chasser en groupe, à travailler collectivement. Les individus se sont spécialisés selon leurs compétences, leur habileté, leur force physique, etc. Il y eut probablement des langages instrumentaux – genre de protolangages pour organiser les opérations quotidiennes de survie. Cela permettait aussi de planifier des actions complexes comme chasser le gibier, se protéger du froid, accumuler de la nourriture l'hiver, etc. Mais on est loin d'un langage abstrait ou symbolique qui préside à la sépulture des morts, à l'invention des légendes, des mythes, des dieux et des religions primitives.

*

La révolution cognitive

L'apparition de nouvelles façons de penser et de communiquer, entre 70000 et 30000 ans, constitue la Révolution cognitive… Légendes, mythes, dieux et religions, tous sont apparus avec la révolution cognitive. Auparavant, beaucoup d'animaux et d'espèces humaines pouvaient dire : *attention, un lion!* Grâce à la révolution cognitive, *Homo sapiens* a acquis la capacité de dire : *Le lion est l'esprit tutélaire de notre tribu.* Cette faculté de parler en fiction est le trait le plus singulier du langage du *Sapiens*. On conviendra sans trop de peine que parler de choses qui n'existent pas vraiment et croire à plusieurs choses à planifier avant le petit déjeuner est seulement de compétence humaine... Or, c'est la fiction qui nous a permis d'imaginer des choses, mais aussi de le faire collectivement... Toute coopération humaine à grande échelle – qu'il s'agisse d'un État moderne, d'une Église médiévale, d'une cité antique ou d'une tribu archaïque – s'enracine dans des mythes communs qui n'existent que dans l'imagination collective... Depuis la révolution cognitive, les *Sapiens* ont vécu dans une double réalité. D'un côté, la réalité objective des rivières, des arbres et des lions ; de l'autre, la réalité imaginaire des dieux, des nations et des sociétés [87].

*

On constate ainsi que l'enfant est loin d'être la « tabula rasa » imaginée par la tradition empiriste. Il naît avec de nombreuses aptitudes, en particulier une *prédisposition à acquérir une langue.* On constate même qu'il possède la capacité de créer une langue, une compétence a priori essentiellement humaine. Lorsqu'on observe le cerveau humain, on découvre que le lobe frontal, qui se trouve comme son nom l'indique derrière le front est le siège des **opérations mentales les plus complexes.** C'est le siège des actions planifiées, de la pensée réfléchie, de la régulation des émotions, des actions morales et de l'imagination, de l'anticipation et la planification (projetées dans le temps), de la mémoire de travail (qui permet de réaliser des opérations complexes comme le calcul mental). C'est le « siège de l'humanité », disait le grand psychologue Alexandre Luria. Or, c'est justement le développement extraordinaire de cette aire cérébrale qui distingue le plus le cerveau humain de celui des autres primates. [88.]

87 – Harari Y.N., *Sapiens, une brève histoire de l'humanité*, Paris, Albin Michel, 2014, pp. 35, 36, 39.

88 – Je me suis inspiré de l'ouvrage majeur des professeurs Henri Cohen, du Département de psychologie et Claire Lefebvre, du Département de linguistique, ainsi que par leur collègue Bernard Comrie, du Max Planck Institute for Evolutionary Anthropology, publié sous le titre *New Perspectives of the Origins of Language* (John Benjamins Publishing Company, 2014). Ce livre résulte des communications présentées lors de l'Institut d'été sur les origines du langage, organisé à l'été 2010 par l'Institut des sciences cognitives de l'UQAM.

Les étapes de l'apprentissage du langage chez l'enfant [89]

1è période : entre 3 et 6 mois, l'enfant gazouille. Il peut entrer en communication avec l'autre, en émettant plusieurs sons. Mais c'est plutôt un jeu qu'un acte de communication. Il réagit aux mimiques. En fait, les premières manifestations vocales du nouveau-né apparaissent dès la naissance. C'est la période des vocalisations, nommée ainsi parce que l'enfant ne produit alors que des sons-voyelles sans aucune consonne (on pourrait également dire qu'il exerce beaucoup sa voix pendant cette période et qu'il s'entend parler!

2e période : entre 7 et 10 mois, il babille. Les mots parlent de sa relation avec les objets. Il intègre les termes à son quotidien. Ce n'est qu'autour de l'âge de six mois que l'on peut distinguer l'influence du contexte linguistique sur la production vocale de l'enfant. En effet, c'est environ à cette époque (entre 4 et 9 mois) qu'apparaît le babillage, lequel se caractérise par la production de syllabes.

3e période : l'apparition des premiers mots se produit autour du premier anniversaire de l'enfant. Il comprend certaines phrases courtes. Il communique beaucoup avec des gestes. Entre 16 et 19 mois, il associe 2 mots. Il n'a encore que 7 à 20 mots de vocabulaire. Il a ce que l'on appelle des mots-phrases, comme « maman partie ». Il peut répondre à des phrases courtes.

4e période : à 24 mois, il commence à parler. C'est l'explosion du langage, Il comprend 300 mots et en possède une cinquantaine. Il prononce son nom et il adore dire NON pour tout et rien, le premier signe d'un dialogue et d'une affirmation de lui-même.

5e période : à 3 ans, l'enfant dispose d'un vocabulaire de 300 mots, il parle. Il structure ses phrases en sujet, verbe, complément. Il construit des phrases de 3-4 mots. Il adore qu'on lui lise sans cesse les mêmes histoires. Il connait quelques notions abstraites comme gros et petit, en haut et en bas, dedans et dehors. Il utilise maintenant plusieurs verbes d'action, il peut nommer quelques couleurs, il peut dire son nom de

---

89 – Selon l'orthophoniste Magali Dussourd [*Les Pros de la Petite enfance*, 14 juin 2019].

famille et son sexe, il peut chanter quelques petites chansons simples accompagnées ou non de gestes.

Le langage de l'enfant s'approchera tranquillement du langage adulte et cette croissance se poursuivra jusqu'à l'adolescence. Quant à l'acquisition du vocabulaire, c'est un processus qui s'étale sur toute une vie, mais qui connait un pic de développement entre deux et cinq ans.

Comme on peut le constater, la maitrise d'une langue, instrument de communication et d'abstraction, utilisant un vocabulaire riche et une syntaxe élaborée, est un long processus qui dure toute la vie consciente !

CHAPITRE SIX : NOTRE CERVEAU EST DE NATURE SOCIO-NEUROLOGIQUE, IL A BESOIN DE L'AUTRE POUR EXISTER

Le visage parle, le visage me parle.
Ce visage entrevu de l'Autre ne serait-il
pas la manifestation du désir de l'Autre ?

[E. Lévinas]

Le rôle des neurones-miroirs. – La Nature est bien faite, car si nous étions restés enfermés dans notre subjectivité, nous serions condamnés à partager avec nous-mêmes les sensations et les connaissances que nos sens nous renvoient de nos contacts avec l'environnement (nous serions alors tous narcissiques !). Or, c'est sans compter sur la fonction de nos milliards de neurones qui se connectent sans cesse les uns aux autres. Rappelons que nous avons 100 milliards de cellules nerveuses, sortes de petites branches de protoplasme qui interagissent entre elles. De cette activité émerge l'éventail complet des capacités qu'on appelle la nature de la *conscience humaine*.

Parfois, en regardant les autres, on prend conscience qu'on pourrait bien être à leur place et on ressent quelque chose d'intime et profond qui nous réunit. Cette *empathie* semble jaillir directement de notre nature intérieure, et plus particulièrement d'un groupe de cellules, les **neurones-miroirs**, localisés d'abord dans le cortex prémoteur ventral, puis dans le cortex pariétal. Ils furent découvert dans les années 90 par le neurologue Giacomo Rizzolatti et ses collègues du groupe de recherche de l'Université de Parme en Italie. Les neurones-miroirs font partie des 200 types de neurones de notre cerveau découverts à ce jour. Ces cellules du cerveau reflètent le monde extérieur ; elles s'activent quand on réalise une action et quand on observe quelqu'un la réaliser. Elles dévoilent comment l'être humain comprend les intentions d'autrui et se rapproche de lui.

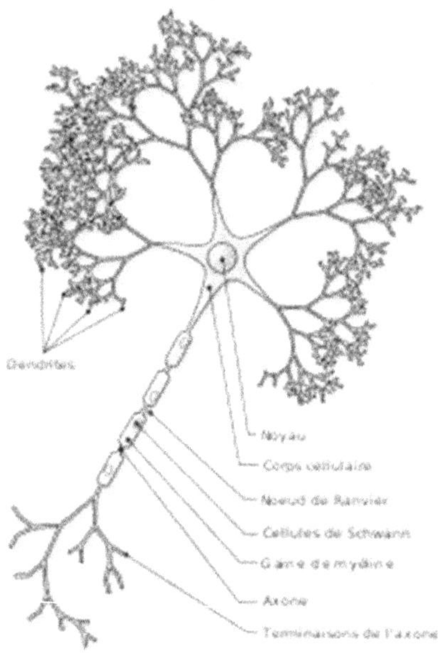

Schéma d'un neurone

Comme les autres neurones, leur morphologie ressemble à celle des arbres, avec un axone qui rappelle le tronc, un corps cellulaire duquel partent de nombreuses branches (appelées dentrines) qui font penser à une touffe avec des branches très ramifiées ; les extrémités de l'axone ont l'aspect des racines.

Parmi les 100 milliards de neurones qui peuplent notre cerveau, chacun a sa fonction. Il y a des neurones pour sentir des odeurs, bouger les différentes parties de notre corps, parler, compter, jouer, se souvenir, regarder le monde. Les neurones miroirs, eux, ont la caractéristique de s'activer quand ce sont les autres personnes qui agissent, qui reçoivent un contact physique ou qui éprouvent des sensations telles le dégoût ou la joie. Ils sont à la source de *l'empathie.*

Présents chez les êtres humains, mais aussi chez d'autres animaux supérieurs (par exemple, les singes supérieurs), ces neurones nous relient aux autres d'une façon immédiate, ce qui ne demande pas des processus cognitifs complexes. D'après certains scientifiques, tel Vilayanur S. Ramachandran, cette découverte représente une révolution scientifique et philosophique qui va nous permettre de mieux comprendre ce qu'est la conscience de soi et des autres. « Il n'y a pas de personnalités entièrement autonomes, déconnectées des autres êtres humains, inspectant le monde, inspectant les autres personnes… Vous êtes en réalité littéralement connectés par vos neurones. Et il y a une chaîne entière de neurones dans cette pièce qui parlent entre eux, dit-il dans sa conférence. Il n'y a pas de réelle distinction entre votre conscience et celle des autres.[90] » En fait, les neurones-miroirs jouent un rôle dans la cognition sociale, notamment dans l'*apprentissage par imitation*, mais aussi dans les processus affectifs, tel l'empathie. Mais qu'en est-il des narcissiques? Sont-ils des malades du système neuro-empathiques ? C'est une hypothèse à vérifier.

Tous les neurones n'ont pas les mêmes fonctions :

a) Nous avons des neurones appelés «neurones de commande moteurs ordinaires» à l'avant du cerveau, qui ont été identifiés depuis plus de 50 ans. Ces neurones vont s'activer lorsqu'une personne accomplit une action spécifique. Si je saisis une pomme, un neurone moteur dans mon cortex cérébral va s'activer. Si j'étends le bras pour amener un objet vers moi, un autre neurone va s'activer, m'ordonnant d'approcher cet objet. Ce sont les neurones de **commande moteurs** qui sont connus depuis longtemps.

b) Mais ce que le chercheur italien Giacomo Rizzolatti a découvert était en fait qu'une partie de ces neurones, peut-être environ 20% ; ils vont s'activer quand j'observe quelqu'un en faire autant en agissant de même. Voici un neurone qui s'active quand je saisis quelque chose, mais qui s'active également quand je regarde un individu saisir ce quelque chose ; c'est comme si ce neurone adoptait la posture d'une

90 – **69** Vilayanur S., conférence TED, YouTube.

autre personne. C'est une sorte de simulation de la réalité virtuelle de l'action d'une autre personne ! On les appelle les **neurones-miroirs**. Quel est le rôle de ces neurones-miroirs ? Ils sont impliqués dans les processus d'*imitation*, car imiter une action complexe demande au cerveau d'adopter le point de vue de l'autre personne.

c) Les neurones-miroirs peuvent être aussi ce que Ramachandran appelle les neurones empathiques. Qu'est-ce que l'empathie? C'est la possibilité pour un individu de partager une sensation (par exemple une douce caresse ou une douleur) avec un autre individu. Supposez que quelqu'un me présente une aiguille sous l'ongle du pouce. Nous savons que le cortex insulaire déclenche alors des neurones; nous éprouvons alors une sensation douloureuse. La sensation de douleur est probablement ressentie dans une région appelée le *cingulaire antérieur* où se trouvent des cellules qui répondent à la sensation affective de la douleur. En ce qui a trait à la douleur, le cortex cingulaire antérieur est activé lorsque l'on ressent soi-même de la douleur, au moment où l'autre ressent lui aussi cette même douleur. Avec les neurones-miroirs, c'est comme s'il était dans notre nature d'être bâti pour la *connexion* à l'Autre. Ainsi, en regardant les autres, on prend conscience qu'on pourrait bien être à leur place et on ressent quelque chose d'intime et profond qui nous réunit. Cette empathie semble jaillir directement de notre nature intérieure.

Allons plus loin : la fonction d'imitation est fondamentale dans *l'apprentissage*, chez l'enfant entre autres. Ainsi dans les premières années de vie, le bébé apprend essentiellement à observer les gestes de ses proches parents, puisqu'il ne parle pas encore. Il n'y a pas que l'homme qui possède des neurones-miroirs, les animaux supérieurs aussi entre autres les macaques, mais le « petit d'homme » apprend beaucoup plus rapidement et plus longtemps que ce dernier. [91]

*

91 – Si dans une classe, vous demandez à un élève de manger un citron bien frais devant ses collègues, vous êtes à peu près sûr que la grande majorité du public va grimacer!

« L'imitation est importante pour l'apprentissage, le langage, la transmission culturelle, mais aussi pour l'empathie, par exemple. Qu'on puisse mieux saisir l'empathie à l'aide des neurones-miroirs est facile à comprendre. Très vite l'enfant fait l'expérience de l'Autre comme *quelque chose* qui peut *faire la même chose* que lui. En imitant et en étant imités, les enfants apprennent que de tous les objets qui les entourent, seuls les êtres humains peuvent vivre les mêmes expériences qu'eux [92] ».

*

Le rôle des neurones-miroirs dans la culture humaine. – Le neurologue Ramachandran a lié la présence des neurones-miroirs au développement de la culture humaine en général, tant au niveau de l'espèce que de l'individu, tant au niveau de la phylogenèse que de l'orthogénèse.

« Maintenant, observons la culture, le phénomène de la culture humaine. Si vous remontez entre 75,000 et 100,000 ans en arrière (si vous observez l'évolution des humains), il apparait que quelque chose de très important se manifeste. Pourquoi y a-t-il eu chez l'*homo sapiens* l'émergence soudaine et le développement rapide d'un nombre de compétences uniques aux humains comme l'utilisation d'outils, la maitrise du feu, la construction d'abris et bien sûr, le langage et la capacité de comprendre ce qu'il y a dans la tête de l'autre ? Comment tous ont pu interpréter les comportements de cette personne, et cela dans un temps relativement court ? Je pense que ce qui se produisit fut l'émergence soudaine de l'action d'un système de neurones-miroirs sophistiqués, qui nous a permis *d'émuler et d'imiter les actions d'autres personnes* [93] ».

---

92 – Simon De Keukelaere, professeur à l'Université de Gent (Belgique), « Des découvertes révolutionnaires en sciences cognitives », *Les paradoxes et dangers de l'imitation,* Média automates intelligents, Internet 2006.

93 – Vilayanur Ramachandran, Université de la Californie à San Diego, conférence TED : les neurones ont formé la civilisation, conférence TEDIndia 2009.

Tout le monde sait que si on compare le développement du nouveau-né au jeune singe, l'enfant après un départ similaire au singe dépasse rapidement le jeune animal en ce qui concerne l'intelligence et la débrouillardise. Par ailleurs, pendant les nombreuses années d'apprentissage de l'enfance et de l'adolescence, la formation du jeune humain continuera à se parfaire. Ce n'est pas pour rien que la maturité arrive si tard chez l'être humain qui trône au haut de la pyramide animale. On peut même dire que l'acquisition des connaissances et des habiletés ne s'arrête jamais tout le long de la vie humaine. Les chercheurs renforcent l'idée selon laquelle les bambins commencent à concentrer leur attention sur les *intentions* des adultes et pas simplement sur leurs *actions*. Plusieurs psychoneurologues vont encore plus loin et suggèrent que l'imitation chez l'homme est toujours – à un niveau fondamental – l'imitation d'intentions et de buts plutôt que d'actions et de représentations. Beaucoup de neurologues sont d'accord aujourd'hui pour définir le cerveau humain comme *'une énorme machine à imiter'* qui fonctionne à un niveau bien plus élevé que chez les autres primates.

Toujours selon Ramachandran, l'évolution à la Darwin est lente, c'est une *adaptation* ; elle prend des centaines de milliers d'années, tandis que l'adaptation à la Lamarck, par apprentissage, est presque instantanée [94]. Un ours polaire pour se doter de sa fourrure a mis des milliers de générations, soit peut-être 100,000 ans avant d'y arriver. Un enfant peut seulement regarder ses parents tuer un ours polaire, le dépecer, se faire un manteau avec la fourrure et apprendre d'un coup ce que l'ours polaire a mis 100,000 ans à réaliser. L'être humain, lui, peut l'apprendre en un temps mille fois plus court ! Une fois cette compétence acquise, elle se diffuse en proportion géométrique dans la population. C'est tout le rôle de l'*éducation* et de la *culture* qui explique l'intelligence de l'humain.

94 – Les deux théories, lamarkisme et darwinisme, sont toujours l'objet de conflits et de confusions. Pour le grand public, l'évolution est généralement comprise sur un mode lamarckien, parce que les modifications évolutives se produisent sous l'influence plus ou moins directe de *l'apprentissage*. Le processus darwinien, beaucoup plus lent, implique que des *variations génétiques* fortuites puissent être à la base de transformations biologiques. En un mot, Darwin met au point la théorie de l'évolution des espèces, tandis que Lamarck ajoute quelques années plus tard le rôle fondamental de *l'environnement* (ou de l'apprentissage) dans la transformation des individus [aspiré de Wikipédia : *Lamarck et Darwin : deux visions divergentes du monde vivant*, par le professeur J.C. Bergliano].

Le processus d'imitation dans la communication avec l'Autre. – Lorsqu'on observe d'autres personnes, on pourrait s'imaginer être à leur place et ressentir un lien intime et profond qui nous réunit, comme on a dit plus haut. Les neurones-miroirs ont la caractéristique de s'activer aussi quand ce sont les autres personnes qui agissent, qui reçoivent un contact physique ou qui éprouvent des sensations telles que le dégoût ou la joie. C'est pourquoi le rire et le bâillement sont très communicatifs d'une personne à l'autre, comme l'exubérance ou la déception des spectateurs lors des fêtes collectives ou des matchs sportifs. Par contre, on peut peut-être poser l'hypothèse qu'il existe un problème des neurones-miroirs qui expliquerait l'insensibilité des psychopathes devant la souffrance de l'Autre – due probablement à un développement déficient dans le jeune âge, mais ceci reste à prouver. La situation est similaire chez les autistes *aspergers* qui ont d'importants problèmes de communication avec leurs semblables. Présents chez les êtres humains, mais aussi chez d'autres animaux, ces neurones nous relient aux autres d'une façon immédiate, et ce, sans qu'il soit nécessaire d'activer des processus cognitifs complexes.

Cette découverte représente une révolution scientifique et philosophique qui va nous permettre de mieux comprendre ce qu'est la *conscience de soi* et des autres. Selon le chercheur en neuroscience, le Dr David Eagleman [95], « nos neurones ont besoin des neurones des autres pour survivre ». Les neurosciences nous indiquent que nous avons la capacité, par notre réseau neuronal, d'interpréter les actions et les intentions d'autrui. Sans cela, notre monde nous paraitrait étrange, comme l'est chez les autistes notre univers à nous, « gens dits normaux ». Tous les jours, nous entrons en interaction avec un nombre considérable d'individus, dans la famille, au travail, dans les restaurants et les commerces, dans les sports et au cours des spectacles, en marchant dans la rue, dans le métro, etc. Nous ne parlons pas à tous, mais nous réagissons avec un grand nombre d'individus, que ce soit pour demander un café au coin de la rue ou pour engager une conversation banale.

*

95 – Engleman David, émission de la chaine Explora (Québec), tiré d'une série anglaise « *Au cœur du cerveau* », producteur BLNK, 2015.

L'expérience de Robinson, déclaré *autiste asperger* une fois adulte

Quand il était jeune, ayant des difficultés à communiquer avec les autres, il avait toujours vécu, dit-il, dans *le monde des machines*. Comme technicien, il avait entre autres fait une tournée avec le groupe rock KISS. Pourtant, il était incapable, quand on lui demandait de décrire chacun des membres du groupe, sinon en expliquant quels étaient les guitares, les amplis et les autres instruments dont ils se servaient. Il ne comprenait pas que le visage des autres puisse faire passer des messages « subtils » comme : *tu es gentil, nous sommes bien en groupe*, etc. En 2008, une équipe de chercheurs en neurosciences le firent participer à une expérience qui consistait à stimuler certaines zones du cerveau pour en voir l'effet sur le comportement des autistes comme Robinson. Au début, rien ne se passa. Mais quand on excita la zone du cortex cérébral *préfrontal dorso-latéral* (impliqué dans la flexibilité mentale et les pensées abstraites), toute sa vie changea. Il comprit que le visage des autres pouvait transmettre des intentions qu'il pouvait percevoir et interpréter. L'expérience ne dit pas si la situation persista très longtemps et si le patient fut guéri définitivement.

*

Quand nous sommes en contact avec une personne, nous étudions tous les mouvements de son visage qui est traversé par une multitude de muscles. Nous reproduisons dans notre cortex (en une fraction de seconde) la plus subtile des transformations de sa figure – qui peut révéler ses sentiments d'approbation, de rejet, de doute, d'amitié, de collaboration ou de mépris. Ainsi, quand les visages sont *botoxés* lourdement (pour enlever les rides), ceux-ci n'ont pas le même degré d'expressivité et transmettent très peu de sentiments.

Si on écrase le doigt d'un individu, en le regardant, le geste va activer les *circuits de la douleur* chez ce spectateur qui, selon le chercheur David Engleman, est au centre de la relation avec l'autre, parce que nous partageons avec lui une *expérience émotionnelle*. Que se passe-t-il quand nous allons au cinéma ou au spectacle ? Nous vivons avec les acteurs toutes sortes de sentiments de douleur, de joie ou de plaisir. En assistant à une représentation du film de Cameron *Le Titanic*, nous pouvons pleurer comme si les acteurs Dicaprio et Winslet étaient des membres de notre famille ! Notre cerveau est un organe *neurosocial* directement en phase avec autrui.

L'apprentissage par imitation. – Quel est le rôle des neurones-miroirs ? Diverses hypothèses sont avancées. En fait, leur fonction n'est pas unique ; c'est un mécanisme qui projette une action élaborée à partir des aires visuelles complexes vers les zones motrices. Ce mécanisme de transfert comporte toute une variété d'opérations.

Une des fonctions essentielles de ce processus est la *compréhension* de l'action. Il peut paraître bizarre que, pour reconnaître ce que l'autre est en train de faire, on doive activer son propre système moteur. En fait, cela n'est pas tellement surprenant. Car, la seule observation visuelle, sans implication du système moteur, ne donne qu'une description des aspects visibles du mouvement, sans informer sur ce que signifie réellement cette action. Cette information ne peut être obtenue que si l'action observée est transcrite dans le système moteur de l'observateur. L'activation du circuit miroir est ainsi essentielle pour donner à l'observateur une compréhension réelle et *expérientielle* de l'action qu'il voit. Toutefois, alors que la répétition immédiate est assurée par le seul système miroir, *l'apprentissage par imitation* exige l'intervention du lobe préfrontal, signe de la mise en éveil de l'intelligence.

En observant des actions effectuées par un autre, deux classes d'informations peuvent se manifester : l'une est « ce » que l'acteur fait et l'autre, « pourquoi » il le fait. En voyant par exemple une petite fille saisissant une pomme, nous comprenons qu'elle saisit un objet. De plus, il est fréquent que nous comprenions aussi les *raisons de ce geste*. Nous pouvons alors décider si elle prend la pomme pour la manger, ou pour la mettre dans son panier. L'hypothèse que les neurones-miroirs sont impliqués dans la compréhension de l'intention a été lancée il y a déjà plusieurs années, mais ce n'est que récemment que l'imagerie IRM fonctionnelle l'a confirmée. Les données d'imagerie cérébrale montrent ainsi que le système de neurones-miroirs est impliqué dans la *compréhension de l'intention*.

Les neurones-miroirs font appel aussi à l'expression des visages. – Récemment, le neuroscientifique Nicolas Danziger de l'Hôpital de la Pitié-Salpêtrière (Paris), a réalisé des expériences qui montrent qu'il faut plus que des réflexes d'ordre physique pour expliquer la découverte de l'Autre. Quand il s'agit de *phénomènes affectifs d'empathie* ou même de sympathie envers l'Autre, il est nécessaire qu'il faille un intense travail mental de représentation et d'imagination de « ce que l'autre ressent », ce qui va bien au-delà d'un simple mimétisme automatique reposant sur les neurones-miroirs. Le professeur Danziger a bien montré (expérimentalement) que même des personnes insensibles à la douleur (en raison de mutations génétiques) parviennent fort bien à évaluer le degré de souffrance d'autrui à partir de *l'expression du visage.* Elles le font nécessairement sans raviver des sensations douloureuses qu'elles auraient éprouvées, puisqu'elles en sont dépourvues. Pour les personnes insensibles à la douleur, imaginer la douleur d'autrui requiert par conséquent un travail de *nature cognitive*, visible dans l'activation d'une autre zone cérébrale dévolue aux représentations abstraites. En un mot, l'empathie est elle-même reliée à l'activité d'une aire cérébrale nommée le cortex cingulaire [96] postérieur, dont la fonction est complexe, probablement à mi-chemin entre *abstraction et ressenti émotionnel.* « Devant une personne qui souffre, peut-être le *cortex* cingulaire postérieur *réfléchit-il* à ce que vit ce visage, en mobilisant des émotions négatives d'un autre ordre que la douleur physique, peut-être des *peines morales* auxquelles ces personnes sont sensibles ? [97] ». Comme on peut le constater, ces manifestations sont d'ordre nettement émotionnel.

C'est grâce à ce que Danziger appelle les **neurones-échos** que ces personnes peuvent sans doute établir une comparaison entre les expériences d'autrui et leurs propres expériences de *souffrance morale* vécue dans leur passé. Deviner ce que ressent l'autre, c'est finalement ce que chacun de

96 – Le cortex cingulaire postérieur (CCP) est, dans le cerveau, une zone à l'arrière du cortex cingulaire ressemblant à une ceinture entourant le corps calleux. Le CCP intervient lors du rappel de souvenirs autobiographiques et de la perception de visages familiers (parents, amis). La mémoire autobiographique est le système cognitif qui permet à un individu de stocker puis de récupérer les expériences subjectives vécues par lui-même, accompagnées des détails phénoménologiques (perceptions, pensées, sentiments, situés dans leur contexte spatiotemporel) présents lors de l'acquisition.

97 – Sébastien Bohler *: la fin des neurones miroirs ?* Ressentir la souffrance physique d'autrui passe par les neurones miroirs, mais aussi par l'évaluation d'une douleur morale, revue *Pour la science*, Québec, 31 mars 2009.

nous expérimente dans sa vie quotidienne, plutôt que reproduire en miroir l'expérience subjective de l'Autre. C'est bien grâce à cela que l'on peut prendre en compte des souffrances que l'on n'a pas vécues soi-même. *Accepter l'autre, c'est peut-être essayer de comprendre ce qu'il vit*, tout en sachant qu'on ne ressentira probablement jamais la même chose.

La conscience de l'Autre sous trois états – Les stades de la conscience individuelle, de la conscience neurosociale et de la conscience collective expliqueraient les comportements contradictoires des narcissiques et des psychopathes, l'ouverture et la coopération avec l'Autre ou la furie des génocidaires.

Les états de conscience expliqués par les neurosciences

Les types de conscience	**La conscience individuelle**	**La conscience neurosociale**	**La conscience collective**
Un nombre de personnes	Une personne	L'individu en relation avec autrui	Le grand groupe ou la masse
Les conduites valorisantes	La construction de la personnalité et du Moi, telle que révélée par Descartes dans le *cogito.*	La compréhension et la collaboration avec autrui. L'amitié et l'amour. Le développement du langage et de la négociation.	L'intelligence collective qui permet une coopération interpersonnelle pour créer la culture, la science, les connaissances, etc.
Les conduites négatives	Le narcissisme, l'égotisme et les comportements psychopathiques	L'autisme et la difficulté que les individus ont de comprendre les intentions d'autrui	Les génocides, les guerres et les massacres de masse. Théorie du bouc **émissaire**.

Il existe d'abord un narcissisme primaire que Lacan appelle le *stade du miroir* qui permet au nouveau-né, entre 6 et 18 mois, de découvrir son image comme se reflétant dans un miroir qui lui révèle *l'unité de son corps*. L'enfant prend conscience que son propre corps n'est plus morcelé, qu'il est détaché du corps de l'autre, d'abord de celui sa génitrice ou son géniteur. C'est une source de jubilation intense, puisqu'il apprend qu'il est un sujet distinct et individualisé, qu'il a une *subjectivité*. Une ou deux années plus tard, il commence à parler, c'est-à-dire à dire ***Je***. Le langage lui permet d'accéder à la dimension symbolique et il peut entrer en communication avec l'Autre. C'est là qu'il doit passer au deuxième stade où l'autre doit être considéré comme un autre ***Je***, c'est-à-dire un *alter ego.* Or aujourd'hui dans l'univers d'internet et de la civilisation numérique (par l'usage des égoportraits, des réseaux sociaux et les sites de rencontres, etc.), se crée une *mise en scène*, selon la psychanalyste Clotilde Leguil [98], mais qui devient une sorte de « prison narcissique » où les individus se renvoient sans cesse des images d'eux-mêmes. Cela les rassure dans leur identité, comme des adolescents qui, à l'aube de l'âge adulte, ont besoin de savoir qui ils sont.

Les difficultés de la coopération avec l'Autre

A. Les **psychopathes** ont une maladie mentale qui entraîne des troubles graves de personnalité et à leur tour, rendent très difficiles leurs rapports avec les autres. Ceux-ci ne considèrent pas les autres humains comme leurs semblables, mais comme des *objets* qui encombrent leur vie et contrarient leurs actions. S'ils le peuvent, ils n'hésitent pas à supprimer ces gêneurs sans culpabilité aucune, car ils n'ont aucune sympathie humaine. Certains deviennent des *tueurs en série.*

B. Par ailleurs, les **autistes** n'ont pas de maladie mentale. Ils ont une organisation neuronale différente du cerveau *dit normal,* en ce sens qu'ils doivent apprendre à regarder l'Autre et à déchiffrer ses intentions. Ils préfèrent souvent l'univers des machines, de l'informatique et des chiffres, parce que ces univers sont stables et froids et n'ont pas de « double sens » ! Ils ont un « trouble du développement humain caractérisé par des difficultés d'apprentissage social et de communication, avec des comportements stéréotypés et persévératifs » [inspiré de wikipédia]. Les plus intelligents sont les *aspergers* qui ont des capacités d'apprentissage élevées, mais spécialisées.

C. Les génocidaires sont des individus pour qui la règle morale du « tu ne tueras point » se transforme en une *obligation* de se débarrasser de tous ceux qui ont été transformés en un groupe ou une nation de *non-humaine*. Cela survient pendant une période intensive de pro-

98– C'est la thèse que défend Clotilde Leguil, dans l'article de l'OBS du No 2857-08/08/2019 de Xavier de la Porte, *Le narcissisme*, en se référant au livre de la psychanalyste : *Je, une traversée des identités*, Paris, PUQ, 2018.

pagande négative et hostile envers une minorité, orchestrée par des autorités politiques complices et corrompues. Ce lavage collectif de cerveau crée un ennemi qui est responsable de tous les malheurs du groupe dominant – tels les juifs pour les Allemands, les musulmans pour les chrétiens pendant les Croisades, les Arméniens pour les Turcs, et bien d'autres exemples qui concernent les esclaves noirs, les amérindiens, les gitans nomades, les acadiens au début de la Nouvelle France, pour n'en nommer que quelques'uns. Très souvent, on cherche un *bouc émissaire* pour se déculpabiliser de ses actions mortifères.

Quand on analyse le cerveau des psychopathes, des génocidaires et des narcissiques par IRM, les chercheurs [99] constatent que le cortex cérébral ne réagit pas différemment lorsqu'on leur montre des images de personnes ou des figures d'objets. Par ailleurs, on constate moins d'activité dans le cortex médian de ce type de personnes. Les massacres génocidaires sont expliqués par la *déshumanisation* volontaire du groupe martyr. On ne reconnaît plus (comme son semblable) son voisin, son parent, son ami, son compatriote que l'on tue avec rage, le génocidaire se donnant une permission morale de tuer. En général, tout groupe a besoin de ***bouc émissaire*** pour consolider sa cohérence. Il n'y a pas de groupe sans *exclus*, mais cette exclusion sociale crée chez les individus qui la subissent une véritable douleur, que ces laissés-pour-compte proviennent de l'école, de la famille ou de la société en général (par exemple, les pauvres, les itinérants (SDF), les Amérindiens, les migrants, les juifs ou les musulmans, etc.). D'où la nécessité de combattre l'exclusion sociale sous toutes ses formes, parce qu'elle peut entrainer des dérives importantes de la fonction neuro-sociale du cerveau des exclus.

Les neurones-miroirs sont-ils à l'origine du langage humain ? – Partant des propriétés fondamentales des neurones-miroirs et du fait de l'observation de signalements tels que captés dans *l'aire de Broca* (l'aire cérébrale du traitement de langage) par l'IRM, les neurologues Rizzolatti et Arbib (1998) ont proposé que le mécanisme miroir soit le système basique à partir duquel a évolué le langage. En fait,

99– Rapporté par le chercheur en neurosciences David Engleman dans une émission de la chaine Explora (Québec), tirée d'une série anglaise « *Au cœur du cerveau* », producteur BLNK, 2015 [consulté le 15 octobre 2019].

le mécanisme miroir aura probablement résolu, à ce stade initial de l'évolution du langage, deux problèmes fondamentaux de la communication : *la parité* et la *compréhension* directe. Grâce à ces neurones, ce qui compte pour l'émetteur du message compte aussi pour le receveur. Aucun signe arbitraire n'est nécessaire à l'opération ; la compréhension est inhérente à l'organisation neuronale qui est semblable chez les deux individus.

Il est évident que le mécanisme miroir n'explique pas par lui-même l'extrême complexité de la parole. Mais il peut en revanche aider à résoudre une des difficultés fondamentales de la compréhension de l'évolution du langage, à savoir comment un message valable pour l'émetteur le devient également pour le receveur. Il est difficile de savoir quand l'humain a appris à parler ou comment est né le langage verbal. On a souvent cru que l'homme a commencé à s'exprimer oralement, suite à la complexification du « bredouillis » de l'homme primitif. On pense maintenant que grâce aux recherches sur les neurones-miroirs, le langage oral se serait développé à partir de la lecture du langage non verbal sur le visage de l'Autre et non en fonction des bruits ou des onomatopées émises par celui-ci. Selon certains, on peut discerner six types d'émotions sur le visage d'autrui : le bonheur, la tristesse, la peur, la colère, la surprise et le dégoût. Selon une étude des muscles du visage, on en observe au moins quatre : la peur et la surprise, la colère et le dégoût.

On sait que 55% des informations qu'un individu perçoit chez l'Autre au premier contact proviennent de la lecture des signes non verbaux que lui communique son interlocuteur. La découverte de neurones miroirs a donné un appui à cette théorie de l'origine gestuelle de la parole. Ces neurones créent un lien direct entre l'émetteur et le receveur du message. Grâce au mécanisme miroir, les actions exécutées par un sujet deviennent des messages qui sont compris par un observateur, sans médiation cognitive. La découverte des neurones-miroirs a également un impact sur la compréhension de certaines pathologies mentales, tels l'autisme ou la schizophrénie. Une littérature est en plein développement, traitant des enfants autistes et montrant qu'ils ont un déficit de leur système miroir. Les difficultés de l'autiste de communiquer à son vis-à-vis ne s'expliqueraient-elle pas par un mécanisme déficient du système des neurones-miroirs ? L'hypothèse est séduisante.

En conclusion. – Les neurones-miroirs sont actuellement les vedettes des neurosciences. Invoqués depuis une dizaine d'années pour expliquer la plupart des mécanismes de communication émotionnelle, d'imitation, d'empathie ou de compassion chez l'être humain, ils véhiculent un concept aussi simple que séduisant. Ces neurones ont la particularité de s'activer aussi bien lorsque nous faisons quelque chose, que lorsque nous voyons quelqu'un d'autre le faire. Le philosophe Max Scheler a fondé toute sa morale sur le concept de sympathie[100]. La sympathie suppose deux autres sentiments : l'égalité et la bienveillance. Selon lui, la sympathic nc consiste pas à "éprouver" le même état qu'autrui, mais à "comprendre" et parfois, à partager l'état dans lequel se trouve autrui ; on *comprend* la douleur d'autrui, même sans y participer. En somme, la sympathie est une compréhension, une *intelligence du sentiment*. La communication avec autrui, chez Scheler, s'effectue sur un mode direct, intuitif et extrarationnel.

Emmanuel Levinas est un autre philosophe qui a axé toute sa philosophie morale sur le *regard du visage*. Ce que nous voyons matériellement de l'Autre, c'est d'abord son visage. La première vision de l'enfant naissant est le visage de la mère ou du père. Le visage de l'Autre s'adresse à chacun de nous, quand nos regards se croisent. On dit souvent que les yeux sont le miroir de l'âme. Il peut même arriver qu'il nous soit difficile de regarder quelqu'un « en face », dit-on, parce qu'il y a en lui quelque chose qui nous gêne, qui nous est peut-être désagréable. Rappelons-nous les condamnés à mort, dont le bourreau ne doit pas voir le visage ; c'est pourquoi on leur met un voile noir sur la tête. Pensons à l'impossibilité de communication, face à face avec les autistes et les schizophrènes qui ont le regard absent. Le visage parle, le visage *me* parle. Ce visage entrevu de l'Autre ne serait-il pas le signe du *désir* de l'Autre ? Il est vrai que tout désir se porte vers ce qui est autre, vers ce qui n'est pas accessible d'emblée, vers ce qui nous manque. Le visage n'est-il pas ce que l'on ne peut pas atteindre, alors même qu'il est présent, bien réel, inscrit dans le monde comme un autre moi ? Est-ce parce qu'il est ce que je ne suis pas, qu'il me fait

---

100 – Max Scheler, *Nature et formes de la sympathie : contribution à l'étude des lois de la vie affective*, traduit par M Lefèvre, Petite bibliothèque Payot, éd. Payot et Rivages, 2003.

pour ainsi dire le *miroir de son altérité*. Il le dévoile à peine au fur et à mesure que je m'approche de lui [101].

Dans *Éthique et Infini* [102], l'une de ses œuvres majeures, le philosophe Levinas définit la morale comme un absolu qui se réalise dans la relation à autrui. Pour avoir une relation sociale avec autrui, il ne faut pas l'objectiver ou le décrire ; le visage est dénudé, offert, exposé, sans défense, le visage est ambivalent. Le visage fait sens à lui seul, le visage *parle*. Or, ce visage exige qu'on lui réponde, qu'on réponde de lui. L'apparition du visage est un commandement moral, un ordre de communication.

101 – Maria Salmon, in sens-dessous 2012/1, no 10, Cairn, *La trace dans le visage de l'autre*.

102 – Levinas E., *Totalité et infini, essai sur l'extériorité*, Paris, Biblio/essai, livre de poche.

CHAPITRE SEPT : DANS LE CERVEAU, OÙ SE LOGENT NOS MULTIPLES MÉMOIRES ?

La mémoire est profondément liée à notre identité ; elle est la gardienne de notre histoire, de celle de notre famille, de nos connaissances, de nos émotions. La mémoire inscrit la trame d'une histoire qui s'écrit tout le long de notre vie.

Il existe plusieurs sortes de mémoire, mais d'abord distinguons la mémoire à court terme de la mémoire à long terme :

1 – **La mémoire à court terme** qui permet de garder une trace de l'information, le temps nécessaire à nos besoins : par exemple, afin d'effectuer une addition, quand il faut garder en mémoire les chiffres à additionner le temps qu'il faut pour effectuer l'opération. Ensuite, l'information disparaît pour ne pas encombrer le *circuit neuronal* de données inutiles. Le cerveau reçoit tant d'informations à la seconde qu'il contient un principe d'économie à la base des mécanismes mémoriels. On ne peut garder vivantes que sept informations à la fois ; lorsqu'une nouvelle se rajoute, une autre disparaît.

Il existe diverses sortes de maladies de la mémoire, comme dans les cerveaux hyper efficaces qui stockent tous les circonstances quotidiennes d'un événement (au point que l'individu ne vit que dans le passé). Par contre, il existe des individus qui, à la suite d'une opération majeure dans le cerveau, ne peuvent garder en mémoire une donnée pendant plus de quelques secondes. L'efficacité d'un cerveau humain est un *difficile équi-*

libre entre l'information utile en regard de la situation vécue par l'individu et la masse de données qu'il faut jeter ou mettre en réserve. La place est limitée dans un cerveau qui pèse autour de 1200 grammes seulement et qui accapare 25% des réserves énergétiques du corps.

2 – **La mémoire à long terme** : Il faut se demander comment et pourquoi passer d'une information à court terme à une information à long terme.

Nous avons quatre sortes de mémoire à long terme :

A) *La mémoire sémantique* ; cette connaissance factuelle retient la signification d'un mot hors de tout contexte : un chat est un chat, par exemple.

B) *La mémoire procédurale* permet de retenir le déroulement d'une action, donnant lieu à un automatisme, comme rouler à vélo, marcher, courir, monter à cheval, etc. Une très grande partie de nos actions quotidiennes sont des *automatismes* ; sinon, notre concentration devrait se porter constamment à organiser notre façon de marcher, de courir, de nous asseoir, de contrôler l'équilibre à vélo, etc. Ces actions laissent peu de souvenirs auxquels nous prêtons attention.

C) *La mémoire perceptive* permet de conserver l'information apportée par les sens (la vue, l'odorat, etc.), de reconnaître la forme d'un visage, d'identifier une personne ou une chose.

D) *La mémoire épisodique* garde la trace d'un incident situé dans le temps et l'espace qui est grandement dépendante de l'hippocampe, considéré comme le chef d'orchestre de nos souvenirs. Mais il n'y a pas qu'un seul endroit pour conserver les souvenirs ; dans le cortex préfrontal, le lobe temporal, l'amygdale, le cervelet et évidemment l'hippocampe, sorte de disque dur – pour reprendre l'analogie avec l'ordinateur.

Selon la docteure Donna Jo Bridge [103], le *remodelage des souvenirs* se déroule dans l'hippocampe. Pour reprendre l'idée d'une caméra vidéo, cette région du cerveau joue en quelque sorte le rôle de réalisateur.

*

103 – Donna Jo Bridge, dans une étude publiée dans le *Journal of Neuroscience*.

L'hippocampe, c'est aussi notre GPS !

Il contient en effet des neurones de localisation, chacune spécifique des endroits dans lequel nous passons. Nous mobilisons pour chaque champ spatial traversé un neurone de lieu, ce qui nous permet d'établir une carte 3D de notre entourage. Ce parcours nous permet de repasser le film intérieur d'un itinéraire et d'avoir les mouvements adaptés à ces environnements, grâce à un câblage entre *l'hippocampe et le cervelet,* responsables de la coordination de nos mouvements. Les personnes souffrant d'Alzheimer perdent beaucoup de capacité mémorielle, de même que le sens de l'orientation. Ils se voient incapables de revenir à leur point de départ, après une marche dans leur quartier qu'il connaisse pourtant bien.

*

La mémoire dans l'hippocampe a été appelée « mémoire à court terme », en contraste avec la « mémoire à long terme » du cortex via les neurones et les synapses. Pour mémoriser à long terme, l'hippocampe doit encoder l'information, la stocker à court terme (de quelques secondes à quelques minutes) et la transmettre au cortex pour un stockage plus durable, potentiellement indéfini. Ce stockage à long terme est exécuté par plusieurs mécanismes. Le neuroscientifique Kandel, prix Nobel de médecine 2000, a montré que ce sont les *synapses* qui constituent le véritable support de la mémoire. C'est logique puisqu'un neurone humain reçoit de l'information en provenance d'environ 10 000 autres, en plus de l'information stockée dans les synapses.

« Les synapses sont les points de connexions entre les neurones. Le fait de stimuler un neurone à répétition augmente les chances que le neurone voisin *s'allume* et que certaines connexions soient solidifiées et pérennisées d'une façon durable. En conséquence, la mémoire est donc le résultat de la façon dont les neurones communiquent entre eux »[104]. Pour renforcer la synapse, il suffit de l'utiliser de manière répétée. C'est la raison pour laquelle nous devons voir et revoir une chose ou un fait, répéter, réévoquer, revisualiser une image, afin d'être sûr de la garder en mémoire. On apprenait autrefois des poésies à l'école, au temps où le « par cœur » était la base de l'apprentissage ! Certains d'entre nous se rappellent encore des fables de Lafontaine ou les cantines de leur enfance jusqu'à leur vieillesse. Une autre façon de programmer les synapses est de les rattacher à d'autres circuits émotionnels. Si nous rattachons un souvenir à un autre qui est important, émouvant, amusant, les synapses sont renforcées. Il suffit d'une émotion très intense pour que des souvenirs restent fixés, que ces émotions soient positives ou négatives. Les souvenirs négatifs se retiennent davantage que les situations agréables, ils sont plus teintés d'émotions et donc, plus facilement retenus.

Imprégnation des souvenirs. – Ainsi plus la trace du souvenir est *répliquée*, plus l'empreinte sera profonde et le souvenir durable. D'autre part, plus le souvenir est enveloppé d'informations sensorielles se référant au lieu, au temps, aux odeurs ou aux couleurs dont sont teintés les événements, plus ceux-ci auront l'occasion de se manifester – c'est ce que l'on appelle le *principe de potentialisation* à long terme. Ainsi si je me rappeler le souvenir de ma première relation amoureuse, je pourrais surtout garder souvenance de la couleur de sa robe, de l'odeur de son parfum ou de la douceur de sa voix que de ce qui s'est réellement passé pendant la soirée ! Chaque souvenir possède une charge émotive qui l'enveloppe et accentue son identité. Chez la plupart de gens, l'odeur du pain frais (ou de n'importe quel mets dégusté pendant l'enfance) éveille la nostalgie de la cuisine de maman ou la chaleur de la maison familiale, telles les descriptions des madeleines de Proust.

Plongée dans les neurones. – Le cerveau humain compte plus de cent milliards de neurones. Leur rôle peut se résumer simplement ; recevoir de l'information d'un côté, en transmettre d'un autre. Ces cellules sont donc constituées d'un *corps* en vaque forme d'étoile – dont les multiples branches s'appellent des dentrines et forment autant de

---

104– Jean-Claude Lacaille, professeur de physiologie de l'université de Montréal, *La science des souvenirs,* Québec Science, janv/fév 2018.

récepteurs – et d'un prolongement appelé axone qui joue le rôle de récepteur. Les neurones ne se touchent pas; ils sont séparés par des fentes larges de 0.1 micron appelé synapses qui sont les portes d'entrée ou de sortie de l'information. Pour communiquer, les neurones *se lancent* des signaux chimiques, ou neurotransmetteurs, à travers les synapses. Les dentrines réceptionnent ses signaux, les additionnent, les analysent et décident de générer (ou non) un signal électrique en réponse. Celui-ci se propage le long de l'axone, où libère des neurotransmetteurs qui sont à leur tour captés par le neurone voisin et le suivant et ainsi de suite. [105]

Il ne faut pas s'imaginer que la mémoire stocke les souvenirs dans un endroit précis et que tout ce qui peut arriver est de s'atténuer avec le temps ou avec l'âge. Ceci est complètement faux, car il est dans la nature même de la mémoire d'être incertaine et malléable à souhait. « La flexibilité de notre système mémoriel est incroyable, selon Signy Sheldon, professeur à l'université McGill (Montréal), il n'y a pas qu'un endroit unique dans le cerveau correspondant à un souvenir donné. La mémoire se *construit en direct*. Chaque fois qu'on se rappelle un souvenir, il devient sujet à interprétation [106] ». En un mot, à chaque passage, le souvenir est délié pour être reconstruit plus tard. S'il n'y a aucune nouvelle information à intégrer, il est reconstitué de la même façon. Sinon, de nouvelles expériences peuvent venir s'agglutiner autour. Le souvenir se *recâble* pour ainsi dire chaque fois qu'on le réactive, en suivant des chemins neuronaux légèrement modifiés. Sans protéines pour se *recâbler*, il s'efface.

Peut-on se fier à sa mémoire ? – Les psychologues – et les juristes qui reconstituent les scènes de crime [107] – constatent depuis longtemps la *fragilité* de la mémoire, vue son degré extrême de *malléabilité*. C'est pourquoi il y a tellement de versions différentes d'un événement rap-

---

105 – *Dans le dédale de nos souvenirs*, revue Québec Science, jan/février 2018, p.23.

106 – Signy Sheldon, *mémoire infidèle*, la science des souvenirs, revue Québec Science, janv. 2018, p.28.

107 – On a constaté que près d'une centaine de suspects aux États-Unis ont été emprisonnés (exécutés ou libérés après quelques années) sous la foi de témoignages de personnes dont les souvenirs étaient incertains ou carrément faux, pourtant ils étaient bien sentis comme faits authentiques.

portées par les témoins oculaires, parfois quelques jours seulement après l'incident. Certaines expériences ont montré qu'il est relativement facile de transformer ou de déformer un souvenir, soit en posant des questions trompeuses, en insinuant des faits qui changent la tournure des événements réels, en créant un passé fictif sur la parole d'individus, par ailleurs tellement certains de l'authenticité des faits vus et rapportés ! En laboratoire, sur des souris, certains chercheurs peuvent localiser, effacer ou même remplacer des souvenirs anciens par de nouveaux.

Avec nos souvenirs et le récit des livres, nous faisons l'Histoire (avec un grand H – avec un grand ou un petit H)). En information, que de thèses complotistes ou conspirationnistes sont écrites, au sujet de tout et de rien ! Nombre d'individus [108] croient que Kennedy a été assassiné par la CIA, d'autres pensent qu'Hitler ou Elvis Presley vivent incognito... Tout événement traumatisant donne lieu à diverses versions qui permettent d'écrire de multiples livres et de tourner des quantités de documentaires sur l'assassinat des princesses russes de la dynastie des Romanov, sur la mort de Raspoutine ou de Staline, sur l'identité de madame Jeanne Calment morte à 122 ans, etc. À partir de faits épars, il est tellement facile de se reconstituer une histoire plus conforme à son idéologie ou à son enfance ! Cela concerne la mémoire collective, mais aussi notre mémoire personnelle qui nous permet de revoir notre enfance à la lumière de nos intérêts actuels, de masquer ou de gonfler des faits. Cela nous permet ensuite de puiser certaines informations dans une sorte d'album familial à la disposition de la fratrie. En littérature, la mode est à l'*autofiction* où l'on retrouve souvent plus de fiction que de réalité factuelle. Heureusement, dirions-nous, l'infidélité de notre mémoire permet de faire disparaître maints souvenirs que l'on n'a pas intérêt à pérenniser en nous, ou du moins sans en atténuer les effets perturbants, comme nous le verrons par la suite.

108– Près de 8 français sur 10 croient à au moins une théorie du complot, d'après une étude de l'IFOP pour la Fondation Jean Jaurès et l'observatoire *Conspiracy Watch* ! Certains politiciens que nous ne nommerons pas sont des experts dans l'art de fabriquer des *fake news* pour enjoliver leur présent ou leur passé !

Guérir une mémoire perturbée. – Les neurosciences s'intéressent beaucoup à la possibilité d'effacer les souvenirs traumatiques qui perturbent sérieusement la conduite humaine, comme dans les cas du syndrome du stress post-traumatique des soldats ou des civils revenant des champs de guerre, les perturbations de conduite à la suite d'accidents graves, les deuils longs et sévères au décès de personnes chères, ou quand surviennent des trahisons amoureuses, des séparations non acceptées, des faillites personnelles, des viols ou la détresse d'une enfance malheureuse, etc. En fait, ces individus n'ont pas nécessairement un cerveau affecté par un dysfonctionnement, mais elles sont plutôt victimes d'un incident ayant bouleversé momentanément l'équilibre de leur personnalité. Comment un épisode traumatique peut-il impacter la santé mentale, et créer chez un individu des crises de panique anxiogène ? Comment un souvenir devient-il pathogène au point de déstabiliser la vie d'une personne ?

Si certains individus désirent effacer des souvenirs, d'autres veulent récupérer ceux qui sont profondément enfouis dans leur inconscient. Les psychanalystes freudiens travaillent par de longues analyses qui peuvent durer plusieurs années, afin de faire ressurgir dans le conscient des scènes traumatisantes, peut-être plus symboliques que réelles vécues dans l'enfance (meurtre du père, inceste avec la mère, amputation du pénis, rejet des parents, etc.) La mémoire obéit à des processus extrêmement complexes. Nos souvenirs ne sont pas logés dans de petites boites numérotées qu'il s'agit d'ouvrir pour y avoir accès ! Quand nous nous remémorons un souvenir, nous le réinscrivons à nouveau pour l'authentifier ou en atténuer l'empreinte.

*

Le film de science-fiction INCEPTION

Le film *Inception* (en français, *Origine*) avec DiCaprio a frappé les imaginations de nombreux spectateurs. Son argumentaire est le suivant : « Dom Cobb est un voleur expérimenté dans l'art périlleux de `l'extraction' des souvenirs ; sa spécialité consiste à s'approprier les secrets les plus précieux d'un individu, enfouis au plus profond de son subconscient, pendant qu'il rêve et que son esprit est particulièrement vulnérable. Très recherché pour ses talents dans l'univers trouble de l'espionnage industriel, Cobb est aussi devenu un fugitif traqué dans le monde entier ». Cependant, une ultime mission pourrait lui permettre de retrouver sa vie d'avant (et ses enfants). L'habilité de scénariste est d'avoir laissé la fin indécise : le protagoniste est-il sorti du rêve ou est-il revenu sur terre ? *Inception* se termine justement sur cette question, est-ce la toupie [qui représente l'état de rêve] qui tourne indéfiniment, ou bien est-ce le film qui s'arrête avant qu'elle (la toupie) ne s'arrête. Les révélations de Michael Caine, en marge d'un festival de cinéma londonien, pourraient néanmoins mettre un terme à toutes les spéculations. Durant cet événement, le scénariste a ainsi été questionné sur cette conclusion, et il livre une explication tout à fait plausible : *« Si je suis [dans la scène], c'est la réalité. Si je ne suis pas dedans, c'est un rêve, «* dit-il.

*

Comment reconsolider un souvenir traumatisant. – Selon le professeur Alain Brunet du département de psychiatrie de l'hôpital Douglas de Montréal, il ne faut pas chercher à inventer « la pilule de l'oubli », il faut plutôt penser à une *reconsolidation de la mémoire.* « L'objectif n'est donc pas d'effacer le souvenir, mais plutôt de le dépouiller des émotions extrêmes qui l'accompagnent comme les crises de panique, les cauchemars ou l'anxiété, pour les neutraliser en quelque sorte [109]». En fait, qui peut vouloir perdre la mémoire ou effacer une partie plus ou moins grande de ses souvenirs ? C'est pourtant la situation qui arrive

109 – Le Dr Brunet a été appelé en renfort par les hôpitaux de Paris et de Nice, suite aux attentats du Bataclan et de la Promenade des Anglais. Les patients ont été soulagés de leurs souvenirs émotifs, grâce à une thérapie de 6 séances et la prise d'un médicament, le *propanolol*, un bêtabloquant capable d'inhiber la production des hormones du stress relâchées quand un souvenir traumatisant refait surface. Un souvenir qui refait surface devient malléable et peut être altéré [journal *Le Devoir* de Montréal dans le cahier Perspective, *Peut-on effacer les souvenirs,* 15 et 16 décembre 2018, Isabelle Paré, journaliste].

aux patients souffrant de la terrible maladie d'Alzheimer qui signe la disparition à toutes fins utiles de la mémoire immédiate, et plus tard, de la conscience elle-même ? Sans souvenirs, pas de conscience, donc pas d'histoire personnelle !

La mémoire permet de survivre et de se construire. Elle inscrit les êtres dans un espace-temps, ce milieu infini dans lequel se succèdent les faits, histoires et existences. La mémoire permet de se souvenir du passé pour agir dans le présent, mais aussi pour se projeter dans le futur. Le but de la mémoire, ce n'est pas de conserver fidèlement un souvenir pour une longue période, mais d'*adapter* nos comportements à un environnement en mutation. Voilà pourquoi nous *reconstruisons* sans cesse nos souvenirs. Il n'y a pas de mémoire infaillible ou comme on dit familièrement, personne n'a de mémoire d'éléphant ! Selon le Dr Brunet, « la mémoire fonctionne comme un ordinateur. Mettre à jour un souvenir, c'est comme ouvrir un fichier. Avant de le fermer, il se réenregistre. On peut soit consolider un souvenir ou, au contraire, l'écraser par un autre. Pour diminuer la force émotive d'un souvenir avant son enregistrement, on écrase l'ancien souvenir par un nouveau, et c'est ce dernier qui persiste. »

Le vieillissement. – Avec l'âge, notre corps subit une corrosion et perd de ce fait du muscle, de l'os, une partie des tissus de la plupart de nos organes, y compris le cerveau dont le nombre de neurones s'amenuise avec le temps. Les chercheurs, il faut le rappeler, estiment à environ 100 milliards le nombre de nos neurones au terme de la croissance cérébrale. Les neurones qui ne sont pas sollicités dans les premiers mois de la vie s'autodétruisent. Dès la prime enfance, le cerveau subit un véritable tsunami en se débarrassant d'une partie importante des neurones qui encombrent son espace cognitif. La pollution, l'inflammation, les radicaux libres que nous produisons en brûlant des calories commencent à agresser les neurones, même avant cet âge. On perd en moyenne 50 000 neurones par jour à partir de la puberté et de nombreux facteurs peuvent augmenter ce chiffre. Cela provoque un affaiblissement de la fonction des neurones, de leurs capacités à se connecter, de fabriquer des neurotransmetteurs, de contrôler leur encombrement par des protéines oxydées. L'altération des gènes est plus importante sur les capacités intellectuelles que la perte des neurones, compensée alors par la *neuroplasticité* du cerveau, c'est-à-dire par la formation de nouvelles synapses. Beaucoup d'éléments peuvent influencer la performance de la mémoire, soit le manque de sommeil, l'alimentation inadéquate, les maladies comme le diabète, l'abus de l'alcool ou de drogue, le stress et le surpoids…

*

L'analyse du cerveau d'Albert Einstein

Voici l'étrange destin du cerveau du génial physicien qui fut substitué à sa famille, sans que personne ne le sache, par le pathologiste de l'hôpital où Einstein est mort d'une rupture d'anévrisme. Ce n'est que 20 ans plus tard que le voleur du précieux encéphalogramme découpa l'organe en morceaux et en tranches et les fit parvenir à plusieurs laboratoires et pathologistes qui l'étudièrent soigneusement. Que découvrirent-ils ? Rien de significatif ! Le cerveau du célèbre génie n'avait pas plus de neurones que n'importe quel cerveau, même que celui d'Einstein était plus petit que la moyenne… Mais les études se poursuivent encore de nos jours. Marian Diamond, neuroanatomiste à l'université de Californie de Berkeley, a écrit en 1985 dans la revue *Neurology* [110] que « le ratio des cellules gliales par rapport aux neurones est plus élevé dans les lobes pariétaux d'Einstein que dans ceux de la moyenne des 11 cerveaux témoins analysés. Comme les cellules gliales nourrissent les neurones, ses travaux suscitent un certain intérêt : les neurones d'Einstein étaient-ils mieux sustentés, donc plus performants ? » Est-ce qui explique le génie du célèbre physicien ? Découvrira-t-on un jour une origine physiologique de l'intelligence humaine ? Certains pensent plutôt qu'il faut chercher dans le type d'intelligence d'Eins-

---

110 – Marie-Pier Élie, *l'étrange destin du cerveau d'Einstein*, revue Québec Science, 31/03/2010.

tein, son *esprit rebelle*, sa créativité à penser autrement que la majorité des savants de son époque…

*

Où se localisent les centres de la douleur ? – Les neuropsychologues travaillent beaucoup à localiser les centres qui contrôlent la douleur, avec l'objectif d'en atténuer les effets. En principe, la douleur est là pour signifier le dysfonctionnement d'un organe. Mais il se trouve que dans plusieurs cas, l'information peut être carrément faussée ; ainsi la douleur peut persister après qu'un membre ait été sectionné. Celle-ci peut se déplacer d'un endroit à un autre d'une manière imprévisible, comme dans le cas de la fibromyalgie (qui produit des syndromes caractérisés par des douleurs diffuses et changeantes dans tout le corps). « En 2016, des chercheurs américains et français ont établi que 30 petits neurones jouaient le rôle du centre de contrôle de la douleur dans le cerveau. Situés dans l'hypothalamus, ils sont responsables de la libération de l'ocytocine, une substance qui joue un rôle majeur dans l'intensité de la réponse à la douleur [111] ».

En 2010, une équipe française du *Neurocentre Magendie* de Bordeaux avait identifié trois groupes de neurones impliqués dans des réactions d'anticipation qui formaient, selon elle, le siège de la « peur apprise ». Ces neurones sont situés dans l'amygdale derrière le cerveau. Deux d'entre eux sont liés à la mémorisation du signal et à sa reconnaissance. Ils émettent des signaux à un troisième groupe, qui déclenche la réaction d'immobilisation des souris soumise à l'expérience. La peur « apprise », tout à fait naturellement, est en quelque sorte un signal d'alarme qui permet d'identifier un danger et de s'y soustraire. Il s'agit ici d'un très vieux réflexe, présent chez l'animal afin d'échapper à ses prédateurs et qui demeure chez l'humain, même si celui-ci a acquis par la suite des solutions de survie beaucoup plus intelligentes. L'expression *cerveau reptilien* désignant l'hypothala-

111 – Alain Labelle, *Des neurones associés à la bravoure et à l'anxiété*, texte publié sur le site de Radio-Canada, lundi 10 septembre 2018.

mus ou l'hypophyse est une expression ancienne pour signifier que l'homme a un lourd passé phylogénétique (venant de son passé de primate hominidé).

Notre mémoire redéfinit ainsi notre passé à l'aide d'informations « mises à jour » de nos souvenirs et en plongeant dans nos expériences actuelles. L'objectif des chercheurs est de nous débarrasser de tous ces mauvais souvenirs qui entravent notre conduite de « singes savants ». Mais où se situe réellement la *trace mnésique* (appelée l'engramme), une empreinte biologique laissée par nos souvenirs ? Loge-t-elle dans un seul neurone ou dans plusieurs ? Il semble que certains souvenirs remontent jusqu'au cortex préfrontal ou se logent dans le lobe temporal, d'autres dans l'amygdale ou dans le cervelet et évidemment dans l'hippocampe. On se rappellera qu'après des années d'efforts de plusieurs équipes de recherche, on a enfin réussi à déchiffrer l'ADN ; c'est alors qu'on s'est aperçu qu'on avait simplement découvert les lettres de l'alphabet du vivant ! Pour ces chercheurs, il s'agit maintenant de réussir à apprendre à lire et à écrire la bonne syntaxe et là, le travail de décryptage est absolument gigantesque… J'ai l'impression que nous sommes face au même travail éléphantesque du décodage démesuré de milliards de neurones et de synapses, agitées par des dizaines et des dizaines de neurotransmetteurs !

La mémoire est une faculté qui oublie, dit-on familièrement, mais c'est aussi l'instrument essentiel pour la fabrication de notre *histoire personnelle et collective* – mais on peut ne pas aimer le résultat qu'elle produit *in fine*… La vérité s'y trouve, mais est-elle subjective ou objective? La nostalgie s'y loge, mêlée de remords, de joie, de tristesse ou de regret sur notre passé, de crainte, d'espoir et de projet sur notre avenir !

Le rôle du sommeil pour la mémoire. – Il est un préjugé tenace, à savoir que la période de sommeil que s'accordent chaque jour tous les hommes et les animaux a comme fonction de reposer le corps après l'intense activité journalière ; nous croyons volontiers que le sommeil sert à recharger nos batteries. Or, on sait maintenant que le cerveau n'est jamais aussi actif que pendant la période de sommeil. Pourquoi ? Premièrement, il doit s'appliquer à fixer les informations à retenir et deuxièmement, il a une ***fonction de nettoyage*** et de mise en forme des informations retenues dans la journée. Certains animaux, comme la bernache du Canada, ou les poissons et les mammifères marins, ont la capacité d'immobiliser la moitié de leur cerveau en sommeil profond pendant que l'autre moitié est en demi-sommeil et veille à leur protection ; ils ont un œil à demi fermé, prêt à signaler l'approche d'un prédateur. Les parents disent souvent dormir d'un œil, quand ils ont un nouveau-né.

Les tout jeunes bébés dorment 16 heures par jour et on prétend qu'ils n'ont qu'une mémoire à court terme. Une chercheuse a fait des expériences sur 200 bébés pour prouver le contraire ; après avoir montré à l'enfant un apprentissage simple d'une séquence de trois opérations, elle voulait savoir si le bébé pouvait refaire la même opération plus tard. Elle a prouvé que si les bébés dormaient *3 à 4 heures immédiatement après*, ils étaient capables de réussir le test ; si l'enfant restait éveillé après l'expérience, il ne retenait rien. Les adultes ont également besoin de sommeil pour mémoriser correctement des informations. Ainsi en ce qui concerne les étudiants, il est contre-indiqué de passer une nuit blanche pour apprendre studieusement un examen plutôt que de s'accorder une bonne nuit de sommeil. Plus les exercices sont complexes, plus le sommeil est nécessaire – les musiciens, quand il s'agit d'apprendre par cœur un morceau de musique à interpréter le lendemain.

Il est donc faux de croire que l'on ne peut pas apprendre pendant le sommeil. On a tous remarqué qu'on a intérêt à laisser passer une nuit avant de prendre une décision importante, pour faire appel à la *mémoire émotionnelle* ; on se fie alors sur ce que l'on appelle généralement **l'intuition** qui donne de meilleurs résultats que de solliciter la logique rationnelle dans l'état de veille. Combien de savants (dont Einstein ou Thomas Edison) ont résolu de difficiles problèmes d'une façon inopinée, au lever du lit, en faisant la sieste ou en prenant le bus…

Le sommeil paradoxal accentue la créativité. – Il existe deux sortes de sommeil : 1° le REM (*rapide eye movement* : sommeil qui déclenche des mouvements d'yeux rapides) qu'on appelle aussi *som-*

meil paradoxal qui est un sommeil léger rendant fertile la production de rêves et d'idées créatives ; 2° le NREM (*non rapide eye movement*) qui se charge de consolider les souvenirs, appelé le *sommeil profond*. Le temps du sommeil se divise en général en périodes de 90 minutes, en commençant par un laps de temps en NREM (sommeil profond), suivi d'un REM (sommeil léger) et ainsi de suite jusqu'au réveil. Toutefois les intervalles de temps peuvent varier et à mesure qu'on se rapproche de la fin du sommeil, la fréquence et la longueur du REM augmentent. Selon le Dr Matthew Walker, « le don du sommeil REM favorise une reconnaissance et une compréhension précises nous permettant de prendre des décisions, donc d'agir plus intelligemment. »

La seconde contribution du REM amène une créativité plus grande grâce à l'action du sommeil paradoxal. Par contre, le sommeil NREM assure le transfert et la mise en sécurité d'informations récentes dans les zones du cerveau destinées au stockage des informations dans le long terme. Sur un temps donné, le sommeil permet de retenir des souvenirs de 20% à 40% de plus que pendant l'éveil. Le sommeil REM (paradoxal) contribue à construire de vastes réseaux associatifs d'information à l'intérieur du cerveau, ce qui suscite de nouvelles perceptions créatives. Le sommeil REM est particulièrement présent pendant le début de la vie, là où il joue, semble-t-il, un rôle fondamental dans le développement du langage et dans l'apprentissage des difficiles règles grammaticales : conjugaisons, temps, pronoms, genres, exceptions, etc. C'est pourquoi les enfants peuvent apprendre plusieurs langues plus facilement pendant l'enfance qu'à l'âge mûr. Nous pouvons y résoudre des problèmes auxquels nous n'arrivions pas à trouver des solutions dans les situations normales d'éveil [112].

*

112 – « Les ordinateurs sont capables de stocker des milliers de fichiers individuels avec précision, mais les ordinateurs standard [n'utilisant pas l'intelligence artificielle ou le *deep learning*] ne font pas de combinaisons nombreuses et créatives. Tandis que les fichiers d'ordinateurs sont des îles isolées, nos souvenirs humains sont au contraire richement interconnectés par des réseaux d'associations, entraînant un pouvoir flexible et prédictif. » [Walker, déjà cité, p. 236].

« Le sommeil est le décor d'un théâtre nocturne au sein duquel votre cerveau teste et élabore des connexions entre de vastes comptoirs d'informations. Cette tâche s'accomplit au moyen d'un algorithme étrange, destiné à créer des associations lointaines et surprenantes, à l'image d'une recherche Google dans les profondeurs d'internet. Le cerveau du dormeur fusionne des éléments du savoir disparates, comme jamais ne le ferait un cerveau éveillé, favorisant une étonnante capacité à résoudre les problèmes [113] ».

*

Certains scientifiques [114] ont le don de profiter de cette étonnante capacité de résolution de problèmes pendant le sommeil paradoxal. L'exemple le plus frappant est l'activité créatrice absolument fantastique d'un Thomas Edison qui déposa environ 1093 brevets dont celui du phonographe, de l'ampoule électrique et des centrales électriques distribuant le courant par câblage à de multiples abonnés. Edison dormait peu, mais était un amateur de siestes ; il avait compris le talent créatif du rêve qu'il utilisait sans relâche comme un outil essentiel qu'il nommait *l'intervalle de génie.* « On raconte qu'il avait pour habitude de placer un fauteuil à côté de son bureau, sur lequel il déposait un bloc-notes et un stylo. Il prenait ensuite une casserole en métal qu'il installait minutieusement au sol, juste sous l'accoudoir droit de son fauteuil. Pour rendre la situation encore plus étrange, il prenait dans sa main droite deux ou trois boules en acier. Il s'installait enfin dans le fauteuil, la main droite sur l'accoudoir, serrant les boules dans sa main. C'est seulement alors qu'il se laissait aller en arrière, pour être pleinement envahi par le sommeil. Au moment où il commençait à rêver, ses muscles se détendant, il lâchait les boules qui tombaient dans la

113 – Extrait de l'excellent livre du Dr Matthew Walker, *Pourquoi nous dormons*, éd. La Découverte, Paris, 2018, p. 140.

114 – Dont Einstein qui, parait-il, inventa sa célèbre formule E=mc2, raconta qu'il avait trouvé celle-ci en montant dans un autobus. Mendeleev, découvreur du tableau périodique des éléments, rapporte aussi qu'il avait élaboré son idée à la suite d'un rêve, le 17 février 1860. Des créateurs comme Edison, l'inventeur du phonographe, étaient un rêveur assidu.

casserole et le réveillaient. Il pouvait alors noter dans son carnet toutes les idées créatrices qui flottaient dans son esprit en train de rêver. » [115] Génial, non ?

Le grand nettoyage nocturne grâce à la mémoire NREM. – Le docteur Maiken Nedergaard de l'université de Rochester aux États-Unis a découvert qu'il existe une sorte de *réseau d'assainissement* du cerveau appelé « *système glymphatique* » (renvoyant à un *système lymphatique* nouveau – comme il en existe un pour évacuer les polluants de notre sommeil pendant le sommeil de type NREM (sommeil profond). Ce nettoyage neuronal est le plus dynamique, l'expulsion des polluants dans le cerveau étant multiplié par dix ou vingt. Le travail de purification du système glymphatique est accompli par un fluide cérébrospinal baignant le cerveau. On le sait, le cerveau humain est extrêmement énergivore, lui qui consomme 20% à 25 % de l'énergie globale du corps. Il produit donc forcément des quantités importantes de déchets potentiellement toxiques pour lui (en fait, on estime qu'il produit l'équivalent de son poids en déchets en un an). L'expulsion de ces déchets est longtemps restée mystérieuse. Ce n'est que vers 2012, par les recherches de la professeure Nedergaard [116] sur la souris, que l'on a pu démontrer l'existence d'un système d'évacuation des déchets rapide et efficace propre au cerveau, grâce au système glymphatique. Les protéines dites bêta-amyloïdes, toxiques pour le cerveau, ne sont libérées que pendant le sommeil de type NREM ou sommeil profond.

Or curieusement, « la maladie d'Alzheimer est associée à l'accumulation d'une forme toxique de protéines appelées *bêta-amyloïdes* qui s'agglomèrent en plaques collantes à l'intérieur du cerveau. Ces plaques amyloïdes sont toxiques pour les neurones et tuent les cellules cérébrales environnantes, en faisant disparaître graduellement

---

115 – Anecdote savoureuse racontée par le Dr Walker, *Pourquoi nous dormons*, déjà cité, p.240.

116 – *Scientists discover previously unkown cleansing system in brain*, Newsroom, University of Rochester Medical Center, consulté sur internet, 15 août 2012.

la mémoire du malade [117] ». Est-ce une avancée importante dans les possibles détection et guérison de la terrible maladie ? On ne le sait pas encore, mais le Dr Walker remarque que les patients souffrant d'Alzheimer ont très souvent un déficit de sommeil de type NREM et il prédit que le manque de sommeil augmente considérablement le risque de développer la maladie d'Alzheimer.

Autrefois, on dormait en moyenne neuf heures par nuit ; maintenant dans notre civilisation numérique *boostée* à la performance, on en dort tout juste sept heures et moins ! Qu'est-ce que l'on perd en qualité de vie créative et en réflexion en profondeur ? Donald Trump dit pour sa part ne dormir que trois à quatre heures par nuit... Cela lui donne le temps de tweeter ses impressions à la planète entière vers cinq ou six heures du matin... à notre grand désespoir !

---

117 – Selon le professeur Robert Stickgold, professeur de psychiatrie de l'école de médecine de l'Université de Havard (États-Unis). Référence : Dr Walker, *Pourquoi nous dormons*, déjà cité, p.170. Une vidéo expliquant le phénomène a été présentée par la chaîne EXPLORA le mercredi 10 juillet 2019, au Québec, sous le titre de *La vérité sur le cerveau qui dort*.

DEUXIÈME PARTIE : QUI EST CE DIEU MYSTÉRIEUX QUI APPARAÎT QUAND LA CONSCIENCE S'ÉCHAPPE DU CORPS ?

Chapitre huit : ce que nous apprennent les mythes éternels de la création du monde et de l'existence de *l'après-mort*.

Annexe 2 : les limites du langage humain. Les concepts de l'espace/temps fini/infini.

Annexe 3 : Le jardin d'Éden ; comment l'archéologie donne une nouvelle explication de celui-ci.

Chapitre neuf : ce que disent les religions au sujet de *l'après-vie* ?

Chapitre dix : ce que pensent les philosophes, les poètes et les artistes depuis 2500 ans, au sujet du monde de l'Au-delà.

Annexe 4 : les Jeux vidéo de type immersif sont des machines méta-physiques.**Chapitre onze** : les états modifiés de conscience (EMI).

Annexe 5 : le cerveau, la conscience, l'âme et Dieu.

Chapitre douze : au-delà de la conscience individuelle, le voyage astral et la découverte de la conscience universelle.

Chapitre treize : la spiritualisation de l'univers dans la physique quantique.

Chapitre quatorze : les diverses définitions de Dieu à travers les âges. [Essai de synthèse]

Conclusion générale

Bibliographie générale

Livres de l'auteur chez d'autres éditeurs

CHAPITRE HUIT : LES MYTHES ÉTERNELS DE LA CRÉATION ET DE L'APRÈS-MORT

Je suis fils de la terre et du ciel étoilé,
mais ma race est céleste.[118]

L'humanité se pose la question de l'origine du monde et de la vie, de la mort et de la destinée de l'homme et ce, depuis le début des temps immémoriaux. Il n'existe pas de grandes civilisations qui n'ont pas élaboré de *cosmogonies* (théorie de la formation du l'univers) relatant la création du Monde, l'arrivée de l'homme sur cette Terre et le *voyage des âmes* vers l'Au-delà. Déjà en Mésopotamie, [119] Le roi-héros Gilgamesh (vers 2650 av. J.-C.) est venu chercher son aïeul Outa-Napishtim, l'homme qui a trouvé l'immortalité, *pour le questionner sur la vie et la mort.* [120] Chez les Égyptiens, les pharaons attachaient une énorme importance à la construction de leur monument funéraire en forme de pyramide dont ils commençaient la construction au premier jour de leur sacre. La réussite de leur descente aux enfers et la

118 – Fragment d'un texte antique, donnant des instructions à l'âme qui vient de mourir sur la façon de naviguer dans l'après-vie [extrait de Dr Alexander, La carte du Paradis, éd. Guy Trédaniel, 2015. p. 9].

119 – La Mésopotamie (du grec Μεσοποταμία / Mesopotamía, de μεσο / meso « entre, au milieu de » et ποταμός / potamós « fleuves », littéralement le pays « entre les fleuves ») est une région historique du Moyen Orient située dans le Croissant fertile, entre le Tigre et l'Euphrate. Elle correspond pour sa plus grande part à l'Irak actuel [Wikipédia]. Elle est l'origine de la civilisation indoeuropéenne et le berceau de la plupart de nos langues occidentales.

120 – *L'Épopée de Gilgamesh*, traduit par Abed Azrié, Albin Michel, Spiritualité vivantes, Paris 1915, p. 27 et 107-8.

protection contre les pillages de leurs tombeaux leur assuraient l'immortalité. Chez les Grecs, il fallait être bien équipé et dirigé par le dieu Hadès pour entreprendre le difficile chemin au royaume des morts. Chez les chrétiens, la *pesée des âmes* au Jugement dernier permettait de récompenser une bonne vie sur terre et donnait un sens à l'existence vertueuse d'ici-bas. Nous pourrions compléter la nomenclature des récits mythiques, c'est le sujet inépuisable des études archéologiques et ethnographiques des civilisations. [121]

La présence nécessaire des mythes. – « Les mythes racontent une histoire sacrée; ils relatent un événement qui a eu lieu dans le *temps primordial*, le temps fabuleux des *commencements*. Autrement dit, le mythe raconte comment, grâce aux exploits d'Êtres surnaturels, une réalité est venue à l'existence, que ce soit la réalité totale du Cosmos, ou seulement un fragment : une île, une espèce végétale, un comportement humain, une institution. C'est donc toujours le récit d'une "création" : on rapporte comment quelque chose a été produit, c'est-à-dire a commencé à *être*. [122] Les mythes révèlent donc l'activité créatrice des Êtres suprêmes et dévoilent la sacralité (ou simplement la "sur-naturalité") de leurs oeuvres. En somme, les mythes décrivent les diverses et parfois dramatiques irruptions du sacré (ou du "sur-naturel") dans le Monde. Cette irruption du Sacré fonde réellement l'univers, tel qu'on le connait aujourd'hui.

Y a-t-il une vérité dans le discours mythique ? Pour comprendre la préhistoire, avons-nous d'autres choix d'interpréter les mythes qui remontent bien au-delà de l'*Homo Sapiens.* On sait maintenant que l'homme de Néandertal, qui a vécu de 450 000 ans à 30 000 ans avant J.-C. Il fabriquait ses outils, enterrait ses morts au cours de cérémonies et avait probablement d'autres activités spirituelles : soit évoquer les esprits des animaux, dessiner sur les parois des grottes, invoquer les esprits de l'au-delà. Toutefois, plusieurs scientistes (à ne pas confondre avec les scientifiques)

121 – Nous nous sommes aperçus de l'importance du récit cosmogonique dans la création d'une religion, qui s'appuie sur ce texte. Comparez maintenant le récit de la création du Monde chez les bouddhistes et le texte de la Genèse chez les chrétiens qui inventent le Paradis terrestre, le péché original et la culpabilité, tout ce qui n'existe pas dans le bouddhisme – Voir le chapitre suivant sur les deux principales religions [chapitre 8].

122– Eliade, Mircea, *Aspects du mythe*, Paris, NRF/Gallimard, 1963. Coll. « Idées ».

prétendent toujours que la science expérimentale est l'unique *source fiable du savoir* sur le monde, par opposition aux révélations religieuses, aux superstitions, aux traditions orales, aux mythes, etc.

Cette opinion, que l'on nomme *scientisme*, est une croyance qui consiste à reporter sur la science les principaux attributs de la religion. C'est le biologiste Félix le Dantec qui lança ce mot dans un article paru en 1911 dans la *Grande Revue*. « Je crois à l'avenir de la Science, je crois que la Science et la Science seule résoudra toutes les questions qui ont un sens; mais je suis convaincu aussi que les hommes se posent bien des questions qui ne signifient rien. Ces questions, la Science montrera leur absurdité en n'y répondant pas, ce qui prouvera qu'elles ne comportent pas de réponse. » Le scientisme est un mouvement philosophique issu du positivisme, qui considère la connaissance scientifique comme la *connaissance absolue*.

Faire cheminer ensemble, c'est-à-dire côte à côte, à la fois les recherches scientifiques et les récits mythiques, voilà une démarche pleine de sagesse, selon nous. Consultons à la fois la Genèse de l'Ancien Testament, les récits mythologiques recueillis par les ethnologues sur les civilisations égyptiennes et grecques (d'une richesse extraordinaire), d'autres récits ancestraux comme ceux collectés auprès des Dogons d'Afrique, le savoir des religions et les travaux des poètes – ainsi que les dramaturges grecs comme Hésiode ou Eschyle (la trilogie de *Prométhée*) ou Dante (*La Divine Comédie*) et autres. Sans cela, que saurions-nous de l'origine du Monde ? Nous avons beau ne pas y croire, mais l'archéologie, l'étude du climat et l'analyse du génome humain sont maintenant capables d'expliquer le peuplement de la terre par les *Sapiens*. Des phénomènes comme le déluge ou l'étoile apparue aux mages à la recherche du Messie et bien d'autres événements qui nous apparaissent merveilleux ont une réalité certaine dans l'histoire de la Terre.

De l'univers magique à l'univers mythique. – Selon l'ethnologie actuelle, le développement de l'*Homo Sapiens* remonte à 40 000 ans av. J.-C. (et plus [123]), lorsqu'à la suite de mutations physiques, psychologiques

123 – Selon les dernières fouilles archéologiques, les chercheurs font remonter la présence des hominidés à 90 000 ans, peut-être à 120 000 ou 130 000 ans. C'était probablement des proto-*homo sapiens*.

et sociales, il devint l'Être que nous connaissons aujourd'hui doué de langage, de raison et d'imagination. D'abord, les premiers hommes (citons les *Dogons* du Mali, les *Pygmées* du Cameroun ou les *Sans* (Bochimans) du Kalahari) ont eu tendance à considérer que ce qui les entourait (animaux, montagnes, pierres, astres, phénomènes atmosphériques) était ses égaux. Ils étaient **animistes**, parlaient aux choses comme à leurs vis-à-vis : ma mère la lune, mes sœurs les étoiles, mon frère l'ours ou le chien, considérant que tous les êtres étaient dotés d'une *âme* ou d'un *esprit.* Comme les premiers hommes ne contrôlaient pas grande chose dans cette nature hostile en proie aux tempêtes, à la famine, aux bêtes sauvages, à la maladie et à la mort. Ils inventèrent diverses cérémonies, incantations et sacrifices pour faciliter leur existence. Plus tard, ils vinrent à penser que la Nature était contrôlée par des êtres supérieurs qui vivaient dans un autre monde que le leur. Ils inventèrent les dieux qu'ils imaginèrent vivants dans un lieu au-delà (l'Olympe où trône Jupiter) ou en dedans de la Terre (le Royaume des ténèbres chez Hadès, le dieu des morts)

L'univers céleste devint le **lieu mythique** où vivaient ces dieux tout-puissants (à visage humain), entourés de déesses, de demi-dieux, d'anges ou de démons, de titans et de héros ou de gardiens du monde souterrain qui semblaient avoir les mêmes habitudes de vivre, les mêmes défauts, les mêmes vices, les mêmes ambitions qu'eux-mêmes – la puissance en plus que n'avaient pas les hommes. Par ailleurs, tout ce monde désincarné et mi-humain était plus habitué à s'entredéchirer les uns les autres qu'à protéger les humains des calamités d'ici-bas. Pourtant les dieux ressemblaient davantage aux humains qu'à des êtres surnaturels. Dans certaines civilisations comme chez les Égyptiens, il y eut des révolutions de palais pour instaurer un dieu unique (*Aton*), mais le monothéisme fut de courte durée, quand les prêtres et les autorités religieuses reprirent le pouvoir.

Entre le 5e et le 4e siècle avant J.-C., les philosophes grecs enseignèrent dans leurs écoles de ne pas s'abandonner aux *caprices des dieux,* cherchant plutôt à comprendre les lois de l'univers et la véritable nature des choses et des êtres. *La révolution socrato-platonicienne* peut être vue comme une sorte de *laïcisation* (ou de spiritualisation) de la pensée religieuse grecque et plus tard, romaine. L'homme devait plutôt se tourner *vers lui-même* pour entreprendre sa propre conversion, par le contrôle de ses passions et la maîtrise de sa peur inscrite dans son destin d'être mortel. En Occident, la religion chrétienne remplaça progressivement la mythologie païenne aux premiers siècles apr. J.-C. Les humains furent disposés à recevoir le Christ, un *dieu fait homme*, mort sur la croix pour expier les péchés des hommes. Depuis que ces derniers avaient été chassés du Paradis pour avoir voulu goûter des fruits de l'Arbre de la connaissance du Bien et du Mal [124], Adam et Ève furent condamnés à expier ce péché d'orgueil (le *péché originel*), faute impardonnable que de vouloir partager la prérogative divine. Selon la malédiction donnée par Dieu à Adam et Ève, l'homme dut gagner sa vie à la sueur de son front et racheter sa faute en ayant une conduite irréprochable, avant de pouvoir accéder de nouveau au *Jardin d'Éden*. Tel est le destin de l'homme chrétien, tel est son Karma !

La création de l'univers et de l'homme. – Le plus grand récit de la création de l'univers, né au Moyen-Orient, fut consigné dans la **Genèse** attribuée à Moïse (probablement personnage mythique), mais sûrement composée par des prêtres et des érudits du 8e au 2e siècle av. J.-C. Étymologiquement *récit des origines*, l'Ancien Testament est la première partie du Livre des religions, occidentales du moins : judaïsme, christianisme, islamisme, protestantisme (appelées religions du Livre). Il fourmille d'histoires, d'anecdotes, racontant la vie passée dans le Moyen-Orient, mille ans avant le Christ, et empruntée à diverses traditions égyptiennes, hittites, mésopotamiennes, juives et autres. Ils relatent des événements, probablement réels et transformés en légendes, qui se sont déroulés autour du bassin méditerranéen (le Jardin d'Éden, le déluge, la tour de Babel, la destruction de Sodome et Gomorrhe, l'Odyssée de Joseph, le sacrifice d'Abraham, les querelles et les guerres incessantes entre divers peuples sémites). Lire ou relire ce récit poétique de la Genèse évoque le voyage d'Ulysse, autre témoignage essentiel et mystique de l'existence de l'humanité euro-américaine. Ces auteurs inconnus ont pérennisé le vécu des peuples anciens rapporté par la tradition orale ou écrite. Encore

---

124– C'est-à-dire le savoir illimité qui n'appartient qu'à Dieu et qui est un désir profond chez l'homme d'être lui-même égal des dieux. C'est le pouvoir d'abuser de sa liberté et d'être en mesure d'utiliser ce pouvoir d'une façon absolue.

de nos jours, ces textes font l'objet de perpétuelles discussions entre érudits, chercheurs et croyants [125].

Premiers chapitres de la Genèse [126]

– « Au commencement, Dieu créa les cieux et la terre.

– La terre était informe et vide : il y avait des ténèbres à la surface de l'abîme, et l'esprit de Dieu se mouvait au-dessus des eaux. Dieu dit : Que la lumière soit ! Et la lumière fut.

– Dieu vit que la lumière était bonne ; et Dieu sépara la lumière d'avec les ténèbres.

– Dieu appela la lumière jour, et il appela les ténèbres nuit. Ainsi, il y eut un soir, et il y eut un matin : ce fut le premier jour.

– Dieu dit : Qu'il y ait une étendue entre les eaux, et qu'elle sépare les eaux d'avec les eaux.

– Et Dieu fit l'étendue, et il sépara les eaux qui sont au-dessous de l'étendue d'avec les eaux qui sont au-dessus de l'étendue. Et cela fut ainsi.

– Dieu appela l'étendue ciel. Ainsi, il y eut un soir, et il y eut un matin : ce fut le second jour.

– Dieu dit : Que les eaux qui sont au-dessous du ciel se rassemblent en un seul lieu, et que le sec paraisse.

Et cela fut ainsi…

Et le texte continue jusqu'à la création d'Adam et Ève et l'incident du paradis terrestre…

– L'Éternel Dieu prit l'homme, et le plaça dans le jardin d'Éden pour le cultiver et le garder.

– L'Éternel Dieu donna cet ordre à l'homme : Tu pourras manger de tous les arbres du jardin, mais tu ne mangeras pas de l'arbre de la connaissance du bien et du mal, car le jour où tu en mangeras, tu mourras.

–Le serpent était le plus rusé de tous les animaux des champs, que l'Éternel Dieu avait faits. Il dit à la femme : Dieu a-t-il réellement dit : Vous ne mangerez pas de tous les arbres.

---

125 – Qui était réellement Moïse, homme-chef de guerre ou personnage mythifié ? par exemple. Posons la même question au sujet d'Adam et d'Ève, nos mythiques premiers ancêtres…

126 – Genèse, Ancien Testament, Le Pentateuque, chapitre 1 (la Bible en ligne, disponible sur internet en traduction française par Segond, 1910).

– La femme répondit au serpent : Nous mangeons du fruit des arbres du jardin.

– Mais quant au fruit de l'arbre qui est au milieu du jardin, Dieu a dit : Vous n'en mangerez point et vous n'y toucherez point, de peur que vous ne mouriez.

– Alors le serpent dit à la femme : Vous ne mourrez point; mais Dieu sait que, le jour où vous en mangerez, vos yeux s'ouvriront, et que vous serez comme des dieux, connaissant le bien et le mal.

– La femme vit que l'arbre était bon à manger et agréable à la vue, et qu'il était précieux pour ouvrir l'intelligence ; elle prit de son fruit, et en mangea; elle en donna aussi à son mari, qui était auprès d'elle, et il en mangea.

– Les yeux de l'un et de l'autre s'ouvrirent, ils connurent qu'ils étaient nus, et ayant cousu des feuilles de figuier, ils s'en firent des ceintures.

– Il répondit : J'ai entendu ta voix dans le jardin, et j'ai eu peur, parce que je suis nue, et je me suis caché.

– Et l'Éternel Dieu dit : Qui t'a appris que tu es nu ? Est-ce que tu as mangé de l'arbre dont je t'avais défendu de manger.

– Et l'Éternel Dieu dit à la femme : Pourquoi as-tu fait cela? La femme répondit : Le serpent m'a séduite, et j'en ai mangé.

– L'Éternel Dieu dit au serpent : Puisque tu as fait cela, tu seras maudit entre tout le bétail, entre tous les animaux des champs, tu marcheras sur ton ventre, et tu mangeras de la poussière tous les jours de ta vie.

– Il dit à la femme : j'augmenterai la souffrance de tes grossesses, tu enfanteras avec douleur, et tes désirs se porteront vers ton mari, mais il dominera sur toi.

– Il dit à l'homme : Puisque tu as écouté la voix de ta femme, et que tu as mangé de l'arbre au sujet duquel je t'avais donné cet ordre : Tu n'en mangeras point! le sol sera maudit à cause de toi. C'est à force de peine que tu en tireras ta nourriture tous les jours de ta vie.

– C'est à la sueur de ton visage que tu mangeras du pain, jusqu'à ce que tu retournes dans la terre, d'où tu as été pris; car tu es poussière, et tu retourneras dans la poussière ». [extrait d'Internet].

L'interprétation du récit mythique. – La préhistoire débute la grande histoire par la description d'un événement spectaculaire, soit la création foudroyante du Monde, suivie de six journées, selon la Bible, puis par le récit de l'occupation humaine de celle-ci. Depuis la découverte du *Big Band*, nous savons que notre Planète est vieille d'environ 13.4 milliards d'années et qu'elle est le fruit d'un éclatement cataclysmique à la première seconde de son existence. Dans la Genèse, la lumière fut au premier jour, suivi de cinq autres journées – la science actuelle évalue chaque jour biblique en milliards d'années. Puis Dieu sépara la lumière des ténèbres et ensuite, **Il** appela la lumière jour et les ténèbres nuit. Ainsi, il y eut un soir et il y eut un matin. (La vie apparut sur terre autour de trois milliards s'années). Puis, Dieu sépara les eaux de la terre et créa les océans qui se peuplèrent d'animaux aquatiques et d'oiseaux. Le Créateur assécha une partie des terres pour qu'au sixième jour, vinssent les animaux, et enfin l'homme. Le mythe donne un nom au Créateur de cet exceptionnel et unique coup de théâtre que les astrophysiciens appellent l'incroyable « première seconde » du *Big Band* (un point d'une densité extrême), tandis que les mythologues nous révèlent l'immense personnage qu'est Dieu, Principe de vie !

Il est à remarquer qu'il n'y a pas eu d'*avant*, l'homme étant incapable d'imaginer un *début des temps* (pourquoi ? nous y reviendrons plus loin). Seul un Dieu tout-puissant et éternel, capable de tout mettre en place d'un seul éclair, peut expliquer la création spontanée du Monde au **Temps 0**. Dieu agit ici à la manière d'un *principe vital* ou d'un *souffle divin* mettant le *programme humain* en marche [127], selon des principes, des lois immuables et intelligibles (certains diront de nature mathématique) que les astrophysiciens découvrent aujourd'hui petit à petit.

Ensuite vint l'installation d'Adam et Ève dans le paradis terrestre, créés à l'image de Dieu et ayant comme mission de peupler la terre, de dominer la nature et les animaux et de faire fructifier les plantes et les arbres fruitiers, avec comme seule condition de ne pas manger du fruit de *l'arbre de la connaissance*. Malheureusement, il arriva ce qui devait arriver, le drame humain est comparable à une tragédie grecque ; c'est une malédic-

127– Dans une conférence des Mardis de l'Espace des sciences (conférence YouTube), consulté le 18 sept 2019, l'astrophysicien réputé Trinh Xuan Thuan prétend que la création de l'univers suit un programme établi depuis le *Big Band qui est orienté en direction de l'homme*. Sans cela, comment expliquer que la mécanique quantique si complexe qui a mené à l'apparition de l'homme se serait mise en place sans une *téléologie* établie d'avance. [Voir Trinh Xuan Thuan, *Vertige du Cosmos*, Paris éd. Flammarion 2018]. Le texte de la Genèse fonctionne dans le même sens. Ce principe va à l'encontre de la théorie du chaos ou du hasard. Einstein n'a-t-il pas dit que Dieu ne joue pas aux dés !

tion que l'on pourrait appeler le *destin implacable* de l'homme, sa fatalité et l'origine du Mal. Il a abusé de sa liberté en voulant devenir l'égal de son Créateur, il est chassé du Jardin d'Éden et condamné jusqu'à la fin des temps, lui et ses descendants, à errer sur cette terre inhospitalière sur laquelle il pourra racheter sa faute et réintégrer le Paradis au Jugement dernier, s'il s'est bien comporté pendant sa vie de misère et de malédiction [128].

Autre récit mythique. – Dans la mythologie grecque existe le mythe de Prométhée, celui qui a fait le don du feu aux hommes et qui eut le plus cruel des châtiments administrés par Zeus lui-mêmc. La scènc d'Adam et Ève chassés du Paradis terrestre, trompés par le serpent est par ailleurs une réplique [129] du mythe de Prométhée expulsé du monde des dieux pour avoir délivré l'Homme de sa condition terrestre. Ces deux histoires mythiques racontent comment l'homme ne peut s'affranchir de son *statut de mortel*, désormais sa destinée, sa fatalité, son Fatum.

Eschyle : *Prométhée enchaîné* [130]

« Écoutez plutôt quel était le triste destin des mortels, et comment ces êtres, stupides jadis, acquirent, grâce à moi, raison et sagesse.

---

128 – On peut conclure du mythe de de la Genèse, deux choses : l'homme a connu la vie idyllique du Paradis au début de son existence, et à la sortie du Paradis, son existence devint extrêmement pénible. Au-delà de l'interprétation du péché originel et de la culpabilité due à la désobéissance de l'injonction divine, certains anthropologues modernes interprètent différemment le mythe religieux. Pour eux, le traumatisme de la sortie du paradis terrestre est le fait du passage entre l'état de l'homme chasseur-cueilleur-pêcheur et de l'homo Sapiens accédant à la **révolution agricole**. Avant, sa vie consiste à recueillir les fruits que lui offre la nature ; après, c'est par son travail de la terre, nécessairement pénible, qu'il doit assurer sa subsistance. En accumulant des réserves, il acquiert sa sécurité alimentaire, il domestique les animaux et les fait travailler pour lui au lieu de les chasser. Sa vie fut alors un labeur constant et l'oblige aux travaux forcés du paysan… A-t-il fait un bon choix ?

129 – Les deux textes sont écrits autour du 4è siècle avant J.-C, à peu près.

130 – Dans la trilogie dramatique d'Eschyle [extrait d'internet en traduction grecque/français], le titan Prométhée explique au chœur son rôle quand il vole aux dieux le feu (c'est-à-dire l'intelligence) pour permettre aux hommes de devenir des hommes et d'inventer le langage, les mathématiques, l'industrie, l'agriculture, la domestication des animaux, la navigation : pour cela, il fut sévèrement puni. N'est-ce pas là ce qui se rapproche le plus de ce que l'on appelle la révolution cognitive [p.71] qui fit de l'H. un Homo sapiens. Certains anthropologues modernes prétendent qu'il faut interpréter cet événement fondamental comme le début de l'**agriculture**, à l'ère des chasseurs-cueilleurs, qui oblige ceux-ci au travail pénible des champs et met fin à l'état paradisiaque du paradis terrestre !

Ce n'est pas que j'aie à faire aucun reproche aux hommes : je parle pour rappeler seulement quels furent mes dons et ma bonté. Autrefois ils voyaient, mais ils voyaient mal ; ils entendaient, mais ils ne comprenaient pas. Semblables aux fantômes des songes, ils vivaient, depuis des siècles, confondant pêle-mêle toutes choses. Ils ne savaient se servir ni des briques ni du bois, pour construire des maisons éclairées par le jour. Comme la frêle fourmi, ils habitaient sous terre, dans des cavernes profondes où ne pénétrait pas le soleil. Nul signe certain qui distinguât à leurs yeux l'hiver, soit du printemps plein de fleurs, soit de l'été aux moissons abondantes. Ils agissaient, mais toujours au hasard, sans réflexion. Enfin je leur enseignai l'art d'observer et l'instant précis du lever des astres et l'instant précis de leur coucher. C'est moi qui inventai pour eux la science des nombres, la plus noble des sciences ; pour eux je formai l'assemblage des lettres, je fixai la mémoire qui conserve tous les souvenirs, la mère, l'instrument des Muses. C'est moi aussi qui, le premier, accouplai sous le joug les animaux auparavant sauvages, désormais domptés et obéissants ; et le corps des mortels fut soulagé du poids des travaux les plus rudes. C'est moi qui attelai les chevaux, dociles au frein, à des chars splendides, orgueil de l'opulence. Et ces autres chars aux ailes de lin, qui emportent le matelot sur les ondes, quel autre que moi les a inventés ?

Infortuné ! mon industrie a tout créé pour les mortels, et je ne trouve, pour moi-même, aucun moyen de me délivrer de mon tourment » [extrait d'internet].

La notion du **Destin** (les *Moires* du grec ancien *Moîrai*) est représentée par trois divinités : Clotho la Fileuse, Lachesis la Réparatrice, Atropos l'Implacable. Elles deviendront, dans la mythologie romaine, les Parques (**Nona**, **Decima** et **Morta)** qui déroulent le fil de la vie et le coupe inopinément à la mort. De manière générale, si le terme de *Moîra* (la Destinée) est très présent dans les épopées homériques, toutefois elle n'a pas toujours des origines divines.

Le destin tragique de l'homme. – Les Grecs de l'Antiquité croyaient en de nombreux dieux créant des mythologies foisonnantes. Philosophes, poètes, dramaturges, hommes politiques n'ont eu de cesse d'élaborer des généalogies divines de plus en plus complexes, suite aux mariages, infidélités ou violences faites les uns aux autres. Leurs enfants issus des dieux premiers créeront de nouvelles généalogies avant de se perpétuer par la suite. Avant d'accepter Zeus comme maître de l'Olympe, il faut savoir que les Grecs inventèrent toute une série de demi-dieux, héros, titans et autres créatures à statut intermédiaire entre les dieux et les hommes, qui ont pu servir de médiateurs entre le monde divin et le monde terrestre. Prométhée, ce titan demi-dieu, a trahi son lien filial à Zeus, méritant ainsi une punition éternelle.

Dans la mythologie grecque, **Prométhée** [en grec ancien *Promêtheús*, dit le Prévoyant] est une figure héritée du « transmetteur du dieu » et selon d'autres sources, considéré comme le créateur des humains. Il est surtout connu pour avoir dérobé le feu sacré de l'Olympe pour en faire don aux humains. Comme on le sait, Zeus courroucé par cet acte déloyal, le condamne à être attaché à un rocher sur le mont Caucase, son foie dévoré chaque jour par un aigle et repoussant chaque nuit. Plusieurs éléments de sa légende, tel son châtiment, semblent avoir été empruntés par les Grecs aux légendes du Caucase. Il apparaît pour la première fois au VIIe siècle av. J.-C. dans un poème d'Hésiode, la *Théogonie*, puis dans une tragédie d'Eschyle : *Prométhée enchaîné*. Sisyphe [131] est une autre figure d'un demi-dieu chez les Romains qui aurait livré des secrets aux hommes. Ce sont les tragédiens grecs qui ont insufflé *le sens du drame* pour illustrer la misère de l'H. devant vivre dans une nature violente et inhospitalière. Y a-t-il déjà eu un *paradis terrestre* à l'aube de l'humanité et lors de la création de l'H. par un Dieu infiniment bon ? On peut en douter. Dans le monde moderne, Frankenstein est le héros ayant aussi trahi les intentions de son savant-créateur, pour reprendre sa liberté, devenant une menace pour son géniteur.

L'auteure Mary Shelley exploite la version grecque d'Eschyle pour en faire le héros romantique par excellence. Son livre : *Frankenstein or de Modern Promotheus* (1818) est considéré comme le premier ouvrage romantique gothique, à l'origine de la science-fiction moderne.

131 – Sisyphus fut sévèrement puni pour s'être rebellé contre la volonté des dieux en confiant leurs secrets aux humains, Sisyphe fut condamné par Hadès à pousser un énorme rocher jusqu'au sommet d'une montagne dans le royaume des morts, rocher qui dévale la montagne quand il atteint le sommet.

Elle exploite le thème de la créature qui dépasse et surpasse en force son créateur-inventeur et conquiert sa liberté. L'Homme a toujours eu peur d'être écrasé par son Grand Œuvre qu'il aurait fabriqué dans un laboratoire secret – serait-ce la production de la **Covid** dans un laboratoire chinois ? Il peut s'agir du robot *boosté* à l'intelligence artificielle, du *cybord* mi-humain ni-machine, du Golem juif et des autres personnages malfaisants en provenance des mondes extérieurs, ogre, dragon, monstre, vampire opérant la nuit ou diable sorti de l'enfer…

Ces deux mythes (l'un grec, l'autre chrétien) dévoilent la fragilité de l'Homme, une *faille* dans sa nature orgueilleuse. Pourtant il est créé par Dieu, à son image et à sa ressemblance. L'H. porte cependant à tout jamais la marque de sa déchéance et de sa souffrance. Il est né dans le Jardin d'Éden parmi les dieux, mais ceux-ci lui rappellent très rapidement qu'il est un être hybride, mi-bête mi-dieu. Par sa faute, il est ramené à sa condition humaine. *Je suis fils de la terre et du ciel étoilé, mais ma race est céleste.* [132] Selon d'autres mythes, l'homme a voulu l'immortalité, privilège consacré aux dieux. Il a commis le pire des péchés, l'orgueil, qui le condamne au châtiment suprême, le séjour sur une terre inhospitalière. Les tragédies grecques d'Eschyle ou les épopées homériques geignent d'éternelles lamentations sur le cruel *Destin* (la *Moïra*) des protagonistes, scandées par le chœur des pleureuses. Ce qui est dramatique et effroyable dans le Destin, c'est son caractère implacable et non conséquent à une faute volontaire ou à un péché. L'homme est le jouet entre les mains des dieux, qui peuvent exercer leur privilège divin selon leur *bon plaisir*, c'est-à-dire *agir sans morale* (humaine), sans l'obligation de faire le bien et d'éviter le mal.

D'une part dans la Genèse, l'H. a mangé la pomme, le fruit de *l'arbre de la connaissance du bien et du mal.* Quel était le désir profond de l'être humain ? User de sa *liberté* comme bon lui semble, désirer connaître tout, utiliser ce pouvoir d'une façon absolue, ce qu'il imagine être les pouvoirs des dieux. Dieu lui avait donné la mission de coopérer à la Création élaborée aux premiers jours de l'origine du Monde.

132– Fragment d'un texte antique, donnant des instructions à l'âme qui vient de mourir sur la façon de naviguer dans l'après-vie [extrait de Dr Alexander, La carte du Paradis, éd. Guy Trédaniel, 2015. p. 9].

« Faisons l'homme à notre image, selon notre ressemblance, et qu'il établisse sa domination sur les poissons de la mer, sur les oiseaux du ciel, sur le bétail, sur toute la terre, et sur tous les reptiles qui rampent sur la terre. Soyez féconds, multipliez, remplissez la terre, et assujettissez-la... Je vous donne toute herbe portant de la semence et qui est à la surface de toute la terre, et tout arbre ayant en lui du fruit d'arbre et portant de la semence : ce sera votre nourriture. Et à tout animal de la terre, à tout oiseau du ciel, et à tout ce qui se meut sur la terre, ayant en soi un souffle de vie, je donne toute herbe verte pour nourriture. Et cela fut ainsi ». [La *Genèse*, livre premier].

Mais l'Homme a tout gâché par sa *convoitise* (l'histoire de la pomme que lui a offert la femme – encore elle !), par son orgueil et son appétit de pouvoir. Qu'a-t-il fait du *Jardin d'Éden* que lui avait préparé le Divin ? L'homme est en train de salir son environnement en raison de sa gloutonnerie, sa cupidité démesurée et son pouvoir de destruction, au point où la température de la terre est près d'exploser, la biodiversité animale et végétale de s'éteindre et la vie de décliner. Il ne peut dompter ses passions qui l'entrainent dans l'excès et la débauche. D'autre part, si on se réfère au mythe grec, Prométhée (son protecteur et même, selon certaines légendes, son créateur) lui a donné le **feu** substitué au monde des dieux qui représente l'intelligence, lui l'animal le plus démuni de la création. L'acquisition du feu (son intelligence) distingue l'humain de l'animal. Cet homme dénudé doit se vêtir de peaux de bêtes, il doit changer son alimentation végétale en passant du *cru* au *cuit*, manger de la viande (source de protéines), cultiver la terre et chasser le gros gibier. De la même façon, l'acquisition de la connaissance et le pouvoir de la *liberté absolue* associent l'homme à Dieu, Être suprême omniscient et omnipotent. L'H. quant à lui est condamné pour toujours à être un demi-dieu et un plus-qu'animal. Toutefois, il a la nostalgie du *Jardin d'éden*, mais demeurera l'être maudit des dieux [selon la mythologie], malheureux sur terre, condamné à gagner sa vie péniblement « à la sueur de son front », stigmatisé comme être mortel et soumis aux maladies, à la décrépitude, à la mort.

Par ailleurs, Prométhée, son bienfaiteur, en lui offrant le feu le fait *passer de la sauvagerie à la civilisation*. Il lui a enseigné, selon le poète, la notion de temps, les mathématiques (les nombres), l'écriture, l'agriculture, la domestication des animaux, la navigation pour voguer sur la mer, la médecine pour soigner son corps si faible, l'art divinatoire pour prédire l'avenir, le traitement des métaux. En un mot, tout ce dont l'homme a besoin pour vivre en pleine autonomie, et non comme un animal. Et alors, Prométhée son protecteur, subira tout le malheur de la punition d'une durée infinie. Dans la religion chrétienne, c'est le Fils sur la croix qui expie le péché que l'Homme n'a pas commis…

L'Homme est-il responsable de sa faute, commise au Jardin d'Éden [133] ? Le texte n'est pas clair là-dessus. Dans le cas de Prométhée, ce dernier endosse toute la responsabilité de la faute. Quel lourd destin ! Sa punition éternelle, c'est tout le drame grec d'être soumis à la volonté du dieu Zeus. Le désespoir stigmatise la tragédie grecque, fatale punition de Prométhée. Dans la Genèse, la tache indélébile du péché originel commis par Adam et Ève se perpétue jusqu'à nous, même si nous n'en sommes pas directement responsables… Évidemment !

Annexe 2 : les limites et les imperfections du langage humain. Les concepts de l'espace/temps fini/infini.

Qu'est-ce qui distingue l'homme du singe même le plus évolué ? Harari avance l'idée que le cerveau de l'*Homo Sapiens* a fait un bond en avant qu'il appelle la **révolution cognitive** [voir page 71] entre 70 000 et 30 000 ans avant J.-C. Légendes, mythes, dieux et religions, tous sont apparus avec la révolution cognitive. Auparavant, beaucoup d'animaux et d'espèces humaines pouvaient constater : *attention, un lion !* Grâce à la révolution cognitive, *Homo sapiens* a acquis la capacité de dire : *le lion est l'esprit tutélaire de notre tribu.* Cette faculté de parler **symboliquement** de fictions est le trait singulier du langage humain. C'est la fiction qui nous a permis d'imaginer les choses, mais aussi de le faire collectivement. [134]

---

133 – Voir l'annexe sur le *Jardin d'Éden* qui suit.

134– Harari Y.N., *Sapiens, une brève histoire de l'humanité*, Paris, Albin Michel, 2015, p. 35 et 36.

Le bouddhisme dit que le monde n'a pas eu de commencement. On peut dire que l'homme se pose deux grandes questions auxquelles il ne peut répondre : le début et la fin du Monde et le début et la fin de lui-même. En raison de son esprit limité, il ne peut imaginer un temps infini ni comprendre que l'espace lui aussi est d'une étendue infinie. L'esprit de l'homme vit à l'intérieur de ces catégories temporelles et spatiales, comme dit Kant. Théoriquement, seul Dieu se situe *à l'extérieur* du temps et de l'espace. C'est probablement pour cela que l'homme a eu besoin d'*inventer Dieu*, un Être qui peut exister *hors* de notre univers! En ce qui concerne le temps, l'humain doit obligatoirement imaginer le début et la fin d'un événement, un temps 0 et un temps X. La durée de l'événement se situe entre l'alpha et l'oméga, car il faudrait être Dieu pour pouvoir se situer en dehors du temps. Ainsi, le récit de la Genèse se lit comme suit : « Au commencement, Dieu créa les cieux et la terre », et comme dans toute bonne histoire, le récit commence par : *il était une fois* – en anglais : *Once upon a time.* Tout événement a une durée limitée entre deux points. L'éternité est un concept *in-imaginable* [non intelligible à l'esprit humain].

J'aime bien cette boutade attribuée à Woody Allen : *l'immortalité peut être très longue, surtout vers la fin* !

L'astrophysique a fait d'énormes progrès en fixant le début de l'univers à 13.4 milliards d'années, une seconde après *le Big Band.* Mais n'importe quel enfant peut alors demander : mais qu'est-ce qu'il y avait *avant* ? Le *Big Band* ne règle rien de l'origine du monde ! Les astrophysiciens vous répondront alors que l'univers ne baigne dans une espèce de *soupe* non pas d'objets ni de particules, mais de *potentialités*. De même pensent les bouddhistes qui font appel au concept de *vacuité* : « un vaste océan primordial qui aurait été *baratté* par les vents, créant une sorte de crème qui en se solidifiant aurait formé les continents, les montagnes, etc. Tout ce processus obéit à des rapports de cause à effet ». [135] Le bouddhisme dit que le monde n'a pas eu de *commencement,* comme il n'y a pas de Dieu créateur [chapitre 9].

135 – J.F. Revel et Mathieu Ricard, *Le moine et le philosophe*, Paris, éditions Pocket et NIL, p. 171.

Le Dieu de Descartes. – La pensée du philosophe du XVIIe siècle est étonnante, car elle constitue un va-et-vient curieux ; du cogito, il a déduit le moi, et du moi, il déduira l'existence de Dieu. À partir du Moi, il va même établir une double preuve de l'existence d'un Dieu, Être parfait : « Par le nom de Dieu, j'entends une substance infinie, éternelle, immuable, indépendante, toute connaissante, toute-puissante, et par laquelle moi-même, et toutes les autres choses qui sont, ont été créées et produites [136] ».Quand il veut établir la prédominance du Moi (d'une évidence absolue pour lui), il introduit le doute systématique en supposant qu'il peut exister un malin génie (en moi) qui me trompe sur la réalité du Monde. Or, la chose est impossible en soi, car en admettant cette acception, le philosophe serait obligé de convenir de l'*irréalité* du Monde. Comment accepter que moi qui suis créé par un Être parfait, je sois trompé sur une chose aussi importante pour moi ? Descartes a donc besoin de l'idée de Dieu pour établir l'intégralité et la spécificité du moi. On constate ici que *l'idée de Dieu* occupe une position privilégiée : « il faut nécessairement conclure que, de cela seul que j'existe (du fait même que j'existe), et que l'idée d'un Être souverainement parfait (c'est-à-dire l'image de Dieu) est en moi, [ce qui fait que] l'existence de Dieu est très évidemment démontrée [137] ». Curieux syllogisme !

À partir du Moi comme « chose qui pense », il établit cette vérité indubitable : cette *chose qui pense* contient divers types d'idées. Il distingue : 1° des idées *nées avec moi*, comme le *cogito* qui établit la conscience de soi, 2° des idées *faites par moi-même* (sur toutes les autres choses) et enfin 3° les idées *étrangères,* venues du dehors, comme l'idée de Dieu [idem, p. 52]. Première preuve de l'existence divine (basée sur *l'idée de Dieu en moi) : «* Si l'idée de Dieu est en moi, Dieu existe ; car seule une cause parfaite, Dieu lui-même, peut être à l'origine de cet effet parfait : l'idée de Dieu ». Qui a pu mettre l'idée d'un Dieu parfait dans un être imparfait, sinon Dieu lui-même ! [idem, p. 68]. Deuxième preuve de Dieu (basée sur la notion d'infini) : « Il faut nécessairement conclure […] que Dieu existe; car [...] je n'aurais pas l'idée d'une substance infinie, moi qui suis un être fini, si elle n'avait pas été mise en moi par quelque substance qui fût véritablement infinie » [idem, p. 63]. Descartes sort de la solitude du

136 – Descartes, Méditations métaphysiques, troisième méditation, Paris, Hachette, p. 55.

137 – Méditations métaphysiques, déjà cité, troisième méditations, p. 67.

Cogito pour découvrir son corrélat transcendantal, Dieu. C'est dans la plus intime intériorité de la pensée finie que se dévoile la pensée infinie, celle de Dieu. L'Homme ne peut devenir Dieu, mais il est de sa nature de se dépasser, de vouloir devenir meilleur à l'image de son Créateur. Il est difficile de suivre Descartes jusque-là.

En résumé, les concepts d'éternité (temps) ou d'étendue infinie (espace) sont inconcevables pour un esprit humain qui *se situe lui-même à l'intérieur de l'espace/temps*. Pour emprunter le raisonnement cartésien, comment un être fini comme l'homme peut-il penser à un Être infini (Dieu), si ce dernier n'avait pas mis cette *idée divine* en lui. L'idée d'infini ne peut être causée par une réalité finie. En conséquence, de par la nature de notre être et de notre forme de langage, nous sommes enfermés dans le concept d'espace/temps fini. Nous ne sommes pas ce Dieu omniprésent, éternel et tout-puissant, qui est de par sa nature *en dehors* de notre univers terrestre. Les matérialistes diront que pour aller au-delà du paradoxe de la *finitude humaine*, nous avons dû inventer le concept du Divin, Être extérieur à l'univers terrestre. Et pour expliquer l'étrange relation entre Dieu et l'Homme, ce dernier s'est senti obligé de fabriquer les récits fantastiques du Jardin d'éden et du péché originel, de la punition de Prométhée et du vol du feu, empruntant par là le langage du mythe…

*

Notre incapacité à **penser** rationnellement l'immortalité de l'Être et d'imaginer le voyage astral autrement qu'un **non-lieu terrestre**, comme un *nulle part* en termes d'espace/temps, montre bien qu'il est impossible de représenter autrement ces *mystères* qu'en termes de *mythe*, une sorte de *virtuel du merveilleux*. Les *expérienceurs* qui ont vécu ces extraordinaires phénomènes essaient par tous les moyens de traduire ces choses en « langage presqu'humain ». Même chose pour les mystiques qui parlent sans filtre et direct.

*

Annexe 3 :
Le jardin d'Éden et comment l'archéologie donne *une nouvelle explication à la réalité du jardin d'Éden.*

Une très importante découverte archéologique (de 1994) et les fouilles qui ont suivi par l'allemand Karl Smith et son équipe donne un nouvel éclairage au mythe fondateur du Jardin d'Éden : le site de **Goberkli Tepe**, situé dans le Nord de la Syrie, au milieu que l'on a appelé le *croissant fertile*, une riche et vaste plaine qui favorise l'agriculture en Mésopotamie. Cette découverte récente est primordiale sous un double point de vue; premièrement, par son caractère *d'ancienneté,* qui la situe autour de 9 000 ans d'aujourd'hui, alors que la Genèse aurait été écrite plutôt entre le VIe et le Ve siècle avant J.-C. Deuxièmement, par la *démesure* de ses installations dont plusieurs des monolithes en T mesuraient près de six mètres érigés à la force des bras humains, alors que les hommes n'avaient pas encore inventé la roue, ni découvert les métaux. On assiste donc ici à la *naissance d'une civilisation*, ébauchée par des humains dits cueilleurs-chasseurs, qui quittent leur mode de vie **nomade** pour devenir des agriculteurs stationnaires, domestiquant les plantes sauvages (dont l'épeautre, le blé et l'orge) et les bêtes (entre autres, les moutons et les chèvres). En conséquence, comment peut-on expliquer la punition d'Adam et d'Ève, ayant mangé la pomme ? Selon les anthropologues, Dieu n'existait pas encore ! Comment expliquer ces paroles de la Genèse ?

« Dieu dit à l'homme : Puisque tu as écouté la voix de ta femme, et que tu as mangé de l'arbre au sujet duquel je t'avais donné cet ordre : Tu n'en mangeras point! le sol sera maudit à cause de toi. C'est à force de peine que tu en tireras ta nourriture tous les jours de ta vie.

– C'est à la sueur de ton visage que tu mangeras du pain, jusqu'à ce que tu retournes dans la terre, d'où tu as été pris ; car tu es poussière, et tu retourneras dans la poussière ». [extrait d'Internet].

En fait, depuis que l'H. a compris qu'il pouvait cultiver sa nourriture et manger de la viande sans avoir besoin de la chasser, il a réalisé qu'il devait abandonner le **nomadisme** – et un certain degré de liberté et d'insouciance pour gagner la sécurité de l'alimentation. Le *deal* était-il profitable ? **Goberkli Tepe** est un lieu où se réunissait divers clans venant de tout l'environnement pour manger des cochons et peut-être pour boire une sorte de bière artisanale faite de céréales qu'il cultivait. Ils ne venaient pas là l'hiver, on n'a pas trouvé non plus de sépulture. Que représentait ces gigantesques monolithes, ornés de figures de bêtes : des ancêtres ou des dieux ? On ne le sait pas encore. On peut supposer que ces *Homo Sapiens* ont lentement réalisé la grande révolution du Néolitique ; la domestication des plantes et l'élevage des animaux. La *connaissance* et le feu comme en parle le poème d'Eschyle (*Prométhée Enchainé*), n'a pas été volée aux dieux, mais *appris* par expérimentation sur le terrain. Par ailleurs, on sait que c'est à l'époque durant laquelle le cerveau de *l'Homo sapiens* s'est développé d'une façon étonnante pour permettre l'invention du langage, la constitution de clans beaucoup plus imposants, le travail collectif que demande l'érection de structures comme celles de Goberkli Tepe, le culte des ancêtres, la culture du vivre ensemble, la religion, la civilisation, etc.

Au début, il est clair que l'agriculture a pu apparaitre comme un cadeau empoisonné, exigeant effort et savoir-faire. Mais une fois le pas franchi, l'H. n'est pas revenu à l'arrière. Le mode de vie agro-pastorale constitue un ciment pour la formation de groupes de plus en plus nombreux. La pénibilité du travail agricole et les aléas du climat exige une discipline qui ne se compare en rien à la vie libre et insouciante des chasseurs-cueilleurs. C'est pendant ces moments que l'on invoque (et que l'on **invente**) des dieux qui contrôlent les événements de la nature. L'H. prend conscience de sa *vulnérabilité* et demande de l'aide à des êtres supérieurs qui maitrisent le vent, la pluie, les ouragans, la sécheresse, le froid, etc.

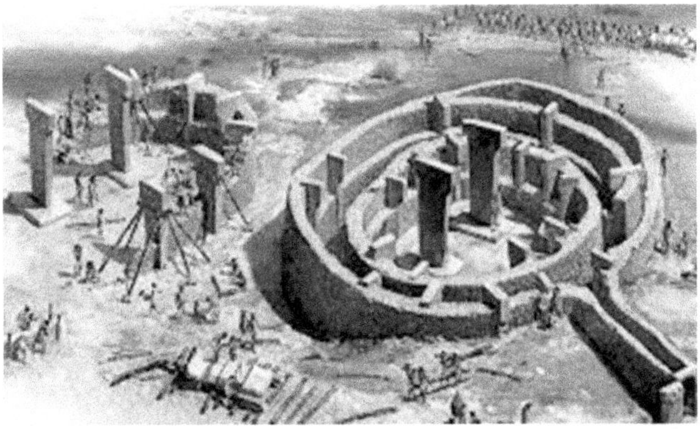

Après les fouilles de Goberkli Tepe, au nord de la Syrie

CHAPITRE NEUF : QUE DISENT LES RELIGIONS AU SUJET DE LA CONSCIENCE ET DE LA MORT ?

La peur de la mort est mère
de toutes les religions [138].

Les religions chrétiennes. – On peut dire qu'en général, les religions chrétiennes dites du livre (catholicisme, protestantisme, Églises orthodoxes et musulmanes) se sont données comme mission d'expliquer la présence de Dieu et des autres personnes divines, l'origine du monde, le destin de l'homme après la mort. Comme elles ont adopté *la cosmogonie de la Genèse*, elles ont dû expliquer à leurs fidèles la signification du péché dit *originel*. Aussi la misère de l'Homme chassé du paradis terrestre après la faute (ou « la balourdise » d'Adam et Ève !), enfin les conséquences de la faute, soit l'existence du Ciel et de l'Enfer. Chez les chrétiens, le mal, la misère humaine et la mort demeurent toujours une sorte de scandale inexplicable [139]. Cependant les religions ont donné un certain sens à la venue sur terre du genre humain et à la nécessité d'une morale qui récompense les actes bons des hommes et punit les actes mauvais. Sans cette morale,

138– Yalom Irvin, *Le jardin d'Épicure*, Le livre de poche, 28/1/2015, p. 15.

139 – La question lancinante : « pourquoi un Dieu infiniment bon peut-il permettre le Mal et la souffrance ? », n'a jamais eu de réponse pour le commun des mortels. La réponse des religions anciennes grecques était plus claire : la jalousie des dieux, quoique tout aussi inacceptable pour la raison ! La réponse donnée repose sur le fait que l'H. est libre. Mais alors, Dieu est-il un Être qui surveille l'homme sur la terre et attend le Jugement Dernier pour le précipiter en Enfer s'il commet le mal ! Est-ce là un mystère ou une incohérence de la doctrine !

la vie terrestre est absurde et injuste avec ses vicissitudes, la maladie, la vieillesse, la présence du mal et l'imprévisibilité de la mort. Voltaire croyait que si Dieu n'existe pas, les valeurs morales objectives ne se justifieraient pas, mais était-ce là une façon de justifier la situation des riches par rapport aux pauvres ! Devant la peur viscérale de la mort considérée par plusieurs comme absurde et injuste, les religions sont en général consolatrices pour les croyants.

Les religions du Livre : judaïsme, catholicisme et islam s'appuient sur la Bible, la Torah ou le Coran. Elles sont des religions dites révélées possédant un corps de doctrines auxquelles doivent adhérer tous les fidèles. C'est par ailleurs le cas de la plupart des religions majeures du monde qui appuient leurs doctrines sur les textes sacrés venant d'une autorité divine ou d'un prophète (*les entretiens de Confucius,* les *Vega*, etc.). Dans le Nouveau Testament et par suite dans la théologie commune à tous les chrétiens, le **corps mystique** du Christ désigne l'Église, c'est-à-dire l'assemblée des baptisés et des justes de toutes les nations, à toutes les époques de l'histoire de l'humanité. L'Homme est un être composé d'un corps (matériel) et d'une âme (spirituelle) inséparables pendant la vie de la personne. À la mort de celle-ci, le corps retourne à la terre, mais son âme immortelle monte au Ciel où elle sera jugée selon les actions réalisées durant sa vie terrestre. En fonction du jugement positif établi, l'âme aura droit de rejoindre la communauté céleste des Anges et des Saints jouissant de la félicité éternelle. Dans le cas contraire, l'âme sera précipitée en Enfer et brûlera dans les flammes jusqu'à la fin des temps, parmi les diables et les mécréants.

Voilà résumé synthétiquement les enseignements des églises chrétiennes, mais il est clair que les principaux éléments de la doctrine ont largement varié durant 2000 ans d'histoire, parsemée de conciles, de conclaves, de schismes qui régissent la théologie et la pratique des fidèles. Les églises ont connu des périodes rigoristes : croisades, guerres de conquête, Inquisition médiévale en Espagne et en Europe, guerres de religion en France sous Louis XIV suite de la révocation de l'Édit de Nantes, etc. Elles ont connu des périodes beaucoup moins sévères, où elles priorisent une religion d'amour, une certaine liberté de pensée, la protection de la nature, le secours aux démunis, comme l'enseigne le Pape François. Il est clair que plus une religion s'éloigne du statut de religion d'État (politique), moins elle cherche à **contrôler les consciences**, plus elle devient une *spiritualité accueillante*.

Le Bouddhisme. – Nous prenons le bouddhisme comme exemple de religions de type oriental qui privilégient une approche spirituelle s'appuyant sur une certaine idée de la sagesse et de la transformation de l'âme humaine. Mais c'est sans nier l'importance d'autres grands mouvements religieux comme le Védisme/hindouisme, le Confusionnisme ou le Taoïsme (la Voie) qui rassemblent plusieurs millions de fidèles en Inde, en Chine ou dans plusieurs pays d'Orient.

En conséquence, le bouddhisme (plus précisément tibétain) est-il une religion, une philosophie ou *une discipline de vie ?* Il est certes une ***pratique d'existence*** (ainsi qu'il est maintenant connu et pratiqué en Occident), dont la finalité est de délivrer l'Homme de la douleur et de l'esclavage des sens. Grâce aux exercices spirituels et à la méditation, l'adhérent facilite l'accès à la sagesse, ce que les philosophes socratiques appelaient l'état d'autarcie, d'apathie, d'ataraxie. Bouddha est dit « l'Éveillé », parce qu'il a atteint la béatitude, c'est-à-dire l'*état de Sérénité*. Au sens strict, le bouddhisme n'est pas une religion, puisque ses adeptes n'adorent pas de Dieu créateur et personnel, qu'ils n'adhèrent pas à un dogme en particulier. De plus, le bouddhisme n'a pas de clergé ; il a cependant un nombre considérable de moines masculins et féminins qui acceptent de vivre un certain temps de leur vie dans le jeûne, la prière et la méditation avant de retourner à la vie civile. En principe, le bouddhiste ne fait pas officiellement de prosélytisme, ne croit pas au ciel et à l'enfer, ni au péché originel. Peut-on qualifier le bouddhisme de philosophie, plus précisément de métaphysique et de psychologie qui sont peu ou mal connues en Occident ? [140] Elle heurte de plein fouet le socle des certitudes de la pensée occidentale courante sur la conscience, la réalité, le Moi, sur Dieu... Voyons voir :

---

140 – « Dans l'imaginaire philosophique européen, le bouddhisme représente d'abord la négation de la vie, la destruction de soi. En retraçant l'histoire de la découverte du bouddhisme, Roger-Pol Droit écrit une page oubliée de l'histoire du nihilisme moderne. » (Présentation du livre de R.P. Droit Le culte du Néant : les philosophes et le Bouddha, Paris, Seuil, 1997)

Chez les bouddhistes, la mort est une métamorphose. – C'est un processus de dissolution où la conscience disparaît pour laisser place à différents niveaux de subtilité. La notion de continuité est essentielle. Au quotidien, ce à quoi nous avons accès est notre « conscience grossière » qui est dépendante du corps physique, du mental et des énergies qui existent à ce niveau. Elle est liée au fonctionnement du cerveau et son existence est dépendante du corps physique. Dès la mort cérébrale, cette conscience disparait mais rien ne sort du corps, aucune *âme* ne s'envole. En réalité la conscience se transforme en des formes plus subtiles. « C'est le point fondamental : la mort provoque la transformation de la conscience. Une gigantesque transformation. C'est le moment où se désagrège la *conscience grossière*, apparue au premier instant de la conception, pour laisser émerger ce quelque chose en nous de si subtil qu'il demeure invisible dans le tumulte de notre existence, un coeur enfoui au fond de nous. » [141]

*

Les Tibétains ont élaboré un modèle, une cartographie détaillée du monde de l'après-vie dont la précision est basée sur des siècles d'expériences directes. Ce savoir centenaire acquiert à mes yeux aujourd'hui une saveur particulière devant l'absence de contradictions entre ce que ce modèle explique de l'après-vie et des descriptions faites par les médiums en Occident. » [Allix, déjà cité, p.128]

*

Dans l'ouvrage rédigé avec Jeffrey Hopkins, *vaincre la Mort*, le Dalaï-lama, évoque en détail ces différentes étapes. Nous sommes constamment dans un état intermédiaire, en transition, en transformation, et jamais dans un moment statique qui n'existe pas. À lire le Dalaï-lama sur le sujet, on a l'impression que la dimension intempo-

141 – Allix Stéphane, *La mort n'est pas une terre étrangère.* Albin Michel, Paris 2009, p. 266.

relle et subtile de la conscience se révèle alors que *l'EGO achève de se dissoudre*, en même temps que le corps cesse de vivre. Il faut garder à l'esprit que la compréhension de la nature de la conscience est intimement liée à la compréhension de la nature du Moi ou du Soi, dit le Dalaï-Lama…

Généralement on reconnait l'existence de 4 *bardos*, parfois de six [*bardo* signifie *moment, intervalle, entre*]. Il y a le *bardo* de la vie entre la naissance et la mort, nous sommes dans ce *bardo* en ce moment. Puis l'instant de la mort est en soi un *bardo*, puis l'après-mort est aussi un autre *bardo*, comme le processus de **renaissance**. Et chaque *bardo* représente une occasion. La vie est une immense suite d'occasions qui nous offrent de voir notre véritable nature.

« Tout le monde sur cette planète dit à peu près la même chose. Pour les bouddhistes comme pour les chamanes, tous les actes que nous accomplissons, les pensées que nous produisons, nos intentions ont une influence sur notre conscience. Et cette influence façonne nos tendances inconscientes qui déterminent nos perceptions et nous poussent à agir. En d'autres termes, nos pensées, nos actes, nos intentions créent le monde. Nos intentions dessinent la réalité… J'ai vu le *pouvoir de mes pensées*, comment elles prenaient corps dans l'instant, comment elles coloraient l'obscurité. J'en ai senti la force, et l'impossibilité de les contrôler par le raisonnement intellectuel ». [142]

Plus prosaïquement, ce que nous n'affrontons pas dans notre vie réapparait au moment de la mort, parce que cela fait partie de nous. Les choses que l'on se refuse à régler ne disparaissent pas. Les peurs, les frustrations, les jalousies, les regrets, toutes ces émotions inexprimées que l'on tente d'enfouir au fond de nous ne s'effacent pas. Les ignorer ne résout rien. Elles vieillissent avec nous. Nous subissons leur influence inconsciente notre vie durant, et devons faire face au moment de la mort. Parce que nos pensées, nos émotions et nos actes ont une influence sur notre conscience, et au moment de la mort, tous les verrous sautent, tous les filtres disparaissent et nous sommes face à nous-mêmes [Allix, déjà cité, p. 274]. Nous devrons expier nos « imperfections » et purifier notre conscience en errant dans le *bardo* ou en nous

---

142 – *Bardo-Thôdol,* paru en français et en anglais, p. 113. Le *Bardo Thödol* ou *Livre tibétain des morts* est un texte du bouddhisme tibétain décrivant les états de conscience et les perceptions se succédant pendant la période qui s'étend de la mort à la re-naissance.

réincarnant… Tant que nous n'atteindrons pas l'état de **claire lumière,** nous serons des êtres errants à la recherche de leur vérité. Ce que le Bouddhisme enseigne, selon Tenga Rinpotché, c'est que dans notre esprit, existent toutes les qualités du Bouddha.

Comme dans les religions chrétiennes, il n'y a pas de Jugement dernier, ni de Dieu punisseur. Devant les actes répréhensibles, l'individu coupable doit rester des années dans le *bardo de la mort*, ou se réincarner pour expier ses fautes. La paix de l'esprit ne peut être trouvée en dehors de soi-même; elle n'est pas quelque chose que l'on attrape, il faut en faire l'apprentissage. En faire l'apprentissage, c'est apprendre à pacifier son esprit, ses émotions, dissoudre la colère en soi. La mort est un prolongement de la vie, rien de plus, rien de moins. Y a-t-il un dieu bouddhiste ? Ce n'est pas évidemment ! Le Bouddhisme n'est pas une religion, mais une *discipline de vie* ou *une philosophie…*

La question du Moi et de l'identité. – Depuis la fin du 19e siècle, l'importance du Moi dans la philosophie européenne a pris une telle importance au point qu'elle a éclipsé lentement l'idée même de Dieu. Alors que l'existence du **Moi** deviendra le socle sur lequel repose la pensée occidentale, dans le bouddhisme l'EGO est le principal obstacle à l'atteinte de la Sérénité. « Le bouddhisme combine à la fois la connaissance du fonctionnement de l'esprit et une action libératrice sur l'attachement au « Moi »; il sert d'antidote aux émotions perturbatrices … car il développe la patience face à la colère, le non-attachement face au désir et l'analyse des mécanismes de cause à effet face au manque de discernement ». [143] Non que l'homme ne puisse dire « **Je** », quoi de plus normal quand nous parlons à la première personne, mais le Moi n'est qu'une étiquette *attachée à une apparente continuité* – le Moi donne à l'individu un *sentiment de stabilité* nécessaire parce que nous n'avons qu'un seul corps, voilà tout.

La démarche principale du bouddhisme « permet d'affaiblir l'attachement à la notion d'un MOI considéré comme une *entité toute-puissante* qui nous entraîne à vouloir ce qui nous est désirable et repousser

143– Revel J.F. et Ricard M., *Le moine et le philosophe, un père et son fils débattent du sens de la vie*, éd. NIL/Pocket, Paris 1999, p.55.

ce qui ne l'est pas [144] ». La prédominance du MOI devenu l'EGO, ou plus généralement la **subjectivité** [145], a pris une telle importance au 20e siècle ! Encore davantage dans notre civilisation numérique, elle risque de devenir un égoïsme souverain (sinon un égotisme) qui éclipse toutes les autres valeurs. Pour les bouddhistes, elle est un obstacle à l'accueil de l'Autre et à la souffrance humaine, ne cesse de répéter le Dalaï-Lama [146] actuel.

C'est ainsi qu'elle devient une des marques de la civilisation numérique : culte des *égo-portraits*, prédominance des réseaux sociaux dans l'espace public (porte-voix de l'expression de tout un chacun), recherche de l'e-réputation, autosatisfaction des désirs immédiats, capitalisme visant à combler tous nos besoins et caprices personnels, prééminence du personnel et du privé par rapport au social et au collectif, importance de l'atteinte du bonheur ici-bas, culte de l'intimité et de la sécurité, etc. L'EGO a trouvé son nid d'accueil dans la civilisation numérique et la société de consommation qui est maintenant là pour satisfaire son appétit insatiable.

Existe-t-il une conscience immatérielle distincte du corps ou du cerveau, dans le bouddhisme ? Comme il nie l'existence d'un Moi individualiste, comment ne pas prétendre, comme Épicure, que le corps et l'âme disparaissent à la mort de l'individu, que l'on pourrait qualifier de position expérientielle de nature matérialiste... Or, le bouddhisme considère la vie comme une suite de réincarnations ou, dans les cas extrêmes, de transformations graduelles qui peuvent mener à l'*illumination.* Le philosophe Jean-François Revel, père de Mathieu Ricard,

---

144– Ricard, le moine et le philosophe, p. 54. On comprendra plus loin le sens de la critique du Moi, par le fait que le bouddhisme ne croit pas à une conscience qui persiste au-delà de la mort, ni à un Dieu créateur – ce qui montre bien que le bouddhisme n'est pas à proprement parler une religion, du moins une religion révélée comme les trois religions du Livre : christianisme, religion juive ou Islam.

145 – Alain Renaut, L'Ère de l'individu, contribution à une histoire de la subjectivité, Paris, Gallimard, 1989.

146 – Pour être honnête, historiquement les tibétains étaient des guerriers avec une tradition d'un boudhisme rigoriste et une société théocratique, d'où leur (mauvais) traitement par les Chinois qu'ils envahissaient régulièrement. Dans certains pays comme la Birmanie, les moines bouddhistes ont été de dangereux incendiaires au 21e siècle; ils sont loin de mériter leur réputation de pacifistes qu'ils ont eu souvent en Occident.

moine tibétain, qualifie de très ambiguë la position bouddhiste. Ricard répond à l'objection de son père par une métaphore, mais n'est pas plutôt une esquive, semble-t-il. « On peut comparer la conscience à la flamme d'une lampe qui en allume une deuxième lampe, laquelle allume une troisième lampe et ainsi de suite : au bout de la chaine, la flamme n'est ni la même, ni différente [147] ». Une façon de décrire les transformations de l'être est de parler d'états différents d'existence, en quelque sorte d'états spirituels en perpétuels changements, sans qu'on soit obligé de *substantifier la conscience* comme permanente ! Le bouddhisme n'envisage pas d'entité immortelle, mais une continuité sans cesse changeante, une interdépendance [148] – C'est la Roue de la Vie.

Il existe une psychologie bouddhiste parce que cette discipline de vie a comme priorité la **transformation intérieure de l'Homme**, et moins la connaissance de l'évolution du cosmos. La grande question à examiner ici concerne les rapports entre la conscience et le cerveau. Descartes pensait que l'homme est un composé humain constitué par un esprit logé à l'intérieur d'un corps, ou pour prendre une allégorie : le **fantôme dans la boite noire** [149]. Beaucoup de philosophies sont à

147– Revel J.F. et Ricard M., Le moine et le philosophe, Idem. p. 59. Il aurait aussi intérêt à consulter le philosophe Roger-Paul Droit, Le culte du Néant : les philosophes et le Bouddha, Paris, Seuil, 1997.

148– Comment ne pas penser à la réflexion de Héraclite, l'une des deux figures de proue du pré-socratisme (avec Parménide comme contradicteur) : "On ne se baigne jamais deux fois dans le même fleuve". Héraclite est le chantre du mouvement perpétuel, tandis que Parménide proclamant la permanence de l'ÊTRE dit : « L'Être est, le non-être n'est pas » (De la nature). Héraclite ajoute : " Ce monde a été fait par aucun des dieux ni par aucun des hommes ; il a toujours été et sera toujours feu éternellement vivant, s'allumant par mesure et s'éteignant par mesure " (Fragments) Il prône une philosophie du Devenir et un monde instable et fluctuant.

149– Étant donné l'impossibilité de pénétrer à l'intérieur du cerveau, on peut considérer qu'il est une boite noire [chapitre premier]. Un mauvais génie pourrait, selon Descartes, se loger dans celle-ci. « Je supposerai donc qu'il y a, non pas que Dieu, qui est très bon et qui est la souveraine source de vérité, mais qu'un certain mauvais génie, non moins rusé et trompeur que puissant, a employé toute son industrie à me tromper… Dieu, la première réalité certaine atteinte après le *cogito*, ne peut être trompeur. Dieu étant vérace, il n'a pas fait l'homme tel que le monde qui lui semble exister n'existe pas réellement » [première méditation : *Des choses que l'on peut révoquer en doute*]. Revel et Ricard, dans le livre *Le moine et le philosophe* déjà cité, a tout un chapitre sur *le fantôme dans la boite noire*, p. 75 et suivantes.

la recherche de ce « fantôme », qui est peut-être Dieu, Être suprême, Conscience universelle, Esprit cosmique, Lumière resplendissante, Monde des Idées éternelles, etc. Pour le philosophe du ***Cogito***, l'âme loge dans la glande pinéale et au moment de la mort, s'échappe du corps qui retourne à la terre. Mais comme il y a une nécessaire interdépendance entre le matériel et le spirituel, sommes-nous totalement sûrs de la vérité du *cogito* ? Les sens peuvent-ils nous tromper, tentés par un mauvais génie par exemple ? C'est pourquoi en fin de compte, Descartes a eu besoin de l'idée de Dieu, Être parfait pour garantir que l'homme ne peut pas être sujet à l'erreur.

« La majorité des neurobiologistes en sont venus à penser (maintenant) que l'on pouvait totalement se passer du *fantôme de la boite noire*, c'est-à-dire de la notion même de conscience ou d'esprit considérée comme un facteur distinct du système cérébral. Selon eux, la structure et le fonctionnement du réseau neuronal suffisent à expliquer ce que nous appelons la pensée » [150]. C'est la théorie de l'Homme neuronal. [151]

L'impermanence de la réalité et l'interdépendance des êtres. – Les deux principes du bouddhisme sont *l'impermanence de la réalité* et *l'interdépendance des êtres* : « Rien n'existe par soi et en soi, tout apparaît dans le jeu de l'interdépendance des causes et des conditions. Ainsi la loi de la pesanteur n'existe pas en elle-même, en *l'absence d'objets*. Un arc-en-ciel se forme par le jeu d'un rayon de soleil qui tombe sur un nuage de pluie. » [152] Et ainsi de suite. C'est ainsi que la philosophie bouddhiste est à l'opposé de celle de Platon, qui dans l'allégorie de la caverne, présupposait le monde des Idées éternelles dont les hommes prisonniers de la caverne ne peuvent en percevoir que les ombres. Mais le bouddhisme rejoint la

150 – Chapitre 1 : La controverse philosophico/scientifique entre Chalmers et de Dennett.

151 – Au milieu du 20e siècle, le concept de l'homme neuronal fit fortune à l'époque où l'on découvrait le rôle et l'importance du réseau des neurones dans la conduite humaine et où l'on comparait le cerveau à un ordinateur central. Voir le livre célèbre du neurobiologiste Jean-Pierre Changeux, l'homme neuronal, Paris, éd. Poche, 1998 et éd. Fayard/ Pluriel, 2012.

152 – Revel et Ricard, Le moine et le philosophe, déjà cité, p. 133.

pensée d'Héraclite, philosophe présocratique et pythagoricien qui considérait que tout est changement.

Héraclite s'interrogea sur l'origine du monde en laissant de côté les explications mythiques servies par les poètes. Comme d'autres, dont Thalès de Milet, son sujet de réflexion se porta sur l'identification de l'élément unique et inchangeable fondateur de la nature. Certains conclurent qu'il s'agissait de l'eau, d'autres du feu. Pour Démocrite, le monde ne baigne jamais deux fois dans le même fleuve, ce qui signifie que toutes choses se répandent et se contractent, s'approchent et s'éloignent.

*

Nous descendons et nous ne descendons pas dans le même fleuve : nous sommes et nous ne sommes pas. Quand nous allons nous baigner et que nous descendons dans un fleuve, nous pouvons dire qu'à chaque instant nous ne sommes plus dans le même fleuve, car de nouvelles eaux coulent toujours sur nous. Cependant, c'est bien dans le même fleuve que nous sommes, car le fleuve n'a pas changé ni de cours ni de nom.

*

Aucun objet n'est permanent et l'impermanence subtile des choses est telle qu'à chaque instant l'objet change. Comme la conscience est déclenchée par l'objet, il y a autant d'instants de conscience que d'états de l'objet impermanent... C'est ce qui conduit le monde phénoménal à être un rêve ou une illusion, à un flux changeant et insaisissable. [153] C'est ce qui faisait dire à Francisco Varela, directeur de recherche au CNRS que « la redécouverte de la philosophie asiatique, en particulier celle de la tradition bouddhique, est une seconde renaissance dans l'histoire culturelle de l'Occident et que son impact

153– *Le moine et le philosophe*, Revel et Ricard, déjà cité p. 1342.

est aussi important que la redécouverte de la pensée grecque lors de la Renaissance européenne [154] ».

Les réflexions du bouddhiste Mathieu Ricard rejoignent-elles celles des physiciens quantiques (chapitre 13) sur *l'impermanence* de la réalité, puisque la matière (pure et dure) n'existe pas comme telle ? Toute matière n'existe qu'en vertu d'une force qui fait *vibrer les particules* et maintient ce minuscule système solaire de l'atome. Mais contrairement aux bouddhistes, les physiciens quantiques, du moins plusieurs d'entre eux, en concluent que l'univers est un **Tout** ; ils posent l'hypothèse d'une sorte de *spiritualisation généralisée* de l'ensemble du cosmos.

Selon le physicien Eugène Wigner, « l'étude du monde objectif nous mène à la conclusion scientifique que *le contenu de la conscience est l'ultime réalité.* » Au nom de l'impermanence du monde physique, la science quantique a tendance à chercher un principe unificateur qu'elle appelle la *conscience universelle* (Dieu pour certains), alors que le bouddhisme s'en tient à la théorie que la matière n'a pas la *solidité* que lui prétendent les matérialistes. « En démontrant qu'il ne peut exister de particules invisibles (les atomes), le bouddhisme ne prétend pas rendre compte de phénomènes physiques, au sens où la science l'entend maintenant ; il cherche à briser le concept intellectuel de la solidité du monde phénoménal. Car c'est ce concept qui fait que nous nous attachons au Moi et aux phénomènes, c'est ce concept qui est la cause de la dualité entre soi et autrui, entre l'antagonisme existence et non-existence, attachement et répulsion, etc., qui est la cause de tous nos tourments [155]. »

154– *Le moine et le philosophe*, Idem, p. 130. Au sujet de l'importance actuelle de la philosophie grecque dans la civilisation occidentale, nous avons démontré ce point dans nos deux précédents livres, *Promesses et mirages de la civilisation numérique* et *Portrait de la civilisation numérique, et l'être humain là-dedans ?* parus chez Liber, Montréal, 2018 et 2020, en nous inspirant des travaux de latiniste Pierre Hadot, Michel Foucauld et toute une série d'essayistes français actuels comme F. Lenoir, A. Comte-Sponville, L. Ferry, etc.

155– *Le moine et le philosophe*, déjà cité, p. 144. Matthieu Ricard prétend que la position bouddhiste sur la nature de la réalité est une hypothèse médiane entre le matérialisme dur et le spiritualisme total, axé plutôt sur la volonté de transformer l'homme que sur la résolution de problèmes métaphysiques ! Encore là, je crois qu'il s'agit d'une esquive de la part du moine Matthieu Ricard qui revient à son statut de moine devant la difficulté de réfléchir en profondeur sur sa position philosophique, comme lui reproche son père, lui-même philosophe français.

Il n'y a pas de Dieu bouddhiste. – Le bouddhisme n'est pas une religion théiste [156] comme le christianisme – bien que le Dalaï-Lama actuel soit très tolérant envers toutes les religions et qu'il tente toujours de les réconcilier autour des valeurs spirituelles d'amour du prochain et de compassion envers ceux qui souffrent. Mais le bouddhisme n'envisage pas « la notion d'un démiurge qui aurait créé le monde et les êtres, ni l'idée d'un Dieu personnel qui voit tout, qui surveille tout – idée qui est commune aux juifs, aux chrétiens et aux musulmans et qui a été reprise par tous les philosophes modernes. Le Dieu omniscient, omnipotent, créateur du monde et des vérités éternelles, selon Descartes, se retrouve dans la métaphysique d'Aristote comme chez les grands philosophes classiques ultérieurs, Descartes et Leibniz. Pour les bouddhistes, il n'y a pas eu de création, il n'y a pas de Dieu personnel dont les yeux et les oreilles surveillent la totalité de l'humanité ».[157]

L'Être est un flux permanent. Le moine Ricard introduit un concept typiquement bouddhiste qui peut nous étonner à première vue : celui de la ***vacuité*** [158]. On peut parler de la réalité ultime, à condition de distinguer deux choses : 1° le monde phénoménal que nous percevons, appartient à la vérité relative ; 2° la nature ultime des choses qui transcende tout concept d'Être et de Non-être, d'apparition et de cessation, de mouvement et d'immobilité, d'Un et de multiple, appartient à la vérité absolue. La vérité absolue, c'est donc la réalisation de la *vacuité*,

---

156 – Selon Paul-Henri Moinet dans *Quand la Chine s'est éveillée, «* il restera de toute éternité mathématiquement impossible pour un Chinois, si lettré et philosophe fût-il, d'écrire la proposition de Spinoza, sur l'existence de Dieu – *qui est un être absolument infini, c'est-à-dire une substance consistant en une infinité d'attributs dont chacun exprime une essence éternelle et infinie* [prop. VI du premier livre de l'Éthique]. Pourquoi ? Parce que sa langue chinoise ne possède pas l'équivalent de notre verbe **être** et que sa pensée, sans être athée, est a-théologique. Nietzsche avait raison, la métaphysique est bien l'enfant de la grammaire. Ce que les jésuites ont raté en Chine, le communisme l'a réussi : les premiers, malgré leur zèle couronné par l'enterrement en 1610 de Matteo Ricci à proximité de la Cité interdite, ont partagé avec l'empereur le compas, l'épinette, l'horloge, la géométrie et l'astronomie, mais ont échoué à lui faire comprendre la puissance de **l'idée de Dieu** alors que le communisme a réussi à importer l'athéisme. Dieu y est resté lettre morte, son idée n'a pas pris, comme s'il était une propriété intellectuelle occidentale que la Chine n'avait jamais ni validée ni achetée. C'est tout le sujet de l'enquête métaphysique ouverte par François Jullien dans son dernier livre 'Moïse ou la Chine', sous-titré : Quand ne se déploie pas l'idée de Dieu. L'athéisme, consubstantiel du matérialisme dialectique, reste ainsi à ce jour la seule trace » [Le Nouvel Économiste, 7 janv, 2022.

157– Idem, Ricard et Revel, *le moine et le philosophe,* p. 169, 170 et 171.

158– Idem, p, 171 et suivantes.

de l'Éveil, de la non-dualité, qui ne peut être appréhendée que par *l'expérience contemplative* et non par la pensée analytique, ce que dit aussi la pensée grecque. Qu'est-ce que la vacuité ? C'est le contraire du néant, c'est la *potentialité universelle*, l'univers, les êtres, le mouvement, la conscience. La manifestation tout entière ne pourrait se produire si sa nature ultime n'était pas *vacuité*. Les textes bouddhistes disent : « puisqu'il y a vacuité, tout peut exister ». La vacuité porte ainsi en elle tous les possibles et ces possibles sont interdépendants – c'est pourquoi tous les êtres humains et non humains sont interdépendants.

La cosmogonie bouddhiste. – Selon le bouddhisme, le monde se serait formé tout d'abord à partir d'un continuum de particules d'espaces qui se seraient condensés et modifiés en particules constitutives des quatre autres éléments ou principes : l'eau, la terre, le feu et le vent, les composants de l'univers. Il imagine aussi l'existence d'un vaste *océan primordial* qui aurait été *baratté* par les vents, créant une sorte de crème qui en se solidifiant aurait formé les continents, les montagnes, etc. Tout ce processus obéit à des rapports de cause à effet. Le bouddhisme dit que le monde n'a pas eu de *commencement* [159] et n'aura pas de fin.

Cette notion d'***océan primitif*** est aussi véhiculée par toute une série de physiciens quantiques actuels pour expliquer ce qui existait avant le *Big Bang* et pourrait apporter des éclaircissements aux phénomènes de la naissance de l'univers actuel ou justifier les théories du *multivers*. Serait-ce *le vide quantique*, non pas un vide absolu, puisqu'il pourrait contenir l'énergie noire ou la matière noire virtuelle, donnant naissance à une toute nouvelle cosmogonie! On est loin de la théorie newtonienne... Laissons la physique mathématique travailler encore...

Conclusion provisoire. – Bouddha n'est pas un Dieu, ni un Saint, mais un Sage qui a réussi, grâce à la méditation et à diverses techniques de contrôle de son esprit, à atteindre un niveau exceptionnel de sérénité. Il est appelé par ses disciples l'ÉVEILLÉ. On n'adore pas Bouddha, on tente de l'imiter dans sa Sérénité. Nous n'avons pas d'écrits rédigés de son vivant. Il est un éveilleur de conscience, de même que Socrate, l'ACCOUCHEUR qui, grâce à la maïeutique, travaillait à permettre aux esprits de donner naissance à leurs connaissances. La métaphysique bouddhiste, élaborée par ses disciplines pendant 2500 ans, repose sur

159– Matthieu Ricard, *le moine et le philosophe*, déjà cité, p. 173.

des principes simples comme l'*interdépendance* des Êtres et *l'impermanence* de la réalité. Puisque la matière *en soi* (pure et dure) n'existe pas comme telle, le monde est de nature *phénoménale*, il est un flux en perpétuel changement. Le principal obstacle à la connaissance qui mène à la sagesse, c'est l'attachement à la notion d'un **Moi** considéré comme une *entité toute-puissante* qui nous entraîne à posséder ce qui est désirable pour lui et à repousser ce qui ne l'est pas. Nous nous attachons au Moi et aux phénomènes, qui sont la cause de la dualité entre Soi et autrui, existence et non-existence, attachement et répulsion, etc., ce qui cause tous nos tourments. À ce niveau, la cosmogonie bouddhiste se rapproche beaucoup de la philosophie grecque ancienne [160] qui attribue le malheur des hommes au dérèglement des passions et dont le Moi tout puissant finit par oublier l'Autre en voulant le dominer.

*

Bouddha et Socrate

Rappelons que Bouddha et Socrate sont à peu près de la même époque. Siddharta Gautama dit le BOUDDHA, né en 523 en Inde et mort en 480 av. J.-C., fut un prince qui renonça à son trône pour partir à la recherche de la vérité qu'il enseigna à de nombreux disciples. SOCRATE, né en 470 et mort suicidé par obligation en 399 av. J.-C., est né à Athènes d'un père artisan et à la suite d'un oracle de Delphes qui l'avait désigné comme l'homme le plus sage, commença sa vie publique d'éveilleur de conscience. Ni l'un ni l'autre n'ont écrit de leur vivant et la diffusion de leur enseignement est le fait de leurs disciples.

160– Ceux que l'on appelle la *présocratiques* (philosophes vivant avant Socrate) sont Thalès de Milet, Anaximandre, Pythagore, Héraclite, Parménide, Anaxagore, Empédocle, Zénon d'Élée et Démocrite, qui ont vécu au VIe ou Ve siècle av. J.-C., mais dont on possède beaucoup de citations mais peu de textes originaux. Ces penseurs n'attribuent plus aux Dieux les phénomènes physiques qu'ils ne peuvent pas comprendre, mais cherchent les causes dans les *lois de la nature*. Thales était mathématicien et philosophe, Démocrite atomiste, Pythagore mathématicien qui fondait toutes ces explications sur les nombres, Hippocrate, le père de la médecine expérimentale, qui cherchait la cause des maladies en disséquant des cadavres.

CHAPITRE DIX : CE QUE NOUS DISENT LES PHILOSOPHES, LES POÈTES ET LES ARTISTES DEPUIS 2500 ANS, AU SUJET DU MONDE DE L'AU-DELÀ

Avant toutes choses, c'est-à-dire au commencement du Monde, se crée un *Récit cosmogonique*. Une **cosmogonie** (du grec cosmo-*monde* et gon-*engendrer*) est un **récit** mythologique qui décrit ou explique la formation de l'Univers et la place de l'homme dans le cosmos. Tous les peuples de la Terre qui ont écrit leur histoire établissent ***le récit des origines*** qui commence invariablement par l'établissement d'une *divinité fondatrice* : personnage héroïque, force de la Nature [exemple : le Soleil pour les Incas], animal mythique, principe ou phénomène naturel – exemple : l'organisation du Chaos ou sortie de l'Océan primitif. D'une manière générale, on peut dire que tout mythe raconte comment quelque chose est venu à l'existence dans un temps lointain, au cours d'un événement exceptionnel et imprévisible, dans la Préhistoire.

Le Mythe de la Caverne de Platon

« Représente-toi les hommes qui vivent dans une sorte de demeure souterraine en forme de caverne, possédant, tout le long de la caverne, une entrée qui s'ouvre largement du côté du jour. À l'intérieur de cette demeure, ils sont depuis leur enfance enchainés par les jambes et par le cou, en sorte qu'ils restent à la même place, ne voient ce qui est en avant d'eux, incapables d'une part, en raison de la chaine qui tient leur tête, de tourner celle-ci circulairement. Quant à la lumière, elle leur vient d'un feu qui brûle en arrière d'eux…

Entre le feu et les prisonniers, imagine la montée d'une route en travers de laquelle il faut te représenter que [si] l'on a élevé un petit mur qui la barre, pareil à la cloison que les montreurs de marionnettes placent devant les hommes. Alors le long de ce petit mur, vois les hommes qui portent toutes sortes d'objets préfabriqués, des statues, des animaux en pierre, en bois…

C'est nous qui sommes pareils [à eux]. Peux-tu croire que les hommes, dans leur situation n'aient eu d'eux-mêmes aucune autre vision, hormis celles des *ombres* que le feu fait se projeter sur la paroi de la caverne qui leur fait face… Et maintenant s'ils étaient à même de converser entre eux, ne croiras-tu pas qu'en nommant ce qu'il voit, ils croiraient nommer les réalités mêmes ». [161]

Voilà le fameux **mythe de la caverne,** dans un dialogue à Glaucon, qui permet à Platon d'expliquer ¨la *nature du Bien*, qu'on a de la peine à voir, mais qu'une vue apparait au raisonnement comme étant en définitive la *cause universelle de toute rectitude et de toute beauté*. Dans le visible, génératrice de la Lumière et du *Souverain de la Lumière*, étant elle-même souveraine de l'intelligible, dispensatrice de vérité et d'intelligence¨ [idem]. Il nous explique que l'homme n'a pas accès aux **Idées éternelles** [des choses], de par sa condition humaine, puisqu'il ne perçoit que les *ombres* de celles-là [des Idées]. Il lui faudra toute une démarche spirituelle qui le mènera vers celui qui est la source de la Vérité, de la Lumière et du *souverain de la Lumière*, c'est-à-dire que l'on nomme Dieu.

Nous sommes au 4e siècle av. J.-C., ne l'oublions pas. Mais théoriquement, nous avons fait un grand pas par rapport aux divinités (par trop humaines) de l'Olympe, Jupiter et d'autres dieux, demi-dieux, anges, ou titans qui l'entourent. Avec Platon, nous avons accédé à *l'Idée de Dieu*, comme les philosophes gréco-romains, dans ce que nous avons appelé ailleurs *la grande révolution spirituelle* de l'Occident. Platon est peut-être un des premiers *spiritualistes* de la civilisation occidentale qui sait créer un récit cosmogonique pour décrire l'Au-delà – qui

161 – Platon, *La République*, traduction Léon Robin, Paris, La Pléiade, tome 1, p.1101-1102.

est l'envers de l'Ici-Bas. On n'en est plus à parler d'êtres quasi vivants comme ceux du panthéon [*Pan-tous les dieux*] mythologique grec.

Dante et la Divine Comédie [162].

À d'autres époques, divers poètes ont réussi la même opération, celle d'imaginer l'Autre Monde, celui de l'Au-delà, comme le poète italien Dante Alighieri [1265-1321]. Celui-ci décrit l'*Enfer* en neuf cercles autour d'un cône renversé au centre de la terre, renfermant les individus les plus mécréants qui expient les péchés les plus affreux : les incrédules, les fourbes, les simoniaques, les hypocrites, les hérésiaques, les sodomites, les voleurs, les orgueilleux et les envieux. Par contre, le *Purgatoire* est divisé aussi en sept cercles ou *girons*, qui est un lieu où l'on peut se repentir de ses fautes plus légères, avant d'accéder au *Paradis* dit le **Jardin d'Eden,** divisé en neuf sphères dont la révolution se déroule autour de la Terre. On descend en Enfer, ou on monte au Ciel, en passant par le Purgatoire ! Le pèlerin céleste chemine dans les planètes, dont Vénus, Mars, Jupiter, Saturne, etc... Au plus haut des Cieux résident la Trinité et les mystères chrétiens.

Arrivé au haut du *Paradis*, Dante reçoit l'éclat d'une vision que son regard est impuissant à contempler. De même qu'un sommeil pesant l'a empêché de connaître la route qui l'a conduit dans l'Enfer, de même la splendeur divine qui l'éblouit l'empêche de connaître le chemin qui le ramène du Paradis à la Terre. Dante a eu besoin d'un guide pour cheminer jusqu'à l'Enfer, qui est représenté dans le tableau de Botticelli par un cône reposant sur sa pointe qui se déroule en neuf étages comprenant les pêcheurs les plus endurcis. Le premier cercle représente les limbes pour ceux qui n'ont pas reçu le baptême et n'ont pas la foi, suivie de la luxure, de la gourmandise, l'avarice, la colère, l'hérésie, la violence, la ruse et la tromperie, finalement tout en bas, la trahison, le pire des vices. [163] Tout au long de ces sphères, on voit une foule de dam-

162 – Le poème de Dante s'appelle *comédie* parce qu'il finit bien, tandis qu'une tragédie se dit comme telle quand un texte finit mal. À noter que la Divine Comédie se retrouve en entier sur internet, en français, soit sur YouTube, soit en PDF : https://TheVitualLibrary.org.

163 – La subdivision en neuf zones se réfère à la classification d'Aristote et de Saint Thomas d'Aquin.

nés, à demi nus qui grimace et se tortille de douleur. C'est le domaine du Diable qui tient prisonnier les damnés.

C'est le poète latin Virgile qui va le prendre par la main pour le faire sortir de l'Enfer et le mener jusqu'au purgatoire, où il va enfin rencontrer sa *dulcinée* qu'il a toujours aimée depuis l'âge de neuf ans, *Béatrix la sainte*, pour atteindre la dernière étape de son voyage.

Contrairement à l'Enfer, le *Purgatoire* n'est pas une sphère, mais une montagne que l'on doit gravir pour cheminer vers la Divinité, guidée cette fois par Béatrix qui vient le rejoindre et l'assister dans son ascension. « Le système cosmographique décrit par Dante n'est pas le fruit de sa seule imagination. Il résulte aussi des données diverses de l'époque et des traditions antérieures. La Bible, la Mythologie, Aristote. Ptolémée, les Pères de l'Église, les écrivains de l'Antiquité et du Moyen-Âge, etc., ont fourni au poète les principaux matériaux de sa vision. » [164] Dante ne se gêne pas pour donner des exemples concrets de la vie de ses contemporains, représentant des mécréants qu'il rencontre en l'enfer. Il a une interprétation assez fantaisiste et partisane de l'histoire ancienne afin d'illustrer d'autres défauts qui seront punis au Purgatoire.

L'étrange dialogue entre deux médiums, l'un vivant, l'autre décédé depuis 30 ans.

L'affaire se passe au début du XXe siècle, entre deux évêques chrétiens, **Anthony Borgia** [1896-1989, mort à l'âge de 93 ans], célèbre auteur anglais qui joue le rôle de rédacteur [165] [en anglais, de canal de communication [166]] des écrits que lui dictent son guide sur le *Monde des Esprits* et le révérend **Robert Hugh Benson** [1871-1914]. Ce der-

164 – Dante en profite curieusement pour régler ses comptes avec tous ses ennemis ou ses contradicteurs qu'il renvoie en l'enfer…

165 – Dans la préface du livre *le paradis retrouvé*, Borgia se définit lui-même comme « le secrétaire des manuscrits de Monseigneur ». Ce livre de Anthony Borgia se donne comme un récit de Robert Hugh Benson sur la vie dans l'Autre Monde, publié plus tard aux éditions du Roseau, [1992, distributeur Diffusion Raffin, St-Léonard (Québec].

166 – Le *channeling* se rapproche des concepts de révélation et d'inspiration dans l'Au-delà. Selon Van Baaren, l'inspiration étant « une communication verbale ou écrite d'une divinité, en direction du monde, dans laquelle elle utilise un être humain comme médium » [wikipédia].

nier, Hugh qui est lui-même médium tout en étant évêque catholique, est décédé depuis une trentaine d'années, quand Borgia entreprend de faire connaitre sur terre les informations que veut bien lui révéler Hugh Benson... Ce dernier se repend d'avoir été si docile en répétant les dogmes de sa religion officielle et en propageant des faussetés au sujet du Monde de l'Au-delà. Il décrit la vie dans le ***monde des esprits***, l'Église orthodoxe, la croyance religieuse, la foi, la communication spirituelle, la médiumnité et ce qu'est vraiment l'existence pour ceux qui sont passés dans *l'après-vie*. C'est alors que Monseigneur Hugh Benson entreprend une révision en profondeur de toute sa théologie, lui qui a assisté de nombreux mourants, terrorisés par ce que l'Église raconte au sujet du monde de l'Après-vie. Pourquoi procède-t-il ainsi ? Pour rassurer les gens qui ont peur de la mort et de l'arrivée dans l'Autre Monde. Plusieurs mourants portent en eux beaucoup de culpabilité au sujet de leurs « mauvaises » actions commises dans leur vie antérieure...

Il faut savoir aussi que Monseigneur Hugh Benson, qui est par ailleurs le fils de l'Archevêque de Cantorbéry, diplômé des plus grandes écoles anglaises, étudie (en cachette) des phénomènes que son Église appelle « diaboliques ». Pourtant, ses expériences psychiques s'étaient produites, selon lui, à un niveau spirituel élevé. À l'époque, on appelle cela du spiritisme ou du spiritualisme [167], mais son Église les désignait comme « des tentations du diable ». Par opposition, Anthony Borgia avait été élevé dans une famille où l'on considérait les phénomènes parapsychiques comme parfaitement normaux. Pendant sa carrière d'écrivain et dans son oeuvre, il s'est beaucoup inspiré des phénomènes paranormaux.

Dans les écrits de Borgia [168], ce dernier décrit le passage dans l'autre monde des défunts, en donnant une description détaillée du ***Monde***

---

167 – Le XIXᵉ siècle et le début du XXᵉ siècle fut une période où on assista à une éclosion incroyable des sciences occultes aux États-Unis où la mode des « tables tournantes » donna lieu à toutes sortes de pratiques charlatanesques de mauvais goût, en France. Allan Kardec (1804-1869) fut considéré comme le père du spiritisme, auteur d'une abondante littérature sur une vision assez chrétienne du spiritisme et qui fonda plusieurs centres de pratiques occultistes. Enfin n'oublions pas l'immense popularité de Chico Xavier (1910-2002) et de ses collègues au Brésil et de l'Amérique du Sud qui amena la « Psychographie » à une pratique de masse, qui perdure encore aujourd'hui.

168 – A, Borgia, ce sont « *Ma vie au paradis* » et le « *paradis retrouvé* » édités aux Éditions du Roseau en 1989 et 1992, distribués par diffusion Raffin, St-Léonard, (Québec).

des Esprits. Dans une première partie, Monseigneur Hugh décrit les circonstances de son décès et ses voyages dans diverses régions des *mondes spirituels*. [169] Dans une deuxième partie, il analyse en détail les multiples aspects de la vie spirituelle, détails qui auparavant n'avaient été qu'effleurés. Toutefois, ce qui est caractéristique chez lui dans sa nouvelle religion, c'est qu'il n'y plus d'Enfer ni de Purgatoire, comme chez les chrétiens, mais des *mondes inférieurs* qu'il appelle les *mondes obscurs*. Le Dieu punisseur n'existe plus, le péché originel de même que le jugement dernier, et ce que nous appelons maintenant la *culpabilité humaine*, suite à la désobéissance d'Adam au Paradis terrestre. Actuellement l'Église a moins d'influence et exerce moins la contrainte sur les âmes ; le pouvoir de la hiérarchie de l'Église s'atténue, au moins en ce qui concerne la religion catholique, pour donner place à une atmosphère de bienveillance dans la pratique de la vie spirituelle. Elle insiste sur une meilleure éducation et sur l'acquisition de connaissances scientifiques.

Le message de Monseigneur Hugh. – Avant de rencontrer le Tout-Puissant, les âmes doivent se purifier. Pour ce faire, ils visitent diverses ***maisons*** pour *perfectionner leurs connaissances et leur savoir-faire*. Là, elles retrouvent les plus grands savants, les techniciens les plus habiles, les créateurs les plus allumés. « Vous devez connaitre une loi du monde spirituel lorsque vous progressez spirituellement et cessez de vieillir comme sur la terre. Vous perdez les rides que l'âge et les soucis du monde physique ont gravé sur notre visage, au passage des années. Vous avez l'air plus jeunes, pendant que vous devenez plus instruits et plus spiritualisés » [*la vie au Paradis*, déjà cité, p.37].

« J'étais maintenant dans un *monde magnétique* où tout ce qui est indésirable se transforme en son propre élément. Le jus du fruit qui est tombé sur mon vêtement est retourné à l'arbre d'où le fruit a été cueilli » [idem, p.38]. Les descriptions données par Hugues ressemblent à s'y méprendre au modèle de description du **Jardin d'Eden**, c'est-à-dire du paradis terrestre, dans le récit de l'Ancien Testament (chapitre 8). Tous les désirs des individus spiritualisés sont satisfaits sans effort, à

169 – Dans son passage dans l'autre Monde, Monseigneur Hugh a-t-il fait l'objet d'une sorte d'EMI [voir le chapitre suivant, le chapitre 11), on n'en sait rien ! Il est mort en 1914 et, à ce l'on sait, les deux médiums ont commencé à communiquer 14 ans plus tard. À l'époque, *le voyage astral* n'était pas encore à la mode…

l'instant même où ils sont formulés. Les âmes n'ont besoin de rien, puisqu'elles ont tout ce qu'elles désirent. L'environnement est d'une beauté inouïe, la nature est parsemée de fleurs d'une fraicheur éclatante qui se régénère continuellement, l'eau est limpide et à bonne température. « Elle est claire comme le cristal, et la lumière se réfléchit dans chacune de ses petites vagues en couleurs brillantes, presque éblouissantes. Elle est incroyablement douce au toucher, elle est de la même nature que l'atmosphère. De même qu'ici il n'est pas possible de tomber et de se fracturer une jambe, etc., etc. » [idem, p.43].

Les maisons des Savoirs. – Dans ce *jardin d'Éden*, le groupe rencontre une stagiaire en formation, Ruth qui s'offre à accompagner les nouveaux venus au cours de la visite du monde spirituel. Ainsi, le groupe accède au premier édifice, appelé l'hôpital. C'est là que l'on guérit « des effets débilitants sur le corps (matériel) » des gens qui sont morts d'une longue maladie, ceux qui sont décédés subitement et qui ne savent pas encore s'ils sont morts (!), ceux qui errent encore dans ce « no man's land » qu'est le Purgatoire... Le groupe accède ensuite aux **maisons du Savoir**. Remarquons que la purification des âmes est un travail de *connaissance*, d'agrément et de choix, et on y parvient par l'étude et l'activité intellectuelle qui s'effectuent dans la joie et le bonheur. Que peut-on demander de mieux !

La prochaine maison visitée est celle consacrée à *l'art de peindre* où on retrouve les tableaux les plus extraordinaires. Est-ce des originaux ? « C'est plus que des tableaux peints sur des toiles, mais des peintures vivantes. Elles ont l'air d'être *en relief*, d'être le modèle réel porté par des objets réels » [idem, p. 64] – nous dirions en langage moderne, en VR (en réalité virtuelle) ! Une autre maison était un immeuble consacré à la littérature où tous les livres écrits sur terre s'y trouvent. Mais chaque mot rapporté est la *vérité pure*, car la dissimulation est impossible, seule la vérité peut pénétrer dans ces mondes [idem, p. 66]. Dans une autre maison est aussi exposée une multitude de tissus et de vêtements ravissants, fabriqués tout au long des siècles. Enfin, le groupe est conduit à une école où tous les étudiants sont heureux de s'instruire, « Chaque étudiant suit son propre rythme d'étude ; plus il se plonge dans ses études, plus celles-ci le fascinent ». [idem, p.74].

Enfin, il y avait aussi une *maison de la musique*, doté une salle de concert où un orchestre de 200 musiciens joue des airs apaisants.

Comme spectateur, on perçoit le son de tous les instruments dans toute leur pureté. « La musique de l'orchestre crée une immense *forme-pensée musi*cale contenant l'essence de la pensée musicale. La perception de cette forme dépend de la pureté des sons, des harmonies et de l'absence de toute dissonance importante » [idem, p. 93]. La plus extraordinaire résidence est la maison de la science qui est un laboratoire qui permet de réaliser tout ce qui est découvert par les sciences et peut faire l'objet d'une application sur terre. « Ces inventions ne peuvent avoir d'utilité dans le Monde spirituel, car nous n'avons pas besoin de prolonger la vie, parce que nous sommes indestructibles. La caractéristique de ces inventions, c'est que celles-ci ne seront pas transmises sur terre si elles possèdent un caractère de nuisance, comme cela se retrouve souvent dans plusieurs inventions terrestres ». [idem, p. 103].

Dans une deuxième partie du livre d'Anthony Borgia, intitulé : **le Monde invisible,** l'auteur analyse diverses questions portant sur les différences entre le temps et l'espace dans les deux mondes (matériel et spirituel), les modes de circulation des individus dans le monde spirituel, la nature du sol et de l'eau, ce qu'est un esprit, les occupations dans le monde spirituel, l'influence des esprits sur la terre, l'idée de Dieu chez les humains et les esprits.

La thèse de Borgia, c'est que les deux Mondes ne sont pas séparés ou indépendants et isolés l'un de l'autre. Dieu n'est pas responsable des péchés et du malheur des Hommes. Voilà comment Borgia décrit la rencontre avec le Tout-Puissant : « Je n'aurais pas cru possible qu'un Être puisse émettre un pareil rayonnement d'affection, de bonté, d'intelligence et d'amabilité. Ni qu'un seul Être puisse être le dépositaire d'un savoir aussi immense que celui de ce Roi céleste ». [idem, p.283]

Que fait-on au paradis, quelles sont les occupations des esprits ? « Le monde spirituel n'est pas un royaume d'inaction où les habitants vivent continuellement dans une ambiance religieuse extatique, offrant cérémonieusement des prières et des louanges à Dieu. Il y a un flux continuel de prières, mais les esprits le manifestent autrement. Il surgit de nos cœurs et il chante notre bonheur et notre reconnaissance de vivre ici. » ([idem, p. 235].

En conclusion provisoire, dans les religions du monde occidental, nous sommes prisonniers du **modèle cosmogonique** de récit décrit dans la Genèse (chapitre 8), c'est-à-dire du mythe de l'expulsion du Paradis terrestre, suite à la faute commise par le premier couple humain – quand Adam a mangé la fameuse pomme défendue par Dieu ! À partir du récit de la Genèse, les penseurs humains peuvent prendre une double direction sur la vie de l'Au-delà :

1 – **L'avant la faute** : Ou ils adoptent le mythe du Paradis terrestre en accentuant les aspects de *positivité*, comme chez Borgia (voir ci-devant), où tous les désirs de l'individu sont comblés et tout ce qui est pénible dans la vie humaine est éliminé ; *nous sommes alors dans le Paradis d'avant la faute*. Le Dieu qui nous est présenté est un Être infiniment bon et aimable, Il est Lumière, Amour, Vérité et Connaissance. Il n'est pas responsable de la douleur et des péchés des Hommes. L'arrivée au Ciel procure à l'Homme l'accès au bonheur et à la paix éternelle, sauf s'ils sont des mécréants en commettant d'abominables fautes.

2 – **Après la faute** : Ou ils insistent sur la faute originelle [dit le péché originel [170]] d'Adam et d'Ève qui explique toutes les calamités humaines sur terre : la souffrance, le travail harassant, la maladie et la mort, l'imprévisibilité [171] de l'avenir, la culpabilité et le péché, etc. Il est à remarquer que la menace de l'Enfer donne un *pouvoir (politique) immense* sur les âmes rongées par la **culpabilité** dans une vie terrestre **imparfaite**. Contrairement au Bouddhisme et à plusieurs religions orientales, les divinités chrétiennes présentent la figure du Christ en croix (le Rédempteur) qui porte la souffrance humaine. Le Fils devenu Homme enchaîne encore plus les âmes à ce *Dieu sauveur* qui expie leurs péchés à leur place. Les Hommes doivent ainsi à cette divinité compatissante et miséricordieuse leur salut, s'ils mènent une vie repentante sur terre.

---

170 – L'expression « péché originel » ne figure nulle part dans la Bible, mais la doctrine s'appuie sur plusieurs passages des deux Testaments (l'Ancien et le Nouveau) C'est Augustin d'Hippone (St-Augustin) à la fin du 4e siècle de notre ère, qui invente le terme. « Cette doctrine fut extrêmement débattue depuis ses origines. Le péché originel est décrit de différentes façons dans les différentes confessions ; elle s'explique comme une simple déficience humaine, ou une tendance au péché qui exclut toute idée de culpabilité a priori, jusqu'à l'idée d'une nature humaine totalement corrompue et d'une véritable culpabilité collective, comme chez les calvinistes notamment. » [extrait de Wikipédia]

171 – Que les Bouddhistes appellent l'*impermanence* de monde.

Annexe 4 :
Les jeux vidéo, type jeux immersifs, sont des machines métaphysiques

Grâce à la science-fiction, les jeunes peuvent vivre un *voyage vers le paradis*. Est-ce trop s'avancer que de prétendre qu'il existe un type de jeux vidéo qui préfigure l'État paradisiaque et reproduit les schémas d'une EMI [voir le chapitre suivant]. Ce sont les jeux technosociaux dits MMORPG, [en français, *les jeux vidéo de rôle massivement multijoueurs*], extraordinairement populaires, comme le jeu qui a fait la fortune de l'entreprise américain Blizzard, *World of Warcraft*.

Voyons les caractéristiques d'un jeu comme *World of Warcraft* appelé *WoW* :

1 – C'est un type de JV permettant à un grand nombre de joueurs d'*interagir* sur Internet *simultanément* dans un monde virtuel. Ce type de jeu, par sa persistance à être toujours présent et l'implication qu'il exige des joueurs, crée des rapports sociaux entre individus particulièrement forts, avec l'apparition de phénomènes inédits, comme les communautés virtuelles de joueurs. [172]

2 – Comme activité dans le jeu, il ne s'agit pas seulement de tuer des monstres ou de partir avec sa guilde conquérir des royaumes rivaux. On peut aussi converser avec des amis dans des restaurants virtuels créés à cet effet. Il est possible aussi de faire du commerce en échangeant des outils de combat, des trophées, de l'équipement moyennant de l'argent virtuel ou réel, etc. Voilà pourquoi ces jeux sont dits *technosociaux*. Étant donné la richesse des environnements construits et des interactions nouées entre joueurs, ceux-ci, notamment les jeunes, risquent de tomber dans des comportements addictifs persistants.

172 – Ces jeux interactifs, quand le joueur se fait représenter par un avatar donne l'impression au joueur de sauter littéralement dans l'univers créé par et dans le jeu. Ce type de logiciel est le précurseur des mondes virtuels comme *Second Life* ou le fameux *Metavers* des GAFAM (Facebook, Microsoft) qui tentent de faire jouer les adultes, comme s'ils étaient dans la vraie vie et non dans le monde virtuel.

3 – Le joueur est représenté par un avatar qui personnifie l'individu et le fait progresser dans un monde virtuel d'inspiration fantastique, de science-fiction ou de superhéros, riche en aventures. Ce faisant, il interagit avec l'environnement contrôlé par des programmes performants en 3D ou avec d'autres joueurs à l'aide de systèmes de communication externes.

4 – Le développement des ***mondes persistants*** en ligne (qui demeurent présents même quand le joueur n'est pas au jeu), conduit à l'apparition de véritables sociétés culturelles virtuelles, riches de contenu et de relations sociales où tous les types de joueurs se croisent et créent des liens. Plusieurs millions d'individus interagissent quotidiennement dans ces mondes virtuels, selon des règles dynamiques et évolutives. Les individus sont généralement regroupés en guildes structurées. Les nouveaux *mondes persistants* ne constituent pas uniquement de nouveaux espaces de jeu. Ils s'accompagnent d'une culture propre, de la formation de sociétés réelles évoluant au rythme des joueurs.

5 – La majorité des MMORPG (au moins les plus anciens) ont pour thème le médiéval-fantastique, tel l'univers décrit dans les anciens jeux de rôle. Ces MMORPG se déroulent dans des mondes parallèles mythiques de type médiéval ou antique où cohabitent généralement héros, guerriers, créatures imaginaires, magie et sorcellerie, cultures anciennes et éléments surnaturels. Un riche environnement imaginaire !

6 – Les MMORPG sont encore très populaires et réalisent des sources de profits importants pour les entreprises de jeux. Ainsi en 1916, le marché mondial des MMORPG représentait plus de 13 millions d'abonnements payants (de $10 à $12 par mois) et un chiffre d'affaires de $2.5 milliards. En 2010, ce marché avoisinait les $5,5 milliards, doublant ainsi en 4 ans, enregistrant chaque année une croissance à deux chiffres. Le chiffre d'affaires des logiciels de jeux vidéo pourrait maintenant s'élever à $30,5 milliards et celui des logiciels des MMOG pourrait représenter plus de 10 % du marché des JV.

Similitudes et différences entre le jeu vidéo techno-social et le voyage astral [chapitre 11 qui suit]

JV de type MMORPG	**Voyage astral [se référer au chapitre suivant]**
Atmosphère fantastique des mondes parallèles mythiques de type médiéval ou ancienne	Atmosphère spirituelle des Mondes des Esprits où les âmes séjournent dans l'après-vie,
Avatar représentant le joueur qui permet à celui-ci d'être un acteur actif dans le jeu	Une personne qui vit les phénomènes de mort imminente (EMI)
Atmosphère hors du temps et de l'espace terrestres. Idem	
Comme moyen de locomotion, vol rapide dans le jeu au-dessus de l'espace terrestre	Comme moyen de locomotion, Vol rapide au-dessus de l'espace terrestre
Survol d'un paysage d'un vert merveilleux, avec fleurs et arbres dans un lieu enchanteur. Environnement paradisiaque en 3D	Survol d'un paysage d'un vert merveilleux, avec fleurs et arbres dans un lieu enchanteur Environnement paradisiaque
Rencontre et dialogue avec amis virtuels. Ou commerce et échange de produits dans les *auction Houses*	Rencontre et dialogue avec amis et parents qui sont déjà dans le monde spirituel
Résultats du jeu	Résultats du voyage astral
Progresser dans le jeu, augmenter la réputation du joueur et acquisition de trophées et autres récompenses	Rencontre avec le Dieu-Lumière et rejoindre le Paradis pour l'éternité

Il est étonnant de voir comment la technologie moderne peut simuler les mythes anciens, dans les jeux vidéo, ce qui inspire largement les idéateurs de ce type de produits culturels. La réalité virtuelle peut reconstituer l'atmosphère du paradis terrestre et y faire déambuler les premiers hommes tout naturellement. Elle permet de déplacer des individus hors du temps et de l'espace ; les individus voyagent sur les ailes d'oiseaux sur-dimentionés ou en montant sur le dos des anges tout de blancvêtus. Les nouvelles techniques d'animation en 3D permettent de faire en sorte que les histoires mythiques soient plus réelles que si elles avaient été vécues par les hommes. Pour les enfants, ces dessins animés deviennent un support à leurs rêves, le socle de leur imaginaire.

Pour eux, le paradis terrestre est plus vrai que vrai, le *Monde invisible* de Borgia est de l'ordre de la réalité virtuelle.

Par contre, chez les adultes, la divinité définie comme Lumière, Idée, Vérité, Amour, Logos demeure une idée totalement ***abstraite***. La chrétienté avait réussi a imaginer un Christ fait homme et bien vivant, martyrisé sur une croix, représenté dans les tableaux et vitraux des églises et des musées avec un tel réalisme qu'il faisait souvent peur aux jeunes enfants. Comment les hommes peuvent-ils être aussi méchants et sanguinaires ? Malheureusement, on ne croit plus à ces macabres scénarios, pas plus qu'on n'accepte les mystères chrétiens, ceux de la Sainte Trinité, de la naissance virginale de l'Enfant Jésus par Marie ou la résurrection du Christ à Pâques… La religion des enfants est une histoire merveilleuse, celle des adultes en est une si intellectualisée, abstraite, dématérialisés, extrasensorielle ; elle veut s'appuyer sur la science et la raison, et non sur les miracles. Combien d'adultes ne retrouvent plus les aspects merveilleux des cérémonies d'antan comme la messe, les baptêmes, les enterrements, les processions religieuses qui disparaissent de plus en plus dans la vie quotidienne. En voulant désacraliser la religion actuelle, on l'a laïcisée … et tout simplement on l'a fait disparaitre petit à petit !

CHAPITRE ONZE :
LES ÉTATS MODIFÉS DE CONSCIENCE (EMI)

« Heureux celui des hommes qui a vu ces choses ; mais celui qui n'a pas eu part aux sacrements n'aura pas un sort égal dans les ténèbres de la mort. »

[Hymne homérique à Déméter]

Voyons les propos du docteur J.J. Charbonier, médecin anesthésiste et chercheur, qui distingue deux sortes de conscience : 1° la *conscience analytique*, reliée par nos cinq sens au monde extérieur, celle qui nous accompagne dans la vie courante ; 2° la *conscience intuitive extrasensorielle* qui explique les phénomènes d'expériences de mort imminente (EMI) ou de NDE (*near death experience)*.

Pendant ces phénomènes, on observe chez les *expérienceurs* les manifestations suivantes : « sortie du corps », *décorporation*, traversée du tunnel lumineux, sensations d'être au seuil de l'Au-delà, merveilleuses visions divines, relations entre les défunts et les vivants. Tout ce scénario de sortie dans le monde extraterrestre est actuellement très bien documenté mais difficilement explicables. Il se produit à la suite de comas, d'accidents cérébraux vasculaires, de chocs de vie, de certains états de conscience spécifiques (provoqués par des médiums) ou à l'occasion de séances d'hypnose . Pour que les phénomènes extra-sensoriels apparaissent (EMI, états médiumniques, méditation mystique, etc.), il est nécessaire que la conscience analytique (rationnelle) s'atténue pour qu'apparaisse la conscience intuitive.

Selon Charbonier, notre cerveau fonctionne selon deux modes de pensée distincts : la conscience analytique et la conscience intuitive.

A) la conscience analytique ne fonctionne qu'avec les repères suivants :

1) repaires de lieux (position et progression dans l'espace),

2) repaires de temps (situation relative au passé, au présent et au futur),

3) repaires sociaux (hiérarchie, récompenses et sanctions, possessions matérielles).

La conscience analytique est directement liée à nos perceptions sensorielles : l'ouïe, l'odorat, la vision, le toucher et le goût. Cette forme de conscience analyse, mesure, évalue. Elle est *rationnelle*. La conscience analytique nous positionne par rapport à autrui et à l'environnement. Elle renforce notre EGO et correspond à ce que les Orientaux bouddhistes appellent le *mental.*

Pour Kant, l'espace et le temps sont les formes *a priori* de notre sensibilité, et pas des choses comme telles. Mais quelle est la nature de l'espace et du temps ? Sont-ils des êtres réels ? Non. « Sont-ils seulement des déterminations ou même des rapports entre les choses, mais des rapports de telle espèce qu'ils ne cesseraient pas de subsister entre les choses, même s'ils n'étaient pas perçus ? Ou bien sont-ils tels qu'ils ne tiennent qu'à la forme de l'intuition et par conséquent à la constitution subjective de notre esprit ? En un mot, nous ne pensons les choses qu'en les situant dans l'espace et le temps. L'espace et le temps sont des **formes a priori de notre sensibilité**, c'est-à-dire des structures de notre rapport à nous-même et au monde. ». Ainsi, nous ne pourrions pas nous identifier, si nous étions placés dans une pièce sans lumière, sans bruit, sans sensation auditive ou olfactive, en un mot sans perception sensorielle aucune, sans avoir la possibilité de nous situer dans un espace. La même chose en ce qui concerne le temps ; sans repère temporel, sans façon de nous situer dans le passé, le présent ou le futur, nous n'existerions tout simplement pas. Nous ne pouvons pas non plus continuer de vivre, sans relation avec autrui, sans vivre des situations humaines, sans défis, projets à réaliser, buts à atteindre, bref sans activité mentale. Ce serait l'équivalent d'être coupé de l'apport des informations en provenance des sens. Ainsi, on a constaté que c'est une souffrance insupportable d'enfermer un prisonnier dans une cellule totalement noire. En le coupant de tout contact avec l'extérieur, il devient tout simplement fou. Au moins dans les pays qu'on dit civilisés, on en prescrit l'interdiction…

B – La conscience intuitive. – Une autre forme de conscience est *la conscience dite extrasensorielle* qui s'oppose point par point à l'analyse, à l'activité réflexive du cerveau, à l'EGO ou à ce que les Orientaux bouddhistes appellent le *mental*. En fait, la conscience intuitive représente notre Moi authentique totalement *débarrassé de son EGO* – que Matthieu Ricard appelle les voiles de l'EGO . À titre de diversion, on se rappellera que les bouddhistes, tibétains entre autres, définissent la confusion mentale comme le voile qui empêche de percevoir la réalité et obscurcit la compréhension de la nature véritable des choses. « Parmi les nombreuses facettes de la confusion, la plus radicalement perturbatrice est celle consistant à s'attacher à la notion d'identité personnelle, à l'EGO, (si présent dans la vie moderne et la société numérique). Le bouddhisme distingue le *je* inné, instinctif – lorsque l'on pense, par exemple, « je me réveille » ou « j'ai froid » – et un moi conceptuel formé par la force de l'habitude, auquel on attribue diverses qualités et que tout un chacun se représente comme le noyau de son être, indépendant et durable (héritage du *cogito* cartésien). »

Divers phénomènes dits extraordinaires sont liés à ce type de conscience intuitive comme la médiumnité, l'intuition, la prémonition, la rétro-cognition, l'inspiration, la télépathie ; elle nous relie aux divers champs de conscience universels et aux sources d'énergie cosmiques et telluriques ».

Les expériences de mort imminente (EMI). – Le cas le plus étrange est celui du Dr Alexander qui, suite à une méningite à infection *e.coli*, est resté six jours dans un coma profond (probabilité de mortalité supérieure à 97%, selon son médecin soignant (relaté au chapitre précédent). «Les EMI (expériences de mort imminente) se produisent au moment des méditations profondes, pendant le sommeil profond, dans les expériences mystiques ou au cours de prières attentives, en période de coma, d'anesthésie générale ou au cours *des états de mort clinique* ». Pour que de telles expériences aient lieu, il faut que l'activité de la conscience réflexive soit au niveau le plus bas, puisque celle-ci exerce une sorte de censure en bloquant tout phénomène qui ne lui semble pas cohérent à la *réalité humaine* qu'elle vit normalement.

À travers les très nombreux témoignages concernant des expériences de mort imminente (EMI), on dénombre les phénomènes suivants, même si tous ne vivent pas nécessairement les mêmes situations :

1 – **Le voyage astral** : L'individu sort littéralement de son corps; pendant ce temps-là, son *âme* (appelons-la comme on veut, la conscience, l'esprit ou la pensée à défaut d'autres mots) emprunte un long corridor (appelé le *Tunnel*) au bout duquel l'âme découvre une lumière éblouissante qui l'aspire pour ainsi dire à elle. Les protagonistes acquièrent une conscience « claire comme le cristal », d'une lucidité telle que le niveau de cognition s'élève bien au-dessus de la conscience analytique normale. Cet état est dit d'une telle intensité que les individus ont la sensation de tout comprendre ce qui leur arrive, sans effort, sans jugement ; les mots pour décrire ces états sont totalement insuffisants tellement la sensation est forte, impossible à décrire avec les mots du langage courant.

2 – **Altération de l'espace-temps** : Et plus étrange encore, leur *être* sort de l'enveloppe corporelle et flotte au-dessus de la table d'opération (ou du lit). L'*expérienceur* décrit même les personnes qui se tiennent dans des salles adjacentes à l'aire de travail des médecins et les entend parler... Il est à remarquer que ces individus perdent complètement les notions traditionnelles d'espace; ils ondoient dans l'espace comme s'ils ne sentaient pas les effets de la gravité terrestre. Ils sont aussi incapables de se situer dans le temps. Ils ont des rapports avec des personnages (anges, divinités, parents, connaissances décédées) qui sont d'un accueil bienveillant. Ils se croient au paradis où règne un état de grâce et de bonheur inégalé.

3 – **Rétrospective de la vie** : les *expérienceurs* vivent une revue panoramique de toute leur vie *sans émoi négatif* pour eux-mêmes, mais perçoivent la totalité des ressentis des autres personnes impliquées dans leur vie. Plusieurs retrouvent, qui sait? un père, un frère, une sœur décédés ; certains même « *reconnaissent* » un parent qu'ils

n'ont jamais connus, par exemple un frère ou une sœur morte avant leur naissance… En général, les *expérienceurs* hésitent beaucoup à parler de tous ces états, telles l'annulation de la gravitation terrestre, la suspension du temps ou de la rencontre avec des personnes décédées qui caractérisent leur expérience d'EMI, par crainte de se voir traiter de fous ou d'illuminés. Ils ne se confient qu'à ceux qui comme eux ont déjà vécu de semblables expériences et ne les jugeront pas.

4 – **Rencontre avec la divinité** : la divinité dans les pratiques de décorporation est qualifiée de lumière éblouissante ; Être de lumière, Amour, *entité spirituelle toute vibrante, ange ou christ*, etc. Le Dr Alexander, pour sa part, l'a appelée **Om**, en référence au son entendu pendant la rencontre avec le divin. Dans plusieurs autres cas, on voit des illustrations rituelles de la « pesée des âmes » dont on parlait dans les temps anciens. Dieu, devant un tribunal, fait un certain bilan du passage sur terre et établit les récompenses ou les punitions en fonction des actes bons ou mauvais de l'individu commis dans la vie terrestre. (voir page suivante)

5 – **Retour dramatique en terre humaine** : les *voyageurs d'outre-terre* qui ont vécu une EMI restent en général *secoués* pour longtemps par cette expérience hors norme et n'ont plus les mêmes réflexions (et frayeurs) au sujet de la mort. Après un certain vécu dans la béatitude du *paradis* ainsi qualifié, une voix intérieure donne à certains l'option de terminer leur mission terrestre et de témoigner de leur passage dans l'Au-delà.

La première description d'une EMI dans la littérature et la philosophie. – Aussi loin que l'on peut reculer dans l'histoire de la philosophie, voici le récit de **ER** dans *La République* (livre X) de Platon, le mystique? Le philosophe avait-il eu connaissance d'expériences de mort imminente (EMI) *quatre siècles avant J.-C.,* pour nous en donner une certaine version par la littérature philosophique de l'époque ? Rappelons cependant que le philosophe de la caverne vivait dans le monde méditerranéen ancien où l'on pratiquait « le culte des mystères », l'Oracle du temple d'Apollon et la consultation de la Pythie, prêtresse de Delphes qui prédisait l'avenir. Dans les *religions à mys-*

tères, tout comme dans les initiations les plus anciennes, la personne initiée mourait en tant que *personne terrestre* qu'elle avait été, et renaissait en tant que *personne nouvelle*, pour ainsi dire *spirituelle*.

*

Le récit de la « sortie » du corps de ER

« Ce n'est point le récit d'Alkinoos que je vais te faire, mais celui d'un homme vaillant, **Er,** fils d'Arménios, originaire de Pamphylie. Il trouva la mort dans un combat, et dix jours plus tard on relevait les morts déjà en décomposition, le sien fut retrouvé intact. On le porta chez lui pour l'ensevelir, mais le douzième jour, alors qu'il était étendu sur le bûcher, il ressuscita et après sa résurrection, il raconta ce que là-bas, il avait vu. Aussitôt sortie de lui, son âme, disait-il, s'était mise en route avec quantité d'autres, et elles étaient parvenues en un lieu extraordinaire où la terre avait deux ouvertures contiguës entre elles, et le ciel, de son côté, deux autres, qui en haut leur faisait face. Dans l'espace compris entre ces quatre ouvertures siégeaient des juges qui, leur jugement rendu, commandaient aux justes de prendre la route de droite, celle qui monte et traverse le ciel, leur ayant par devant attaché l'indication des actes qui avaient fait l'objet du jugement ; aux injustes de prendre la route de gauche qui descend, portant ceux-là aussi par derrière l'indication de tout ce qu'ils avaient fait.

Quand lui-même, il s'avança, ils lui dirent qu'il était destiné à être pour les hommes un *messager* des choses de là-bas, et ils lui recommandèrent d'écouter et de bien regarder tout ce dont ce lieu était le théâtre.

Épilogue : Et c'est ainsi que le mythe a été *sauvé de l'oubli* et ne s'est point perdu ; et il peut nous sauver nous-mêmes si nous y ajoutons foi ».

*

La cérémonie de la « pesée des âmes »
dans le Monde égyptien et les religions chrétiennes.

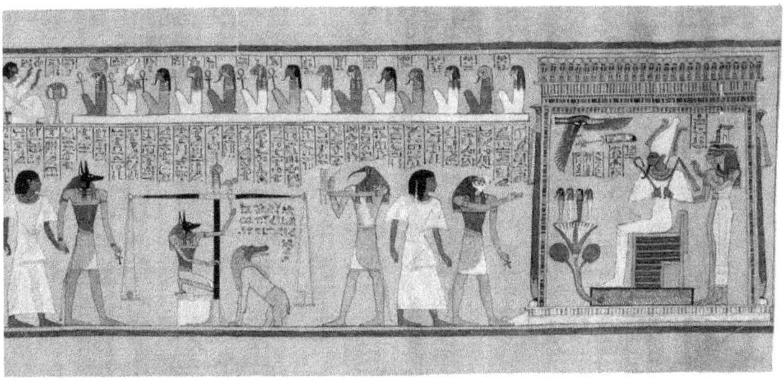

The judgement of the dead in the presence of Osiris

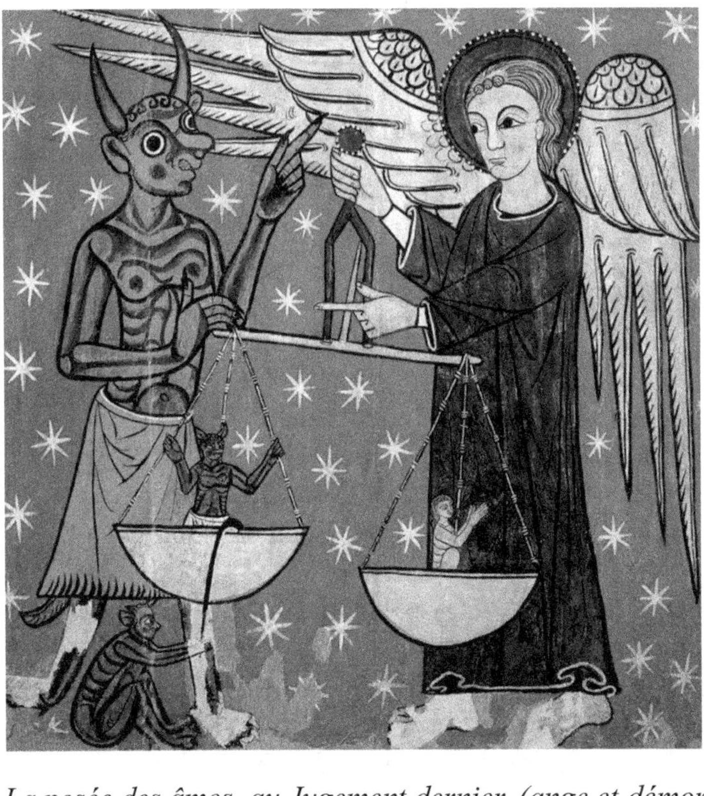

La pesée des âmes, au Jugement dernier, (ange et démon)

*

Il est un exemple intéressant d'*hybridation* des cultures religieuses des peuples du sud de la Méditerranée qui vivaient les uns à côté de l'autre, échangeant leurs pratiques spirituelles et leurs lieux mystiques, souvent en les adaptant. Chez les Égyptiens, celui qui présidait la cérémonie était Anubis dieu *à tête de chien*, le dieu de la mort qui présentait l'âme du défunt. Par contre, le diable noir a remplacé, dans la nouvelle civilisation chrétienne qui a supplanté le culte gréco-romain, le dieu égyptien Anubis et c'est l'ange aux ailes de lumière qui retient ceux qui seront présentés au Dieu du Paradis. La représentation en image de cette scène est très abondante, autant dans la civilisation gréco-latine que dans le monde chrétien ; elle est issue des traditions du pourtour de la Méditerranée, on peut le supposer.

*

Pour évoquer l'époque de Platon, il faut se rappeler l'importance des *mystères* dans la religion grecque antique ; les mystères d'Éleusis (en grec : Ἐλευσίνια Μυστήρια) faisaient partie *d'un culte à mystères,* de nature ésotérique, effectué dans le temple de Déméter à Éleusis (à 20 km à l'ouest d'Athènes). Les mystères d'Éleusis représentent une des formes les plus élevées de la spiritualité grecque, et leur fortune a été considérable durant des siècles, dans l'ensemble du monde antique. Une nouveauté importante apparut à Éleusis : ***la promesse** d'immortalité* faite à ceux qui fréquentaient ces lieux de pèlerinage.

Le voyage astral. – Quelle est la durée d'un voyage astral ? Il est impossible d'assigner une longueur de temps, comme il est difficile de définir l'espace (dit irréel) dans lequel a lieu l'expérience extrasensorielle. Les *expérienceurs* ont sans contredit la sensation de sortir du temps et de l'espace qu'on dit réels (dans notre jargon humain), pour pouvoir voyager discrètement d'un mode terrestre à un système vibratoire dématérialisé. [173]

Le cas le plus frappant est celui du Dr Alexander qui passa six jours dans un coma profond, luttant contre une maladie (l'encéphalite à *E coli*) dont il n'avait à peu près aucune chance de sortir vivant et de revenir conscient (et capable de raconter de long en large son aventure extrasensorielle). Il était neurochirurgien et a été transporté rapidement dans son hôpital où il a été diagnostiqué, évalué et soigné par les meilleurs spécialistes américains ; au 7e jour de son hospitalisation, il s'est réveillé conscient à la grande stupéfaction de ses médecins, de ses amis et de sa famille. Les meilleurs neurologues ont témoigné de leur ignorance devant ce que certains ont appelé une guérison miraculeuse. Quelques mois plus tard, le Dr Alexander a repris sa pratique, mais il est demeuré attentif à tout ce qu'on pourrait expliquer scientifiquement de ce phénomène étrange. À la suite de sa maladie, son témoignage et la poursuite de ses recherches en neurosciences et en physique quantique furent précieux et significatifs pour bien des chercheurs.

Description de l'EMI du Dr Alexander

« Vous êtes complètement hors du temps, de multiples choses se produisent en même temps, vous voyez dans toutes les directions en même temps, vous voyez à travers tout, vous devenez la scène tout en l'observant... Car je peux vous dire que mon expérience m'a appris, c'est-à-dire que je devais remettre en question tout ce que je savais du temps, de l'espace, de la masse, de l'énergie. À ce stade, je pense que le temps tel que nous le voyons, cette espèce de rivière de temps qui s'écoule... cette rivière de temps est largement une illusion de la conscience, construite par la conscience. Il faut savoir qu'il ne s'agit pas d'un constituant fondamental de la réalité. D'après cette expérience, la totalité de notre monde, cet univers de matière inclus dans l'espace-temps, n'est que *l'écume qui flotte sur une mer infiniment plus profonde* et constituée de toute une série d'autres dimensions. [174] Et la

173– Expression d'une personne accidentée, ayant vécue une EMI, qui me semble directement extraite de la théorie quantique ! Le savait-elle ?

174– Cette façon de s'exprimer du DR Alexander me semble relever de la théorie quantique...

façon comment mes yeux ont vu dans le coma profond était la vision que l'on a dans les domaines hyperdimensionnels. Elle rend très clairement visible ce que l'on appelle les relations d'en dessous [175] [de lui, de son corps, de son lit] ».

Et le Dr Alexander, rejoignant de nombreux autres témoins de NDE, nous avertit que tant que nous sommes dans un corps humain et avec un cerveau humain, nous n'avons ni les moyens ni les façons de percevoir et de décrire ces autres dimensions. Voici ce que dit le Dr Alexander, à la suite de son EMI : « Une fois libérée de ma conscience analytique, [je me] trouve en *pleine expansion de conscience.* Cette capacité [de voir ainsi] me donne accès à ce que j'appelle une *vision extraterrestre* par le biais de ma conscience intuitive... Mon expérience m'a montré très clairement que la conscience est bien plus riche à l'extérieur du cerveau, c'est-à-dire libre de ses limitations, lorsque le corps et le cerveau meurent ; alors, la conscience est libérée et acquiert une expansion bien plus grande... Et vous n'avez pas besoin de frôler la mort. Cela peut venir en méditation profonde, en prière centrée, en *pleine conscience.* C'est le sentiment merveilleux de cet Amour inconditionnel et le pouvoir de *l'amour du Créateur pour sa création...* Nous sommes tous divinement connectés directement à cela, et c'est la plus belle connaissance ». [176]

L'étrange voyage astral de Thomas Benedict. [177] – Nous avons été un peu estomaqué par les descriptions que fait cet autre *expérienceur* (qui ne se dit ni scientifique, ni croyant) qui a vécu une *expérience près de la mort* (en anglais NDE) dont il décrit les divers éléments qui sont pleins de réminiscences quantiques, me semble-t-il [chapitre 13] ! Après avoir rapporté fidèlement le texte de Benedict, nous donnerons quelques explications d'un point de vue quantique, susceptibles d'éclairer les propos de cet *illuminé* au double sens du mot.

175– Dr Alexander et Moody, *l'évidence de l'après-vie*, déjà cité, p. 162-163.

176– Alexander E et Moody R (2014), *L'Évidence de l'après-vie*, Paris, éd. Trédaniel, p. 76.

177– Ce témoignage a été recueilli par le Dr J.J. Charbonier dans le livre : *La médecine face à l'au-delà*, éditions Guy Trédaniel, 2010, chapitre 20 : *une NDE qui guérit.*

Benedict a vu une lumière éblouissante

« Ce dont je me souviens ensuite est typique du commencement de la NDE. Soudain je fus totalement conscient et debout, mais mon corps était couché [la sortie du corps]. Il y avait cette clarté autour de moi. Être hors de son corps était même plus vivant que pendant la vie ordinaire. Étant totalement inconscient, tout était si vivant que je pouvais voir chaque pièce de la maison, même par en dessous. Il y avait une lumière brillante. Je me tournais vers elle. La lumière était très semblable à ce que beaucoup de gens décrivent dans leur NDE. Elle était tangible, vous pouviez la sentir. C'est très attirant ; vous désiriez aller vers elle comme si vous auriez aimé vous jeter dans les bras de vos parents idéaux... J'ai eu de nombreuses conversations avec la Lumière [la Divinité)] qui n'arrêtait pas d'apparaître sous différents visages ou formes comme Jésus. Bouddha, Krishna, des mandalas, des images et des signes archétypaux. Je demandais à la Lumière : « qu'est-ce qui se passe ici ? Et la Lumière me répondit. Je ne peux pas répéter exactement ses mots, car c'était une sorte de communication télépathique[178]. »

Explication : « Déformation locale de l'espace-temps (appelé trou de ver) commençant en trou noir et continuant en un tunnel qui débouche sur une autre région de l'espace-temps, voire dans un autre univers. Aucun trou de ver n'a jamais été observé, mais il s'agit d'un objet théorique [179] susceptible d'exister selon les physiciens quantiques. Il aurait comme particularité de proposer un raccourci permettant de se déplacer très rapidement d'un point à l'autre de l'univers, mais aussi d'un point à l'autre du temps. Un trou de ver fournit donc une solution potentielle au voyage dans le temps et notamment dans le passé, ce dont la science-fiction raffole »[180].

---

178 – Ce témoignage a été recueilli par le Dr J.J. Charbonier dans le livre : *La médecine face à l'au-delà*, éditions Guy Trédaniel, 2010, chapitre 20 : une NDE qui guérit.

179– Plusieurs hypothèses en physique quantique ont été *imaginés* (calculés mathématiquement) plusieurs années avant d'être prouvées expérimentalement en laboratoire, comme le bozon de Higgs ! Ainsi avance la physique quantique théoriquement...

180– Guillemant P. et Morisson J. (2016), la physique de la conscience, Paris, Guy Trédaniel, p. 321.

La matrice de notre SOI et la communauté des âmes, selon Benedict

« Je pris conscience que ce que je voyais était la matrice de notre Soi le plus élevé. Nous avons tous un Soi plus élevé, c'est-à-dire une partie de notre être qui est une âme supérieure. Elle fut révélée dans sa forme énergétique la plus pure. On pourrait décrire réellement non pas comme un tunnel, mais bien comme une connexion directe avec la source, la source à laquelle chacun de nous est connecté. Ainsi la *Lumière* me montrait la matrice de soi la plus élevée, puisque je ne m'étais engagé dans aucune religion particulière... Nous avons un réseau autour de la planète où tous les Soi les plus élevés sont connectés. C'est comme une grande confrérie, un cercle d'énergie subtile tout près de nous, le niveau spirituel, pourrait-on dire. J'ai demandé ensuite à savoir vraiment ce qu'était l'Univers et j'ai dit : *Je suis prêt, prends-moi.* Alors la Lumière se transforma en la plus belle chose que je n'ai jamais vue : un mandala [181] d'âmes humaines sur notre terre... Je vis dans ce magnifique mandala combien nous étions merveilleux dans notre essence, dans notre noyau... L'âme humaine, la matrice humaine, que nous formons ensemble est absolument fantastique, élégante, exotique, une multitude de magnificences... Vous avez été créés avec le pouvoir de le faire (c'est-à-dire de vous sauver tous ensemble) depuis avant le commencement du monde ... Je remercie la lumière de Dieu : oh, cher Dieu, cher univers, cher Grand Soi, combien j'aime la vie ! La Lumière sembla m'aspirer encore plus... c'était comme si je me dissolvais complètement en elle. Encore aujourd'hui, je ne peux trouver les mots pour décrire l'Amour-Lumière ».

La maitrise de notre esprit. – Dans la société matérialiste actuelle, sommes-nous réellement condamnés à devenir tous des *robots à conduite automatique* ? Un exercice personnel à faire est alors de prendre conscience du type de *robot* que nous avons tendance à maitriser pour atteindre l'ESPRIT.

181– Selon Wikipédia, un mandala « signifie cercle, sphère, environnement, communauté. Les mandalas sont en premier lieu des aires rituelles utilisées pour évoquer des divinités hindoues. Le bouddhisme héritier de ces pratiques utilise également les mandalas pour ses rites et ses pratiques de méditation ».

1° celui de l'*Anima* où l'individu est alternativement sous l'emprise de son mental et de son émotionnel sans en avoir pris conscience ; c'est la *psychè instinctive,* soit la *conscience mécanique*

2° celui du *robot purement mental* (au sens de calculateur) qui a besoin de se sentir intelligent et qui développe une maitrise de son comportement par le biais de son intelligence analytique (c'est le tout puissant MOI ou la Conscience, que nous nommons maintenant l'EGO). C'est le domaine de la *psyché consciente*.

3° celui du *robot purement moral* qui développe une maitrise de son jugement, le SOI. C'est le domaine de la *psyché spirituelle.*

N.B. Ces deux dernières catégories sont le fait de l'ÂME.

4° enfin le lieu de l'ESPRIT qui se *situe hors* des catégories du temps et de l'espace. [182]

Quid de l'ESPRIT ? De même que nous appellerons *Anima* la conscience mécanique – en psychologie freudienne, c'est le Çà du comportement instinctif. Le deuxième niveau se dira l'EGO ou le Mental, comme l'appelle le Bouddhisme, l'un et l'autre se retrouvant purifié ou bonifié, lorsque ce MOI devient SOI qui se transformera lorsque ce dernier niveau montera vers l'ESPRIT… Or, aucun libre arbitre ne peut exister sans l'Amour qui définit l'élan même du Libre arbitre et aucun amour n'est possible sans la Connaissance qui est absolument fondamentale pour que l'Amour puisse s'exprimer sans être trahi par une erreur. Les trois centres : énergétique, émotionnel et mental de l'Esprit sont donc le Libre arbitre, l'Amour et la Connaissance. [183]

182– Figure no 14, Tableau entre les pages 160-161, tableau VI, *La physique de la conscience*, Philippe Guillemant/Jocelin Morisson, Paris, éd. Guy Trédaniel, 2016.

183– Guillemant et Morisson, *La physique de la conscience*, déjà cité, p. 238.

ANNEXE 5
LE CERVEAU, LA CONSCIENCE, L'ÂME ET DIEU

Nous sommes des êtres spirituels embarqués pendant notre vie dans un véhicule matériel.

[Guillemant]

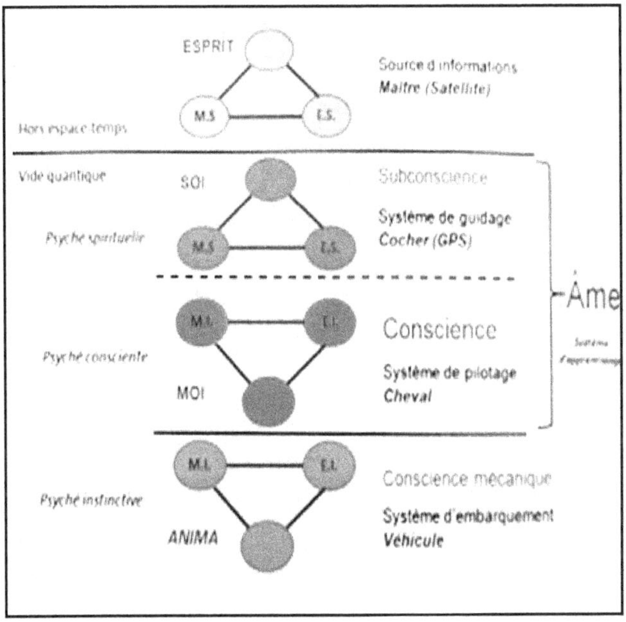

Donnons un sens global au problème lancinant de la distinction entre cerveau et conscience, en faisant appel à la physique quantique de Philippe Guillemant, synthétisé dans le tableau précédent : [184] Dans un premier temps, il faut faire une distinction entre deux univers :

184 – Pour plus de compréhension, voir les conférences YouTube du physicien, dont « le physicien Philippe Guillemant nous explique tout sur la spiritualité ! » Aussi « 5 questions sur la vie, la mort, Dieu. » et plusieurs autres.

1 – Celui du cerveau qui existe dans l'espace/temps humain et dans le monde du **manifesté** (de la rationnalité) que l'on a appelé plus haut la conscience analytique.

2 – Celui de la conscience qui est de l'ordre du **non-manifesté** (c'est-à-dire quantique), tandis que le cerveau est de l'ordre du manifesté. La conscience est non-locale, non matérialisé ; elle ne disparait pas avec la mort matérielle du cerveau. Est-elle liée au fait qu'elle soit subjective, établissant le statut de l'individu comme *sujet*, comme l'a montré Descartes ? Elle est spirituelle (le mot vient du latin, *spiritus*, souffle de vie), d'une réalité antérieure et supérieure à la matière [voir chapitre 1, p.14].

On peut comparer le cerveau à un véhicule matériel dans lequel la conscience peut *embarquer* et y demeure plus ou moins longtemps., c'est-à-dire jusqu'à la mort. À la disparition du cerveau, la conscience se dissipe dans un autre lieu, celui du non manifesté, là où se réfugient des âmes – pour adopter le langage quantique, ce lieu renferme toutes les *potentialités*, c'est-à-dire de tout ce qui peut arriver.

Les 4 caractéristiques de **l'âme** sont les suivantes : 1° immatérielle, 2° non-mécanisée, i.e. hors de l'espace/temps, 3 – celle-ci combat et neutralise l'entropie (ou le chaos) et permet de demeurer en vie, 4° c'est un système d'informations qui subsiste après la mort. En un mot, la conscience ne disparait pas à la mort du cerveau et de l'individu, mais elle retourne dans le monde du non-manifesté.

Les 4 caractéristiques du cerveau sont les suivantes : 1° informations du vide (énergie noire), 2° ce sont le lieu des informations quantifiables, 3° il contient les informations du futur (il est important de savoir qu'en termes quantiques, le passé est toujours là et le futur déjà réalisé), 4° il contient les informations infiniment petites non manifestés (à l'échelle de Planck [185]). La vie humaine est donc un voyage dans un territoire (espace).

Quand on sort du visible, (en se mettant en disponibilité par la méditation, le *lâcher prise*, en laissant tomber le mental), on entre dans le monde

185 – Le physicien Max Planck voulait définir une unité de temps qui ne soit pas rattachée à un phénomène local comme l'est, par exemple, l'année, qui se rapporte exclusivement à la Terre et au Soleil. Il y est parvenu en se référant à des propriétés fondamentales du cosmos : la gravité, la physique quantique, et la vitesse de la lumière. Cette unité de temps, appelée le temps de Planck, joue un rôle majeur dans toute la physique et en cosmologie. Sa valeur est de 10-43 secondes : un temps extrêmement court. [les unités de Planck, émission de Radio-France Culture du 14/05/06].

de l'ESPRIT. La vie a un sens, on peut alors recevoir des informations du monde du non-manifesté par l'*intuition,* quand le corps se déconnecte du rationnel.

Résumons. – La conscience est première. C'est elle qui crée le cerveau et grâce à ce qu'on appelle le *solipsisme convivial*, crée un Monde *fait pour tous.* Je comprends ce concept par le fait que le cerveau est une boite noire qui reçoit, à partir des sens, des signaux électromagnétiques qu'il traite. Ce ne sont ni des images, ni des sons, ni des odeurs, ni des sensations, etc. (voir chapitre 2). Le cerveau fabrique donc la réalité, mais tous les humains bâtissent à peu près la même réalité et ressentent le même type de vécu... Le **réel est une illusion**, comme disait Platon, dans le mythe de la caverne [voir p.131] ; pour lui, la vraie réalité est dans le *Monde des Idées.*

L'âme par contre est un système d'informations immatériel, qui se débarrasse de l'entropie et rend possible la coordination temporelle ; elle survit à la mort. À la disparition du cerveau et de l'individu, l'âme retourne dans le domaine du *représenté* où elle demeure en latence, pour ainsi dire.

En conséquence, le paradigme matérialiste est complètement faux, parce que la science est **déterministe**, dit Philippe Guillemant. La science a besoin d'affirmer le déterminisme [186] pour s'assurer que les mêmes causes produisent toujours les mêmes effets – et assurer son exactitude. Elle ignore et rejette l'*indéterminé* qui est de l'ordre de l'empirique, du pré-jugé, de la croyance. Ainsi elle ignore toutes les autres connaissances en dehors d'elle, elle écarte les faits qui n'entrent pas dans ses canons, comme les EMI, les phénomènes surnaturels, le monde de l'Au-delà, les synchronicités [187], l'âme et la conscience, Dieu et le Transcendant, etc. En général, les savants sont des athées, sans rattachement à une religion, comme le sage Épicure.

En nous référant au tableau plus haut, Guillemaut nous apprend qu'il existe quatre niveaux d'existence, trois concernent la vie sur terre, que l'on nomme l'**Anima**, le **Moi** ou l'EGO et le **Soi**, qui sont le déterminé. Il existe aussi un autre niveau dans le non-déterminé que l'on appelle l'**Âme**

186 – Théorie philosophique selon laquelle les phénomènes naturels et les faits humains sont causés par leurs antécédents. 2. Enchaînement de cause à effet entre deux ou plusieurs phénomènes. [aspiré d'internet]

187 – La synchronicité est une coïncidence qui prend soudainement du sens, provoque une émotion forte, est porteuse de transformation et se produit au moment opportun.

et que l'on retrouve après la mort de l'individu et du cerveau. Trois autres niveaux se superposent pour un total de sept, le dernier étant Dieu. Le philosophe quantique Guillemant hésite beaucoup à l'appeler Dieu (mot accaparé par les religions du Livre), parce qu'il se dit athée, sans nier toutefois être spiritualiste. Si on le pousse à trouver une définition de l'Être Suprême, du Transcendant, il hésite et propose ceci :

*

Dieu est la conscience de la plus haute transcendance qui pense l'univers entier dans toute sa finalité.

Il est **Celui** qui conçoit l'univers entier, il est **Logos**. **Il** pense, fait fonctionner l'Univers er recueille en son sein l'ensemble des âmes qui sont des parties divines de Lui-même. Les humains en sont des parties et notre âme retournera à **lui** à notre mort.

Avançons un peu plus loin et revoyons la définition que donne Spinoza de Dieu : « Dieu [est] une substance constituée par une infinité d'attributs dont chacun exprime une essence éternelle et infinie [qui] existe nécessairement » [*Éthique*, livre l, proposition 11]. Et « tout ce qui est, est en Dieu et rien ne peut être sans Dieu ni être conçu » [livre 1, proposition 15]. « La pensée est un attribut de Dieu, autrement dit, Dieu est chose pensante » [2e livre, proposition 4]. N'est-ce pas ce que Guillemant propose ? Comme Einstein qui n'a jamais voulu parler de Dieu. Le physicien quantique Guillemant qui tient tellement à son statut de savant, le répétant sans cesse dans la conférence [voir note #196], avance avec beaucoup de précautions [188].

Le bouddhisme, qui n'est pas une religion dogmatique (du dogme), déteste aussi comme la théorie quantique le rôle néfaste de l'EGO surpuissant. Il affirme aussi que le réel est une illusion et l'ÊTRE, un flux permanent [voir p. 128] en perpétuelles fluctuations.

---

188 – Pour lui, la science a besoin d'une nouvelle *refondation.* Le paradigme de Galilée est dépassé et doit être remplacé par celui de la physique quantique.

CHAPITRE DOUZE : AU-DELÀ DE LA CONSCIENCE INDIVIDUELLE, LE VOYAGE ASTRAL ET LA DÉCOUVERTE DE LA CONSCIENCE UNIVERSELLE

Nous avons besoin d'une nouvelle physique pour avancer un peu plus loin dans le mystère de la vie et de la mort.

[Dr Alexander]

L'humanité se pose inlassablement la question de l'origine du monde, de la vie, de la mort et de la destinée de l'homme et ce, depuis le début des temps immémoriaux. Chaque civilisation a élaboré un récit mythique du voyage des âmes vers l'Au-delà. Déjà en Mésopotamie, le roi-héros Gilgamesh (vers 2650 av. J.-C) est venu chercher son aïeul Outa-Napishtim, l'homme qui a trouvé l'immortalité, pour le questionner sur la vie et la mort. [189] Chez les Égyptiens, les pharaons attachaient une énorme importance à la construction de leur monument funéraire en forme de pyramide dont ils commençaient la construction au premier jour de leur sacre ; la réussite de leur descente aux enfers leur assurait l'immortalité. Chez les Grecs, il fallait être bien équipé et dirigé par le dieu Hadès pour entreprendre le difficile chemin du royaume des morts ; chez les chrétiens, la pesée des âmes au Jugement dernier permet de récompenser une bonne vie sur terre et donne un sens à la vie vertueuse d'ici-bas.

189– *L'Épopée de Gilgamesh,* traduit par Abed Azzié, Albin Michel, Spiritualité vivantes, Paris 1915, p. 27 et 107-8.

L'apport de l'anthropologie pour comprendre l'Au-delà. – On ne peut compter le nombre de livres des morts expliquant la vie dans le ciel ou l'enfer. En Égypte, il y en eu plusieurs selon les dynasties : *le Livre pour Sortir au Jour, les Textes des Pyramides datant de l'Ancien Empire* et *les Textes des Sarcophages* qui étaient un ensemble de formules écrites sur papyrus illustrées d'images devant aider le défunt à réussir son passage vers l'Au-delà. Le défunt devait montrer sa pureté morale et sa bonne conduite sur terre devant un tribunal de 42 dieux présidé par Osiris. Dans les Andes anciennes, la mort et le corps des défunts étaient particulièrement respectés et faisaient l'objet d'une grande attention dans l'embaumement et la sépulture. La préoccupation pour la préservation des défunts, le traitement même des corps et leur préparation minutieuse, l'arrangement des sépultures ou encore les rituels funéraires, indiquent de tout temps, à travers les âges, l'importance de la mort et des morts dans la vie des vivants. Ils traduisent dans la pensée andine l'interaction entre les concepts de vie et de mort, où la mort fait partie de la vie et la vie fait partie de la mort.

En littérature (1420), Dante Alighieri écrit le poème épique *La Divine Comédie* dans lequel l'auteur est guidé par Virgile. Il est transporté dans le monde surnaturel enseigné par la théologie du Moyen âge ; il est admis alors à contempler les supplices des damnés dans l'Enfer où brûlent ses ennemis, l'état des âmes dans le purgatoire, les joies célestes des justes dans le paradis où il retrouve sa bien-aimée Béatrice. *Le livre tibétain de la vie et la mort* du moine Sogyal Rimpoché [190] est aussi un classique du genre. On pourrait continuer longtemps, puisque les rites funéraires et les soins apportés aux morts sont les *premiers indices de civilisation*, aussi loin qu'on peut remonter dans le temps, même bien au-delà de l'*homo sapiens*, puisque l'on a maintenant des preuves archéologiques que l'homme de Néandertal enterrait aussi ses morts, 40 000 ans av. J.-C. Ne devrons-nous pas considérer les mythologies des voyages anciens dans l'Au-delà comme des voyages initiatiques semblables au voyage astral moderne des *expérienceurs* qui permet d'entrer en communication avec l'Au-delà et pour savoir ce qu'il y a de l'autre côté de la vie terrestre ?

Les controverses sur l'immortalité de l'âme. – De tout temps, elles furent omniprésentes au débat : le sage Épicure croyait que l'âme dispa-

190– Sogyal Rinpoché, *le livre tibétain de la vie et de la mort (*avec avant-propos du Dalaï-Lama), éditions de la Table ronde, 1992.

raissait avec le corps et invitait ses disciples à profiter du temps qui passe (*Carpe diem*), tandis que Platon expliquait, dans le mythe de la caverne, la misère de la condition humaine, étant donné la séparation du Monde des Idées éblouissantes de beauté et l'enchaînement des hommes dans la caverne, condamnés à ne voir que les ombres des choses vraies. Tout le dialogue du *PHÉDON* porte sur la question où va l'âme après la mort : « il y avait là un indice suffisant de la nécessité d'admettre que les âmes des morts sont quelque part, et que c'est justement à partir de là qu'elles naissent à nouveau. » [191] Rappelons-nous que pour Platon, toute connaissance (pure, c'est-à-dire qui ne vient pas des sens) est une ***réminiscence*** : « l'instruction (la connaissance) n'étant pour nous rien d'autre précisément que remémoration » (idem).

Si la problématique vie/mort, corps/âme, matière/esprit est présente depuis la nuit des temps humains, qu'est-ce qui change actuellement dans le débat et pourquoi y revenir? Peut-on aborder le problème d'une façon plus sereine, disons scientifique au sens large, « dépouillé de l'influence de plusieurs siècles d'obscurantisme religieux suivis de quelques siècles de matérialisme scientifique antireligieux ? Le monde universitaire et scientifique est en ébullition, car la réflexion sur la notion de conscience a pris une autre dimension à la jonction des neurosciences et de la physique quantique ». [192] D'une part, à côté des religions souvent perçues comme figées dans leurs dogmes, émerge une *spiritualité cosmique* (ou spiritualité laïque), libre et ouverte, fruit d'une époque. L'essayiste français Frédéric Lenoir [193] s'est en grande partie détourné du dieu personnel et révélé des religions – celui dont Nietzsche a annoncé la mort, mais sans pour autant verser nécessairement dans une conception matérialiste du monde. De nos jours, la spiritualité a tendance à remplacer les religions qui apparaissent comme une codification des règles du dogme. D'autre part, le paradigme post-matérialiste (après 300 ans de pensée newtonienne) a besoin d'une *nouvelle physique* pour s'imposer et avancer un peu plus loin dans le mystère de la vie et de la mort.

---

191 – Platon, *œuvres complètes*, biblio de la Pléiade, NRF, traduction Léon Robin, p. 786.

192 – Dr Alexander et Moody, *l'évidence de l'après-vie*, Paris, éd. Guy Trédaniel, 2014, p. 29.

193– Voir entre autres : Frédéric Lenoir, *Le miracle Spinoza, une philosophie pour éclairer notre vie*, Paris Fayard, 2017.

La Renaissance et les alchimistes-philosophes. – Cette période de l'histoire en Occident porte bien son nom : une *re-naissance* (deuxième naissance) qui voit fleurir une étrange science régénératrice, combattue souvent par l'Église catholique de l'époque, *l'alchimie.* L'alchimie [194] [*al-kīmiyā*, science divine] prétend vulgairement changer le plomb en or et surtout, découvrir la pierre philosophale, mais elle se veut être aussi une philosophie et une archéologie. N'est-elle pas la *science des commencements,* la *science des principes* ? L'alchimiste prétend connaître non seulement les métaux, mais aussi les principes de la matière, le lien entre matière et l'esprit, les lois de transformation de la matière en esprit... Son ontologie repose sur la notion d'énergie, une énergie contradictoire, dynamique, unique, qui métamorphose la matière et la régénère – une idée que reprendra la science quantique. Sa notion clef est celle de l'origine, du retour, ou – comme le dit Pierre A. Riffard – de la « réversion. » [195]. L'alchimiste veut retourner à la matière première, rétablir les vertus primitives des choses, rendre pure et saine toute créature.

Bernard-Michel Boisnier [196] compare l'Esprit (*spiritus*, le souffle vital) à l'énergie primordiale qui anime la vie. C'est un principe universel qui incarne l'essence humaine au-delà de la matérialité. La vie a émergé d'une énergie primordiale, invisible et indémontrable. Par opposition existent le monde matériel et celui de la substance. L'âme est le réceptacle de l'énergie primordiale qui transforme et revivifie la matière. Corps/Esprit, cerveau/conscience, mort/vie. Paracelse [197] comparait la relation entre le

---

194– L'alchimie est une science occulte en vogue au Moyen Âge, née de la fusion de techniques chimiques gardées secrètes et de *spéculations mystiques*. En général, nous ne retenons des alchimistes que comme des pré-chimistes qui transformaient le vil métal en or ou qui cherchaient la pierre philosophale.

195– Frédéric Lenoir, *Le miracle Spinoza, une philosophie pour éclairer notre vie*, Paris Fayard, 2017. p. 208.

196 – B. M. Boisnier, *Tout ce qu'on vous dit sur le cerveau*, conférence publique prononcée en août 2016 et inscrite sur You Tube.

197– Paracelse ((1493-1541) de nationalité suisse et éminent médecin, alchimiste et philosophe, est considéré comme le précurseur de la médecine moderne, basée sur l'expérimentation. On lui doit entre-autres la théorie des 3 corps. Ainsi l'homme se compose 1° d'un corps terrestre d'une part, obtenu lors de la *première naissance*, comportant une partie visible, faite de chair et de sang, qui retourne aux éléments à la mort et d'une partie invisible, sidérale, qui à la mort retourne vers les astres et est responsable de l'entendement, des facultés sensitives et de l'imagination; 2° d'un corps glorieux (l'âme immortelle) qui est réservé aux élus qui l'obtiennent par une *seconde naissance*, produite par l'Esprit Saint [wikipédia].

cerveau (matériel) et l'Esprit (spirituel) au cycle des saisons : à l'automne, les matières organiques se décomposent et se putréfient pour renaitre au printemps, pleines de vie. Cette matière en putréfaction redevient énergie vitale, se transformant en matière et recommençant le cycle vital.

En fait, selon Boisnier, [198] il n'y a que 5% de l'activité mentale (soit celle du cerveau) qui est consciente chez l'Homme, 25% est subconscientes et le reste, soit 70%, est carrément inconscient. Il faut rappeler que l'Esprit est toujours en activité, même quand nous sommes en sommeil profond ; c'est souvent dans le demi-sommeil où notre l'esprit vient à bout des problèmes les plus difficiles non résolus par la raison. Certains physiciens quantiques comme Trinh Xuan Thuan [199] considèrent même que la naissance de l'univers (composé de matière, de trous noirs et d'énergie noire) est très semblable à la constitution du cerveau humain. Le jour où nous comprendrons comment est formé le cerveau, dit-il, c'est alors qu'on aura une réponse à ce que sont la vie et l'univers. Ainsi l'univers est composé de 5% d'atomes de matière, 25% constituent la matière noire (invisible) et 70% l'énergie noire qui peut être considérée comme de *l'énergie primordiale* (également invisible). Étrange coïncidence entre l'essence de l'Homme conscient et la nature de l'univers ! C'est un thème très souvent évoqué par plusieurs physiciens quantiques de tendance spiritualiste, suite à la découverte en astronomie de la matière et de l'énergie noires dites invisibles (qui bloquent l'arrivée à nous de toute lumière détectable).

Les états modifiés de conscience. – Toutes les expériences de mort imminente (EMI) ou mort provisoire (EMP) désignent des états de conscience profondément modifiés qui ne peuvent pas être assimilés à des périodes de rêve profond, ou à des hallucinations provoquées sous l'effet de drogues et de stimulations électriques du cerveau. Selon le Dr Charbonier, le meilleur terme est *mort provisoire*, car ces personnes accèdent au ***Monde de l'Entre-deux*** quand ils sont en état de quasi-mort clinique. Elles sont donc bien revenues de la mort, mais certaines ont gardé des souvenirs de leur passage de l'autre Côté, voilà ce qu'elles

198– Boisnier B.N., Conférence *Tout ce que l'on ne vous dit pas sur le cerveau*, You Tube, août 2016.

199– Trinh Xuan Thun est astrophysicien d'origine vietnamienne, américain de formation et ex-directeur de l'institut d'astrophysique de Paris. Ouvrages : le Chaos et l'Harmonie, Fayard, 1998. La plénitude du vide, Albin Michel, 2016.

tentent de nous communiquer.« Les médecins anesthésistes et réanimateurs connaissent parfaitement la définition de cet état qui correspond à un électroencéphalogramme (EEG) plat signifiant qu'aucune activité consciente n'est possible par l'intermédiaire des neurones [200] ». Il s'agit d'une expérience subjective en ce sens que tous les patients ne vivent (ou plutôt ne décrivent) pas leurs expériences de la même façon, mais grosso modo à peu près selon le même scénario. La conscience fonctionnerait de manière étendue, dès lors qu'elle s'affranchit du cerveau, comme s'il s'agissait d'une *déconnexion.* « Pour rester sur le terrain scientifique, plusieurs travaux et réflexions envisagent la fonction du cerveau comme une sorte d'émetteur-récepteur et de filtre ou valve de réduction pour que le champ de conscience globale puisse se manifester à l'échelle individuelle. ». [201]

En un mot, une fois libéré de sa conscience analytique, le patient se trouve en pleine *expansion de conscience*, une capacité lui donnant accès à ce qu'il appelle une *ultra-réalité* par le biais de sa conscience intuitive. [202] Les témoignages d'EMI éclairent cet état modifié de conscience qui est un « *entre-deux mondes* » (matériel et spirituel). Certains n'en reviennent pas, d'autres sont invités à retourner dans leur corps d'une façon impérative ou non, pour témoigner de ce qu'ils ont vécu (dans un but nécessairement de prosélytisme) et faire profiter les vivants de leurs témoignages ; d'autres, parce que leurs parents et connaissances qu'ils ont rencontrés dans l'Au-delà les y invitent (sous prétexte que leur mission terrestre n'est pas terminée).

200 – Charbonier et Babu, *4 regards sur la mort et ses tabous*, Paris, éd. Trédaniel, p.53.

201 – Alexander et Moody, *l'évidence de l'après-vie*, déjà cité, p. 28.

202 – Charbonier et Babu, 4 regards sur la mort et ses tabous, Paris, éd. Trédaniel, p.304.

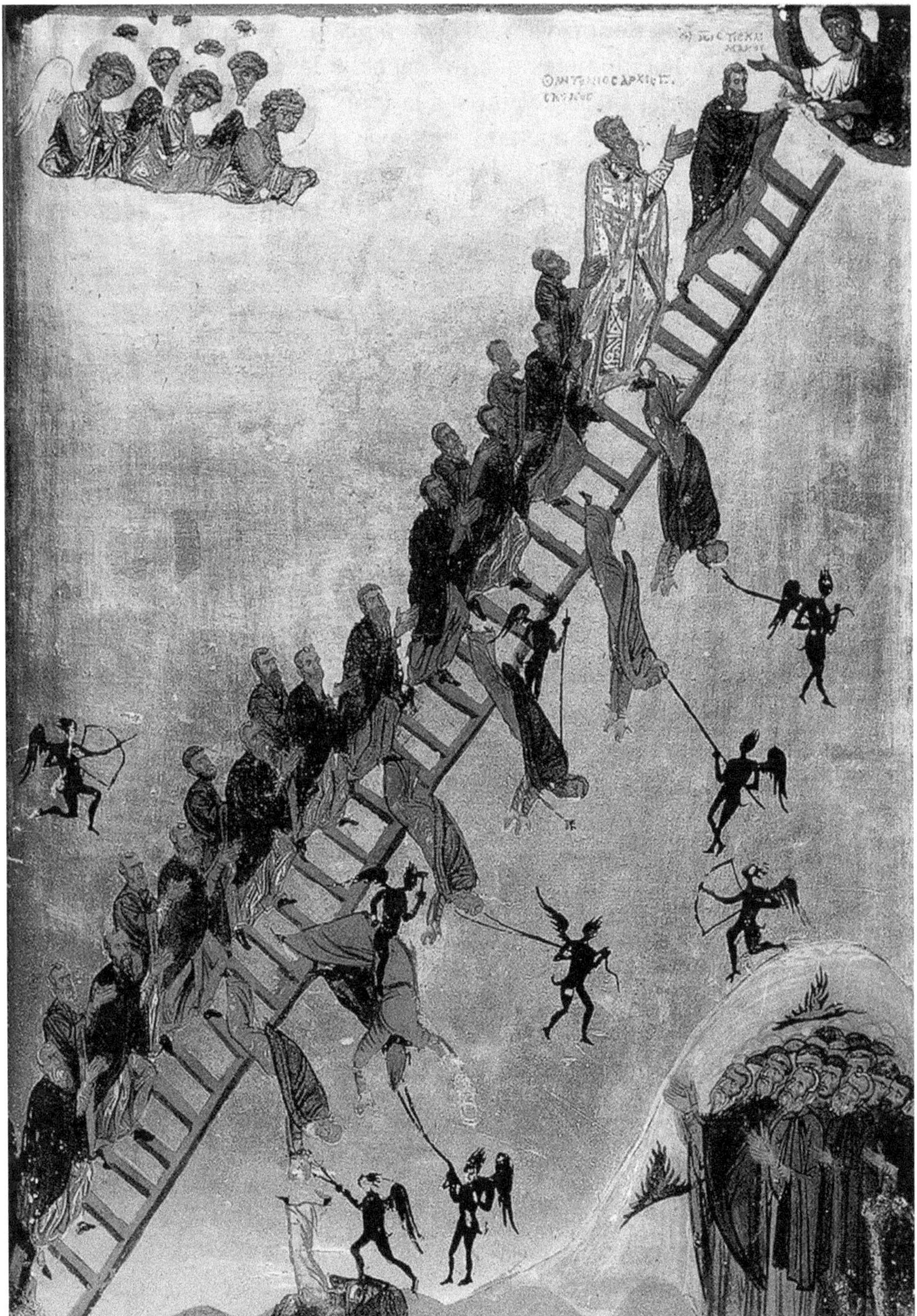

Qui est ce Dieu dont rêvent les *expérienceurs* ? – Cet Être suprême qu'aperçoivent les illuminés que l'on appelle les *expérienceurs* n'est pas ni Jésus-Christ qui est venu sur la croix pour expier les péchés des hommes, ni le Père Fouettard qui sépare les bons des méchants et précipite dans l'Enfer ces mécréants. Voyez l'illustration de la séparation des saints et des mécréants dans les extraordinaires fresques des monastères orthodoxes de Roumanie, soit l'échelle sainte du monastère de *Sucevita.*

*

L'icône de **l'Échelle sainte** [qui est dite *Échelle de Jacob* représentée au 12e siècle dans le monastère Sainte-Catherine du Sinaï, en Égypte] illustre la montée des moines pieux vers le Ciel et la séparation des bons et des méchants.

Le Paradis est en haut du tableau, pendant que des diables malins et agiles tentent d'entrainer les pécheurs et les méchants vers le bas, dans l'Enfer qui est en bas, à droite du tableau.

Dans le coin à l'extrême gauche, en haut, sont les saints et les anges qui assistent au Jugement dernier, pendant que Dieu trône au Paradis, en haut à droite.

*

Dans la plupart des récits d'EMI [*les États modifiés de conscience*], on parle de Dieu comme de cette Lumière extraordinairement étincelante, de *l'Être de lumière.* L'amour qui émane de la lumière est in-imaginable, sublime. « Cette lumière (généralement qualifié de blanche ou de claire), d'un rayonnement indescriptible. Plusieurs illuminés [au sens précis du terme] insistent sur le fait caractéristique qu'elle ne brûle pas les yeux, qu'elle n'éblouit pas, qu'elle n'empêche pas de voir distinctement les objets environnants (peut-être parce que, dans le moment, les témoins ne sont pas dotés d'yeux, ce qui exclut l'éblouissement [203] ». La chaleur et l'amour qui émanent de cet Être à l'adresse de la personne mourante dépassent de loin toute possibilité d'expression. L'homme se sent comme envahi et transfiguré par cet *Amour*. Cet Être est appelé souvent tout simplement AMOUR

« Une fois libérée de sa conscience analytique, (je me) trouve en pleine *expansion de conscience*, une capacité lui donnant accès à ce que j'appelle une vision extraterrestre par le biais de ma conscience intuitive... Mon expérience m'a montré très clairement que la conscience est bien plus riche à l'extérieur de cerveau, libre de ses limitations qui nous disent bien fort que lorsque le corps et le cerveau meurent, la conscience est libérée vers une existence plus grande... Vous n'avez pas besoin de frôler la mort. Cela peut venir en méditation profonde, en prière centrée, mais le sentiment merveilleux de cet Amour inconditionnel et le pouvoir, derrière cela, de l'amour du Créateur pour sa création... Nous sommes tous divinement connectés directement à cela, et c'est la plus belle connaissance. » [204]

*

Peut-il exister une science de la conscience ? – Certains disent qu'une science de la conscience est impossible. Pourquoi ? La science, par nature, est objective et vérifiable par des expériences de laboratoire, tandis que la conscience, par nature, est subjective ; donc, il ne pourra jamais exister une *science de la conscience*. Ce fut la vision dominante pendant presque tout le 20e siècle. Les psychologues étudiaient objectivement le comportement des individus, les neuroscientifiques étudiaient objectivement le cerveau et personne ne parlait jamais de la conscience alors rangée dans les départements de religion ou de spiritualité.

De nos jours, on croit que l'on a développé des instruments scientifiques que l'on peut croire infaillibles, pour déterminer la mort d'un patient; l'électroencéphalogramme (ou EEG) qui sert à mesurer l'in-

203– Moody R., *La vie après la vie, ils sont revenus de l'Au-delà*, Paris, éd. J'ai lu, p. 81.

204– Alexander E et Moody R (2014), *L'Évidence de l'après-vie*, Paris, éd. Trédaniel, p. 76.

tensité de l'activité électrique des neurones, exprimée en hertz (Hz). Cet enregistrement se fait sur le cortex cérébral et évalue fidèlement l'activité du cerveau. Avant le 20e siècle, on ne pouvait analyser cette *masse gélatineuse* que l'on appelle le cerveau qu'en la sectionnant, évidemment au décès du patient... L'arrivée de l'électronique par les technologies plus évoluées a constitué une petite révolution. De nos jours, on peut analyser le cerveau en plein fonctionnement, grâce à ces technologies d'imagerie médicale, qui vont de la mesure de l'activité électrique du cerveau à l'imagerie médicale. Les méthodes d'étude sont maintenant assez nombreuses : l'électro-encéphalographie et la magnéto-encéphalographie. Elles mesurent toutes les deux l'activité électrique du cerveau, de même que la tomographie par émission de positons (TEP) et l'imagerie par résonance magnétique [205] (IRM).

On peut de plus en plus finement déterminer la position de tous les organes du complexe neuronal. On peut illustrer les trajets qu'empruntent les diverses opérations mentales (pensées, sensations, sentiments, réflexes, etc.). Il est à remarquer toutefois que ces *techniques d'accès* à la conscience, aussi sophistiquées soient-elles, ne révèlent pas ***le ressenti*** du patient, sinon en interrogeant celui-ci directement. Par exemple, on est impuissant devant la souffrance ou le désir d'un tout jeune enfant qui ne parle pas et on en est réduit à imaginer ce qu'il veut. D'où l'importance extraordinaire du langage qui établit une communication avec l'Autre. Le médecin n'a pas accès à la **conscience phénoménologique** du patient ; il ne peut ressentir ni sa douleur ni ses sentiments. On n'a jamais pu identifier un endroit précis où loge la conscience. Par ailleurs, on sait maintenant que l'activité neuronale de l'individu engage une multitude de sens et d'organes et que 80% (et plus) de l'activité mentale ne se rend même pas au cortex cérébral, parce que l'information est sous-traitée par des sous-centres inférieurs.

On détecte plusieurs niveaux de conscience en fonction du niveau de courant électrique du cerveau :

205 – IRM : L'imagerie par résonance magnétique est une technique d'imagerie médicale permettant d'obtenir des vues en deux ou en trois dimensions de l'intérieur du corps de façon non invasive avec une résolution en contraste relativement élevée. [extrait de Wikipédia].

a) Le rythme gamma, supérieur à 24 Hz et jusqu'à 40 Hz qui indique une intense activité cérébrale, c'est-à-dire une très grande réflexion.

b) Le rythme bêta, de 12 à 24 Hz pour une activité soutenue, quand l'individu vaque à ses occupations quotidiennes, d'une façon automatique souvent sans trop réfléchir.

c) Le rythme alpha, de 8 à 12 Hz, qui est la zone d'apaisement et du repos. La personne a les yeux fermés et la conscience n'est pratiquement pas en activité.

d) Le rythme thêta, de 4.5 à 8 Hz quand la personne est somnolente, en période de méditation ou d'hypnose. Ainsi, on a constaté que des Carmélites (du monastère de Montréal) en méditation, atteignent cette zone où l'activité cérébrale est pratiquement suspendue.

e) Le rythme delta, en dessous de 4Hz peut se constater, chez les très jeunes enfants, pendant les périodes de sommeil profond, ou dans les cas de mort clinique (EEG plat). [206]

En conclusion provisoire, à l'ère du nouveau paradigme de la physique quantique [chapitre 13 qui suit], il est difficile de remettre en question l'existence de tous ces phénomènes de « sorties extraterrestres hors du corps »; ils sont documentés dans des milliers et des milliers de cas d'individus de toutes nationalités, croyances, foi. Ils sont en provenance de plusieurs pays, chez des hommes, des femmes et des enfants, depuis au moins une cinquantaine d'années. Ces phénomènes sont fidèlement analysés par des médecins, anesthésistes et psychologues neurologues et concernent des individus qui ne sont pas des illuminés ni des mystiques en proie à des visions. Et pourtant, c'est à peu de choses près toujours le même type de d'expériences astrales, telles que décrites antérieurement. Cela se produit lorsque la conscience *analytique et raisonnante* est pratiquement éteinte ; les individus vivent dans un espace-temps hors des propriétés terrestres et rejoignent un Dieu *Être de Lumière* appelé **Amour**.

L'expérience extraterrestre terminée, les protagonistes ont pratiquement l'obligation ou le choix de revenir sur terre, comme s'il fallait qu'ils témoignent de leur expérience singulière auprès des vivants.

206– Dr J.J. Charbonier, *Les clés pour vaincre les pires épreuves de la vie, l'enseignement spirituel des expériences de mort provisoires*, Paris, édition Guy Trédaniel, p. 58.

Pour des scientifiques matérialistes et des médecins anesthésistes qui ont vu plusieurs patients mourir sur la table d'opération, c'est totalement incompréhensible ; ce sont des morts-vivants revenus d'un Au-delà ... *qui n'existe pas*. Dans les temps anciens, par exemple dans la mythologie grecque et égyptienne, le voyage au royaume des morts s'effectuait dans les profondeurs de la terre ; maintenant ces *illuminés* (au sens littéral du mot) sont aspirés vers le Haut d'où jaillit la Lumière ressentie et personnalisée.

Le fait étonnant dans la description du voyage astral, si on peut s'exprimer ainsi, c'est de le faire lorsque le cerveau est techniquement inactif, c'est-à-dire dans un coma profond avec un encéphalogramme (EEG) quasi à plat, quand la conscience analytique est en veilleuse. D'autre part, avec l'obligation de revenir « sur terre » pour raconter l'expérience avec de nombreux détails pertinents. Le plus souvent, le voyageur de l'Au-delà hésite à revenir sur terre, tant l'aventure extraterrestre est imprégnée de bien-être permanent. Autre sujet d'étonnement, c'est de retrouver à peu près le même scénario[207] chez des milliers et des milliers d'*expérienceurs* indépendamment de leur origine, sexe, âge (des enfants de cinq ans au vieillard avancé), et de leur métier pratiqué (de l'anesthésiste à l'ouvrier et à la mère de famille). Mais en savons plus sur ce qui se passe de l'autre côté du miroir ? Chez les philosophes de l'esprit, comme Chalmers, on n'a pas la moindre idée de la façon dont la conscience émerge de la réalité physique [chapitre premier]. Le Dr Alexander est aujourd'hui l'ambassadeur d'une *spiritualité laïque.* [208]Au côté des religions souvent perçues comme figées dans leurs dogmes, émerge une *spiritualité cosmique* libre et ouverte. C'est le fruit d'une époque qui, comme l'écrit Frédéric Lenoir, s'est en grande partie détournée du Dieu personnel et révélé des religions, mais sans pour autant verser nécessairement dans une conception matérialiste du monde [*L'évidence de l'après vie*, idem, p. 31].

Ce terme de **spiritualité cosmique**, on le retrouve aussi chez des astrophysiciens spiritualistes bien connus que chez les *expérienceurs*.

207– Chapitre précédent : *les États modifiés de conscience.*

208– Alexander et Moody, *l'évidence de l'après-vie*, édition Guy Trédaniel, édition Québec, 2014.

Plusieurs des astrophysiciens qui ont fondé la physique quantique, les Einstein, Niels Bohr, Planck, Heisenberg, Schrödinger et d'autres, prétendent que le paradigme post-matérialiste a besoin d'une *nouvelle physique* pour s'imposer. Mais Einstein qui a toujours été dubitatif sur ce qu'est ce dieu dont on parle disait : « La religion du futur sera une religion cosmique ». Ce dieu dont il est question n'est-il pas plutôt un Principe divin, un **logos,** une énergie de vie ? C'est l'hypothèse que nous posons au chapitre suivant, se retrouve en conclusion de cet essai.

CHAPITRE TREIZE
LA SPIRITUALISATION DU MONDE DANS LA PHYSIQUE QUANTIQUE

Le hasard est ce qui choquait le plus Einstein,
il déclara un jour sous forme de boutade :
(dans l'histoire du monde) «Dieu ne joue pas aux dés».

Einstein prétendait qu'en certaines occasions, tout physicien digne de ce nom devient « une espèce de métaphysicien apprivoisé. » [209] Une théorie qui vient bouleverser les relations entre science et conscience et créer l'étonnement de plusieurs d'entre nous provient des mathématiciens et des physiciens les plus nobélisés. Avant 1920, Niels Bohr [210] créateur de la *physique quantique,* en opposition avec Einstein qui mettait au point la *théorie de la relativité générale,* adhérait comme tous les physiciens à un matérialisme pur et dur. Tous ces savants n'osaient remettre en question la ***matérialité du monde*** et se tenaient loin de l'étude de la conscience ; pour eux, elle était une idée obscure et étrangère à la science (comme l'âme), relevant plutôt de la spiritualité et de la religion.

Le témoignage des fondateurs de la physique quantique. – Plus tard, cette nouvelle génération de physiciens a complètement changé d'idées en évoluant vers les postulats de la *physique quantique*. Laissons parler tous ces scientifiques notoires, au sujet de l'existence de la réalité : « Le bon sens qui voudrait que les objets existent de manière objective, *indé-*

209 – Einstein, A., *conceptions scientifiques*, Paris Champs Flammarion, 1990, p.128.

210 – Niels Bohr, physicien danois, lauréat prix Nobel de physique en 1922, concepteur initial de la physique quantique.

pendamment de notre observation, devient obsolète lorsque l'on considère la physique quantique. Toutes les choses que nous appelons réelles sont faites de choses qui ne peuvent être considérées comme réelles [parce qu'elles sont le produit de notre cerveau]. La probabilité quantique, celle qui consiste à trouver l'atome à un endroit particulier, n'est pas là où est réellement l'atome. Autrement dit, l'atome n'était pas quelque part avant qu'il ne soit *observé* comme étant là. » Ceci est le principe premier de la physique quantique. Et Werner Heisenberg d'ajouter : « les atomes ou particules élémentaires ne sont pas réels, ils forment un monde de *potentialités* ou de possibilités plutôt que des choses et des faits… Les particules ne sont pas vraiment en un seul endroit, mais occupent un état constant de *probabilité statistique* – de sorte qu'elles peuvent être ici ou là, mais qu'elles ne peuvent jamais être parfaitement localisées en un seul point de façon certaine statistique. » [211]

Max Planck alla encore plus loin : « Ayant consacré toute ma vie à la science la plus rationnelle qui soit, je peux vous dire au moins ceci à la suite de mes recherches sur l'atome : la matière n'existe pas comme telle ! Toute matière n'existe qu'en vertu d'une force qui fait *vibrer les particules* et maintient ce minuscule système solaire de l'atome. Nous devons assumer derrière cette force l'existence d'une conscience et d'un esprit intelligent. Cet esprit est la matrice de toute matière. *Je considère la matière comme dérivant de la conscience*. Nous ne pouvons aller au-delà de la conscience. Tout ce dont nous parlons, tout ce que nous voyons comme existant supposent la conscience. » [212] D'autres physiciens poussèrent la réflexion encore au-delà : « La conscience ne peut être décrite en termes physiques, car la conscience est absolument fondamentale. » (Erwin Schrödinger) [213] « L'étude du monde objectif nous mène à la conclusion scientifique que *le contenu de la conscience est l'ultime réalité*. Il n'a pas été possible de formuler les lois de la mécanique quantique d'une façon complète sans faire référence à la conscience ».[214] (Eugène Wigner).

---

211 – Cité par Dr Alexander, *La carte du paradis*, éd. Guy Trédaniel, p. 24.

212– Cité par Dr Alexander, *La carte du Paradis*, éditions Guy Trédaniel, traduction, 2015, p.20.

213– Erwin Schrödinger, physicien autrichien, lauréat du prix Nobel de physique en 1933.

214– Eugène Wigner, physicien hongrois, lauréat du prix Nobel de physique en 1963. Voir : Dr E. Alexander, *La carte du Paradis*, déjà cité, p.22.

En un mot, le concept de conscience ne peut s'expliquer par la « vieille physique », c'est-à-dire newtonienne, mais uniquement *en terme quantique*, c'est-à-dire en ce qui concerne la *réalité de la réalité*, le rôle de l'observateur, la situation dans le temps et l'espace, l'intersubjectivité ou la relation avec les autres, la description de l'univers, etc.

*

Le Grand Tout

Selon plusieurs physiciens modernes, nous sommes les parties d'un *Grand Tout*, la séparation entre les êtres n'est qu'illusion. « La communauté des physiciens n'en a pas fini avec l'interprétation de ce que les résultats de la mécanique quantique révèlent des rouages de l'Univers… D'après le *problème de la mesure*, la conscience joue un rôle crucial dans le fait de déterminer la façon dont la réalité se déploie. Il n'y a aucun moyen de séparer l'observateur de ce qui est observé. » [215]

*

Notre cerveau, « fenêtre aveugle », n'appréhende pas la lumière que lui transmet l'œil, les sons qui viennent à son oreille, les senteurs qui sont perçues par son odorat, les saveurs qui transitent par le goût, etc. Tout ce que nous connaissons du monde extérieur vient de nos cinq sens et est transformé en *copie électrique* de la réalité. Le cerveau est aveugle, sourd, insensible et inaccessible à l'existence du Monde. Il est fermé sur lui-même et ne peut que produire des *représentations* pour le Moi. Ainsi, dans le rêve quand le cerveau est coupé de l'apport des sens, il produit des impressions qui sont différentes de celle qu'il a eue dans « la réalité ». Quand il se réveille, l'individu se rend compte qu'il était dans l'imaginaire, un monde rêvé, comme on dit familièrement ! L'homme a la curieuse faculté d'être capable de vivre sous deux régimes :

215– Dr Alexander, La carte du Paradis, déjà cité, p. 22.

1° l'imaginaire (par le rêve éveillé ou endormi, les états modifiés de conscience, les états hallucinogènes des produits chimiques, l'imagination ou la mystique),

2° la *vraie réalité* qui est encore aussi une autre illusion de la conscience...

C'est ainsi que la très grande majorité des individus sur terre se fait une drôle de représentation de la réalité perçue. Les cogniticiens nous rappellent que nous ne percevons pas la réalité directement, c'est-à-dire *telle qu'elle est* (sous forme originale d'images, de sons, de sensations tactiles), grâce à nos yeux, nos oreilles, notre nez, nos mains et l'ensemble de nos sens. [216] Pourtant, si je regarde par la fenêtre de mon bureau, il me semble que je vois bien les voisins circuler, les arbres verdir, j'entends le chant des oiseaux dans les arbres. Si ma fenêtre est ouverte, je sens l'odeur iodée du fleuve, je distingue les couleurs de la nature et les mouvements des enfants qui jouent, je sens la température du dehors froide, chaude ou humide. Or, les signaux captés par mon cerveau sont de nature essentiellement électrochimique et traités dans l'obscurité de ma boite crânienne.

Le cerveau est un calculateur extrêmement efficace, une machine à fabriquer des représentations de la réalité. – Ces multiples signaux, de natures différentes, mais transformées pour être compatibles entre eux, arrivent au cerveau en ordre dispersé. Par exemple, la lumière voyage plus vite que le son, un signal ne fait pas le même trajet s'il arrive de la main plutôt que du pied. De plus, les signaux sont analysés par divers centres de traitement spécialisés comme ceux qui concernent la vue, l'ouïe ou l'odorat. Le trajet pour arriver à la conscience est donc long (en fractions de seconde !) et complexe. La majorité des signaux arrivent, par ailleurs, très peu souvent au *moi* conscient. En fait, la plupart des segments d'informations sont convertis en conduites automatiques, car le cerveau doit pré-

---

216– « Notre vision habituelle de la réalité... tient pour acquis que dans notre espace à trois dimensions, des objets faits de matière changent leur position au cours du temps : voilà ce que nous percevons et ce en quoi nous croyons. Pourtant, nous allons voir que ces perceptions ne correspondent plus à la façon dont la physique nous dépeint aujourd'hui l'univers. Si nous voulons avoir une meilleure compréhension de ce qu'est la réalité, nous sommes contraints de considérer ces perceptions comme illusoires. » [Guillemant P. et Morisson J. (2016), *La physique de la conscience*, Paris, éd, Trédaniel, p.23].

server son *espace de travail neuronal* dont un trop-plein de données peut entraver le fonctionnement, comme disent les cogniticiens.

Notre corps et notre *moi* ont besoin de stabilité pour vivre ; malgré l'activité intense et continue des sens et autres sous-systèmes qui les supportent, l'individu a pourtant toujours l'impression d'être lui-même. C'est comme au cinéma ; grâce au cerveau, les 24 images/seconde qui composent un segment de film sont liées les unes aux autres et m'apparaissent réellement comme des images en mouvement représentant une scène animée. Le cerveau *construit* la réalité à l'intérieur de la tête. *Le monde est une construction de mon cerveau* et non l'état réel des choses et des êtres que je perçois par mes sens. Le cerveau est un extraordinaire calculateur ; il n'est nul besoin d'*encombrer* le moi conscient de toute une série de calculs qu'il peut déléguer aux sous-systèmes inférieurs. S'il fallait que l'on se rappelle (chaque fois qu'on a à le faire) comment on marche, on court, on voit, on dort, on digère, on respire ou on lutte contre la maladie, comment pourrions-nous avoir le temps et la capacité de **penser**, de réfléchir, d'imaginer, de planifier, de jouir, ce que seuls les humains savent faire avec brio ?

Ces théories de la *non-matérialité de la réalité*, de la toute présence de la conscience, ont de quoi surprendre les philosophes, comme si les scientifiques quantiques posaient l'hypothèse d'une sorte de **spiritualisation généralisée** de l'ensemble du cosmos. Ces physiciens seraient-ils devenus fous ou idéalistes – peut-être croyants ou même bouddhistes comme l'astrophysicien Trinh Xuan Thuan ? Si on dépasse une certaine pensée matérialiste de l'époque des Lumières (18e siècle) à laquelle nous nous sommes habitués, on ne se surprendra pas que Descartes imaginait un fantôme logeant dans la boite crânienne (le cerveau) qui soit un petit homme dans le grand homme ! Où est le Moi, c'est-à-dire la personne qui utilise mon cerveau ? Qui réalise l'action de connaître ? comme disait Saint François d'Assise, « ce que nous cherchons, c'est celui qui voit. » [217]

La spiritualisation du Monde. – Le cerveau perçoit des ondes électrochimiques créant l'illusion de la réalité discrète (c'est-à-dire disconti-

217– Wilber Ken, *Holographic paradigm and others paradoxes,* édité par l'auteur, Internet archive, 1982, p.37.

nue) et la séparation des Êtres entre eux [218], avons-nous dit. Notre monde n'est donc qu'une *simulation collective.* La réalité (telle que pensée selon le point de vue humain) n'est que le produit du cerveau, en d'autres termes, le résultat de l'observation que nous nous en faisons collectivement. Mais qui perçoit quoi ? Notre corps, l'espace, le Moi sont de même nature que la réalité extérieure, c'est-à-dire aussi des représentations de notre cerveau. Et quelle est la conformité de ces représentations avec la « vraie réalité »? *Nous n'en savons rien* [219], car nous sommes emprisonnés dans notre condition humaine, comme dans la *caverne* de Platon [page 127].

Dans sa réflexion sur l'Être, la vérité et l'existence du Moi, Descartes avait prévu le coup. [220] Pour se dédouaner en quelque sorte, il imagine l'hypothèse d'un démon qui pourrait nous tromper, sorte d'homoncule qui crée des illusions : mais *Dieu-l'Être-Souverainement-Bon* ne peut nous tromper, en raison de sa nature même, puisqu'**Il** est la garantie de la *réalité de la réalité.* Descartes a besoin de Dieu pour appuyer sa théorie : *a contrario*, il en fait même une preuve de l'existence de Dieu ! (chapitre 8 p.113 : le Dieu de Descartes). Tout comme Platon avait besoin de l'existence d'un *Monde des Idées* pour expliquer la condition humaine – qui vit, comme on le sait, dans l'ombre de la Lumière céleste du Monde des Idées. Nous avons dit plus avant que cette sensation toute subjective d'être ce que nous sommes (de sentir ce que nos sens nous proposent [221]) constitue le vrai mystère de la subjectivité humaine (p. 37, les *qualia*).

218– YouTube, *l'illusion de la réalité : la matière n'existe pas sans conscience.*

219– Il est une assertion que les spiritualistes citent souvent pour étayer leurs thèses : par exemple, un arbre qui tombe dans une forêt inconnue et que personne n'a vu existe-t-il en soi ? Comment peut-on en parler si personne n'en a constaté l'existence. Il s'agit ici d'une assertion indémontrable. Et pourtant, les réalistes diraient que ce n'est pas moi qui crée le monde…

220– « En remarquant que cette vérité, *je pense donc je suis*, était si ferme et si assurée que toutes les extravagantes suppositions des sceptiques n'étaient pas capables de l'ébranler, je jugeais que je pouvais la recevoir sans scrupule pour le premier principe de la philosophie que je cherchais. » [Descartes, *Discours de la méthode*, Paris, le livre de poche, 1970, p.128]. Dans ses *Méditations métaphysiques*, Descartes imaginait un démon, un malin génie, qui pourrait tromper nos sens; et si Dieu avait voulu nous tromper et que nos sens ne soient pas fiables, le monde réel pourrait alors ne pas exister, n'être qu'une illusion de nos sens. Heureusement pour le philosophe chrétien, Dieu est garant de la réalité du Monde.

221– On le voit bien, l'homme a besoin de croire à la *fiabilité de nos sens*, sinon toute la réalité du monde s'effondre.

Qu'est-ce donc que l'univers ? – Albert Einstein disait vers la fin de sa vie : « l'être humain dans l'espace et dans le temps est une pièce limitée du **Tout**, ce que nous appelons l'Univers. Il fait l'expérience de lui et de ses sentiments comme séparés du reste, une illusion d'optique de sa mémoire ». Le grand physicien était pourtant dubitatif, à l'origine, sur le *caractère spirituel* en quelque sorte de l'expérience quantique.

« La physique quantique apporte des pistes de réflexion passionnantes sur cet aspect que notre réalité physique n'est pas ce qu'elle semble être, et dépend finalement beaucoup de la conscience pour émerger. Et c'est ce qui a conduit les pères fondateurs de la physique quantique à se tourner vers le **mysticisme**, en essayant d'expliquer les résultats de leurs expériences. Ces expériences sont devenues de plus en plus étranges et ont conduit les esprits les plus brillants comme Einstein, Schrödinger, Heisenberg ou Planck [par ailleurs tous prix Nobel de physique] vers une sorte de *spiritualisme* pour essayer de comprendre ce que cela leur disait. » [222]

Par ailleurs, qui a dit qu'il fallait à tout prix dépasser la physique matérialiste de Newton, *vieille de 300 ans*, pour arriver à comprendre les nouvelles relations entre le cerveau et la conscience, la matière et l'esprit, la réalité présentée par notre cerveau et l'univers ? Le Dr Alexander, sujet d'une EMI particulièrement riche, disait dans un entretien avec le Dr Moody : « je me suis trouvé dans une impasse, car je savais que quelque chose de très puissant s'était produit, et pour tout le monde, il semblait que c'était une EMI profonde prouvant que *la conscience riche existe sans le cerveau physique* » [idem].

« Pendant que j'étais au-delà de mon corps, j'ai reçu une connaissance sur la nature et la structure de l'univers qui était largement au-delà de ma compréhension… Dire qu'il existe toujours un gouffre entre notre compréhension scientifique actuelle de l'univers et la vérité telle que je l'ai connue est un euphémisme colossal… La partie physique de l'univers est comme un grain de poussière comparé à sa partie invisible et spirituelle… Ma compréhension [lors de mon EMI] de ce que nous appelons « énergie sombre » et « matière noire » semblait disposer d'explications claires, de

222– Alexander E. et R. Moody (2014), *l'évidence de l'après-vie*, Paris, éd. Guy Trédaniel, p.79.

même que d'autres aspects plus complexes de la composition de l'univers que les humains n'aborderont pas avant longtemps [223] ».

Selon la mécanique quantique, non seulement ce que nous appelons la réalité n'est qu'une illusion créée par notre cerveau, mais l'individualisation des hommes est aussi un leurre puisque nous sommes tous uns et c'est la condition humaine qui nous donne l'illusion de la séparation. Quand notre esprit est complètement calme (en méditation profonde, par exemple), nous baignons dans un océan universel, un abysse d'existence potentielle et abstraite, que nous appellerons **le champ unifié de la Conscience universelle**, le cœur même de la Nature. Alors que nous nous croyons des êtres séparés les uns des autres, nous sommes immergés dans un abîme de pure *conscience vibrante*, à la fois nous-mêmes et l'univers tout entier. Nous avons souvent l'impression de vivre dans un univers inerte, de matière morte et froide, alors que nous vivons dans un monde foisonnant de *conscience oscillatoire*.

En physique quantique, nous remplaçons le monde des atomes qui sont comme de petites boules qui s'entrechoquent les unes aux autres, par une immensité d'ondes vibratoires. Toute matière n'existe qu'en vertu d'une force qui fait vibrer les particules et nous devons présumer que derrière cette force, existe un Esprit conscient et intelligent qui constitue la *matrice de l'univers* [224] (Max Planck). Toute matière est de l'énergie concentrée en une perpétuelle vibration. Les dernières recherches en physique quantique révèlent que notre galaxie possède en son sein une masse phénoménale d'énergie noire et invisible qui alimenterait tous les mouvements des planètes constituant notre univers immédiat.

*

223– Alexander E., La preuve du paradis, Paris, coll. J'ai lu, p 121-122-123.

224– Nous nous sommes inspirés, en décrivant *la marche de l'univers*, des conférences sur YouTube de plusieurs représentants de la mécanique quantique, dont les noms ne sont pas toujours identifiés [*nous sommes tous Un : l'illusion de la séparation, le secret de la Matière*], consultées le 18 mars 2019. Il faut bien remarquer que plusieurs de ces conférences se terminent par de véritables plaidoyers à saveur éthique invitant à la fraternité universelle et à la paix dans ce monde de guerres et d'esclavage. Certains affirment que cette énergie primordiale a besoin d'être constamment alimenté par un Être suprême générateur de vie et d'existence… On n'est pas loin de la découverte d'un Dieu tout-puissant ! Mais par là même, nous nous éloignons d'une réflexion scientifique.

« Nous sommes actuellement dans une période de profond *changement de paradigme* parce que, pour la première fois depuis le début de cette civilisation humaine, la compréhension du monde éclairée par les conséquences métaphysiques de la physique quantique nous apporte les preuves que *l'Esprit précède la Matière* ou plus exactement l'Esprit et la Matière sont dans le même champ d'ondes de densité différente. » [225]

*

Que nous dit la physique quantique sur l'état de l'Univers :

1 – Tout est connecté dans l'univers, de l'échelle la plus petite à la plus grande, grâce au rôle unificateur de la gravité. Selon le physicien Nassim Haramein, c'est l'espace qui définit la matière et non la matière qui définit l'espace. L'espace est présent entre les galaxies, entre les planètes, entre nos cellules, entre nos atomes… Notre monde matériel est en fait constitué essentiellement de vide (99,99% d'espace), et d'une toute petite partie de matière (0.01%).

2 – Tout fonctionne à des vitesses au-delà de la vitesse de la lumière [226] (supraluminique), à travers différents espaces-temps, ce qui répond parfaitement à la notion quantique de multidimensionnalité. Une particule de matière se comporte d'une manière aléatoire à la fois comme une particule et comme une onde (c'est ce que l'on appelle l'*intrication*),

3 – Le rayonnement primordial apparu quelques secondes après *le big bang* voit sa fréquence progressivement diminuer. Le rayonnement fossile fait donc partie intégrante de notre vie, puisqu'il est partie prenante de 90% de la lumière actuelle et des ondes radioélectriques ; il contient donc un code, un gène, une signature émise depuis le début. Ce qui nous permet de comprendre à la fois les lois du monde galactique et celles qui nous régissent nous-mêmes, ce sont en fait les mêmes règles et le même langage (de nature mathématique) qui s'appliquent dans les deux univers.

225– Luccan D., Vers la sagesse quantique, Paris, éd. Bussière, p. 9.

226– Dans le monde physique défini par Newton, la vitesse de la lumière est *indépassable* pour tout objet qui circule dans l'univers gravitationnelle, ce qui n'est le cas en physique quantique.

4 – « Notre univers est cohérent dès la première seconde après le *Big Bang* parce qu'il a bénéficié des paramètres mathématiques fondamentaux transmis par l'univers précédent.» À l'échelle quantique, tout est relié dans l'univers, notre plan d'existence, les plans mentaux, les êtres humains, les animaux, les végétaux, les minéraux, les galaxies et tous les champs de force dans la trame hologrammique de l'Univers. » [227]

5 – Nous vivons dans un univers informationnel où la matière, l'énergie et la pensée fonctionnent en même temps dans notre espace-temps classique et au-delà de cet espace-temps à des vitesses supraluminiques (c'est-à-dire qui va au-delà de la vitesse de la lumière, ce qui était impensable selon les lois de la physique newtonienne). À la base de la matière, il y a l'énergie ; au fond de l'énergie, existe l'information organisée par un élan vital conscient (pour certains, appelé Dieu). Mais il faut avouer qu'un physicien comme Einstein, quoique très sensible à la dimension spirituelle de l'univers, s'est refusé d'aller jusque-là. Il est resté dubitatif jusqu'à la fin de sa vie au sujet de religion ou de déité. Le grand échec d'Einstein et des inventeurs de la physique quantique est de ne pas avoir réussi à unifier leurs deux grandes théories, Niels Bohr [228] créateur de la *physique quantique* qui explique le monde de l'infiniment petit, et Einstein qui mit au point la *théorie de la relativité générale* qui décrit les phénomènes de l'infiniment grand. Viendra-t-il un jour où l'Homme pourra réussir cette extraordinaire synthèse des deux mondes ? Alors, disent certains, nous pourrons converser avec le Dieu de l'Univers…

227 – Luccan D., *Vers la sagesse quantique*, Paris, éd. Bussières, p.86.,

228 – Niels Bohr, physicien danois, lauréat prix Nobel de physique en 1922, co-concepteur initial de la physique quantique.

CHAPITRE QUATORZE
LES DIVERSES DÉFINITIONS DE DIEU À TRAVERS LES ÂGES (SYNTHÈSE)

La question de l'immortalité est celle de la conscience que l'on assimile, depuis la nuit des temps, avec la *partie spirituelle* de notre être, à l'âme, à l'esprit, au cœur et aujourd'hui, à la conscience de soi. La conscience de soi institue l'homme comme un **sujet** [229] ; elle est principe d'identité de l'Être. On considère que **la conscience de soi est le *propre de l'homme*** (Kant). Pour Hegel, il existe l'être-en-soi (la nature) et l'être-pour-soi (la conscience de soi). Pour Freud, le moi est le centre de l'adaptation à la réalité. Il est chargé de l'unité du sujet.

Que devient la conscience à la mort de l'individu ? – Le grand événement qui bouleverse la vie de tous les hommes, qu'ils soient riches ou pauvres, célèbres ou inconnus de tous, d'où qu'ils viennent, à quelle époque ils ont pu vivre, à quel âge la maladie les a rattrapés, que ce décès soit provoqué ou accidentel, *tous doivent mourir un jour*. C'est la malédiction qui pèse pour toujours sur l'humain, ***la grande faucheuse*** frappe quand elle veut. Pour les puissants, la maladie ou l'accident fatal peuvent constituer l'échec suprême de leur vie, pour les plus démunis, c'est une justice qui nous rend tous égaux devant le Grand Juge – que certains appellent le Destin ou Dieu.

« La nature de la mort suscite deux réponses antagonistes, aussi anciennes l'un que l'autre et cependant encore présentes de nos jours.

229– « Il est à remarquer que l'enfant, lorsqu'il peut déjà s'exprimer passablement, ne commence à parler à la première personne, ou par **Je**, qu'assez longtemps après le début de ces premiers balbutiements (une année environ). Jusque-là, il parle de lui à la troisième personne. [Kant, anthropologie du point de vue pragmatique – Wikipédia].

Les uns affirment que la mort entraîne la dissolution de la conscience, pendant que d'autres, avec une égale conviction, soutiennent que la mort est une transition, le transfert de l'âme ou de la pensée du défunt vers une autre dimension de la réalité. »[230]

*

En parlant d'un être, *l'immanence* désigne en philosophie le caractère de ce qui a son principe en lui-même ; par opposition, la *transcendance* indique un être qui a une cause extérieure et supérieure à lui-même.

*

A) Nous désignerons les **immanentistes** ceux pour qui l'aventure humaine est un retour à soi. Ce sont en général des matérialistes qui comme Épicure, les épicuriens et les stoïciens grecs croient que l'âme n'est pas immortelle, parce que l'on en a aucune preuve matérielle ni scientifique. Rangeons aussi dans cette catégorie de penseurs ceux qui considèrent que cette question est inutile et que mieux vaut s'occuper de prendre **soin de soi-même** plutôt que de spéculer sur des questions insolubles.

B) Les seconds sont ceux pour qui le destin de l'homme sur terre mène obligatoirement vers le dépassement dans un *Au-delà*, par ailleurs assez mal défini ; on les appelle les **transcendantalistes** (ce qui dépasse l'homme). Qui est l'Être suprême que ceux-ci appellent Dieu, Lumière, Amour, Vérité, Force de vie, *conatus* spinoziste, etc. ? Ils sont **spiritualistes** en ce sens qu'ils reconnaissent en l'Homme une incomplétude, une imperfection, un manque symbolisé par le *karma* qui est une notion, dans les religions de l'Extrême-Orient, désignant le cycle des causes et des conséquences liées à l'existence de l'être

230– Dr Raymond Moody, *La vie après la vie*, Paris, Robert Laffont, 1977, p. 29.

humain. Il est alors la somme de ce qu'un individu a fait, est en train de faire ou fera. Dans la mythologie de la Genèse, il est lié au *péché originel* qui a eu comme conséquence l'expulsion du Paradis terrestre ou dans la tradition grecque, la volonté de l'Homme de devenir Dieu.

Les transcendantalistes considèrent que « l'exercice de la mort est lié à la contemplation de la totalité, à l'élévation de la pensée, passant de la subjectivité individuelle et passionnelle à l'objectivité de la perspective universelle, c'est-à-dire l'exercice de la pensée. » [231] Ils ont besoin de donner un sens à leur vie terrestre en la prolongeant au-delà de leur mort singulière. Évidemment, la définition de cette *autre vie* varie énormément d'un penseur à l'autre.

Dans le *Phédon*, Platon raconte, à la fin du dialogue, le suicide de Socrate décrété par les Juges qui l'accusaient de corrompre la jeunesse : « L'âme ressemble à ce qui est divin, le corps à ce qui est mortel... Ce qui ressemble le plus à ce qui est divin, impérissable, intelligible, qui possède l'unicité de la forme, qui est indissoluble qui toujours garde identiquement avec soi les mêmes rapports, c'est l'âme. Ce qui d'autre part, ressemble le plus à ce qui est humain, mortel, non-intelligible, qui a multiplicité de la forme, qui est sujet à dissolution, qui jamais ne garde avec soi les mêmes rapports, c'est à son tour le corps ». [232]

Qui est cet Être de lumière que certains nomment « AMOUR assimilé au niveau divin, spirituel ou cosmique, selon les termes relativement fréquents que l'on retrouve dans les récits des expériences de mort éminente (EMI) ». [233.] Certains parlent de Dieu, mais d'autres comme Frédéric Lenoir « se sont détournés du Dieu personnel et révélé des religions chrétiennes – celui dont Nietzsche avait annoncé la mort – mais sans pour autant verser dans une conception matérialiste du monde ; on pourrait parler avec lui d'une ***spiritualité cosmique***... En

---

231– Hadot P., *Exercices spirituels et philosophie antique,* Paris, Albin Michel, 1972, p. 53.

232 – Platon, *Phédon ou de l'âme*, édition *La Pléiade*, p.799.

233 – Alexander et Moody, l'évidence de l'après-vie, éd. Guy Trédaniel, traduit de l'anglais, p. 27.

cela, elle rejoint les neurosciences pour proposer des modèles *d'interface quantique* entre le cerveau et la conscience. »[234]

L'évolution du concept de Dieu à travers les âges. – Le passage entre le paléolithique et le néolithique (vers 40 000 ans), appelés Mésolithique, est fondamental dans l'histoire de l'humanité, car c'est à ce moment que commence la formidable ascension de **l'Homo sapiens** vers la *conscientisation* accomplie de l'homme moderne. À la préhistoire, les Néandertaliens avaient probablement une *religion primitive* où tous les Êtres (hommes, animaux, plantes, pierres, fleuves, etc.) disposaient d'un **esprit** que l'on respectait et que l'on craignait, faute de connaissances plus approfondies de la nature mystérieuse des choses et des êtres. D'où les cérémonies qu'ils pratiquaient après la chasse pour amadouer l'âme du gibier qu'ils abattaient pour se nourrir, d'où la représentation des nombreux animaux dans les grottes préhistoriques (et si peu de l'Homme), probablement des lieux de prières, d'où les cérémonies avec sorciers dansant déguisés et masqués ? Ils pouvaient dire : mon frère le buffle, ma sœur l'antilope, les dieux montagne, fleuve, foudre, soleil… On définit ces religions d'*animisme* comme « la croyance en un esprit, sorte de force vitale qui anime les êtres vivants, les objets, mais aussi les éléments naturels, comme les *pierres* ou le *vent*, ainsi que des génies protecteurs [wikipédia]. »[235]

C'était les religions ou les mythes des chasseurs-cueilleurs à tradition orale et sans État ou ceux des cultures agropastorales orales avec des structures sociales plus complexes comme les Dogons au Mali. Tous les Êtres avaient un statut égal et étaient placés sur le même pied : dieux, hommes, animaux, phénomènes naturels et choses matérielles. Seuls les esprits comptaient pour eux, car les hommes les craignaient

---

234– Alexander et Moody, idem, p. 30-31.

235– (1832-1917) est le premier sociologue à avoir établi une théorie sur l'animisme, dans *Primitive Culture* (1871). Il fonde son analyse sur le sentiment, que l'âme était distincte du corps car, lors des rêves, le dormeur semble atteindre un monde différent de celui où se trouve son corps. C'est cette expérience qui aurait fondé la notion d'*âme*. D'autres sociologues ont remis en question l'identification de l'animisme comme étant une religion, en prétendant qu'il s'agissait plutôt d'une manière de représenter le monde [récupéré de Wikipédia], en quelque sorte une théorie expliquant la formation de l'univers chez les peuples anciens.

et tentaient de les apaiser par diverses cérémonies, incantations, sacrifices, etc ; une spiritualité *mythique*.

Quand vint le *polythéisme* dont on prend connaissance dans les civilisations mésopotamienne, égyptienne, gréco-romaine, etc., bien avant 4000 ans notre ère, on assista à une hiérarchisation des êtres. Les dieux sont logés dans les cieux, les hommes sur terre et les animaux et les autres êtres in-animés (au sens précis, c'est-à-dire *sans âme*) dans un monde inférieur. Remarquons d'ailleurs que les défunts et les divinités chthoniennes ou telluriques vivaient sous terre, dans le Royaume des morts. Ainsi dans la Genèse, au verset 28, Dieu donne à l'homme l'obligation de dominer la nature et les animaux. Dieu les bénit, et **Il** leur dit : « Soyez féconds, multipliez, remplissez la terre, et l'assujettissez ; dominez les poissons de la mer, les oiseaux du ciel, et tout animal qui se meut sur la terre » [la Genèse]. Tout se passe comme si les hommes avaient pris la Genèse au pied de la lettre ! Et nous avons encore de la difficulté à nous défaire de l'habitude de croire que la Nature est à notre service exclusif. Il faut signaler que même Descartes au XVIIe siècle considérait les animaux (même supérieurs) comme des objets. [236]

Dans la civilisation gréco-romaine, il faut bien admettre que les cieux étaient un « *joyeux lupanar* » où les habitants de l'Olympe à la sexualité débridée et à la vengeance cruelle avaient la liberté de tout faire, exemptée de morale, le propre de la Puissance divine. Encore plus débauchés que les hommes, ils leur interdisaient le privilège d'imiter leurs conduites. D'où la malédiction qui pesait sur les hommes qui voulaient eux-mêmes devenir dieux (le châtiment exemplaire de Prométhée). Une grande calamité s'abattit alors sur l'humanité, le jour où les premiers humains (symbolisés par Adam et Ève) voulurent deve-

---

236– Curieusement, Descartes considérait qu'un chien qui crie est comme une horloge qui grince! L'homme détenait un pouvoir infini sur les animaux qui lui étaient totalement assujetti. En décrétant que l'animal n'a pas d'âme, Descartes décrétait par le fait même la position hiérarchique de l'homme, maitre de la nature. La rupture cartésienne fut extrêmement grave, parce qu'elle a ouvert la porte à trois siècles de domination humaine sur les animaux considérés comme des objets à la disposition de son propriétaire. On ne lui prête aucune sensibilité, aucune forme d'intelligence. Il y a à peine 2 ou 3 ans que certains États (dont la France et le Québec) ont reconnu une souffrance animale, avec des droits conséquents.

nir des dieux, en goûtant du fruit interdit. Avant cela, le premier couple humain jouissait d'une *liberté totale* qui excluait toute souffrance, tout effort, tout désir insatisfait, toute maladie et mort. De là, je suppose, la proposition de la Genèse : *Dieu créa l'homme à son image et à sa ressemblance.*

Dans la civilisation égyptienne, il y eut une seule exception pour sortir du polythéisme, soit le règne du pharaon Aménophis IV devenu Akhénaton qui établit le culte du *Dieu unique* ATON. Mystique, ce pharaon voulut réformer les mœurs corrompues du clergé, mais fut considéré à sa mort comme un dangereux hérétique dont on effaça soigneusement toutes traces, quitte à le faire disparaitre à jamais de la généalogie pharaonique. Le monothéisme épuré ne dura que le règne de ce pharaon ; ensuite furent rétablis l'autorité des prêtres et le retour violent au polythéisme du dieu AMON. Les querelles de palais mirent fin à cette XVIIIe dynastie et commença celle des Ramessides, la XIXe dynastie, dont a émergé la puissant Ramsès II.

La révolution spirituelle des dieux. – Autour de 600 ans av. J.-C., naquit en Grèce un régime politique révolutionnaire (la démocratie de Périclès [237]) et la floraison des écoles de philosophie (stoïcisme, épicurisme, platonisme, cynisme) – sont-elles celles qui ont mis en pratique la philosophie, *l'amour de la sagesse* que l'on attribue à Pythagore, penseur et mathématicien [238] (VIe siècle av. J.-C.) ? C'est ce qu'on appelle depuis longtemps le *miracle grec* ! En fait, la plupart des philosophes grecs et romains se trouvèrent mal à l'aise avec tout ce panthéon de dieux aussi dévoyés les uns des autres. Platon enseigne lui-même que les hommes ne devaient pas avoir *peur des Dieux*, parce que Dieu est Vérité, Lumière et *Idées Éternelles*. Socrate fut mis à mort pour avoir corrompu la jeunesse et détourné le peuple du respect des

237– Soyons précis, cette démocratie était en fait le régime de 5% seulement de la population, soit le privilège des *paterfamilias* et excluait les esclaves, les femmes dans leur ensemble, les étrangers et les *sans statut*. Le régime politique varie toutefois selon les époques, passant du pouvoir des énarques, à une certaine démocratie de la foule pour finir par le règne des grands empereurs.

238– Dans son temps, on l'appelait le Sage, mais lui se définissait comme celui qui *recherche* modestement la sagesse (*sophia*).

dieux de l'Olympe. Le devoir de l'homme est de maitriser ses passions et d'atteindre le bonheur et la sagesse. *Toute une révolution* !

Comme celle que fera Descartes avec le *cogito*, vingt siècles plus tard ! Platon affirme que les hommes ne sont plus sous la tutelle des dieux, car il appartient aux hommes de s'*autodiscipliner* et à prendre le contrôle de leur vie, une sorte d'***humanisation*** de la déité. Le bonheur de l'homme est en quelque sorte de la responsabilité propre de l'homme, et non suite à d'une punition des dieux ou du malheur d'un Destin. Plusieurs comme Épicure ou son maître Démocrite (qui se définit comme un *atomiste*) étaient carrément matérialistes et croyaient qu'il n'y avait plus rien après la disparition du corps : « A l'origine de toutes choses, il y a les atomes et le vide, tout le reste n'est que supposition » (précepte de Démocrite). On pourrait déjà les qualifier 500 ans av. J.-C. *d'immanentistes*, tout comme une grande partie des philosophes et scientifiques modernes.

*

Épicure, le sage immanentiste

Épicure, le modèle du Sage épicurien considère que c'est le *bonheur* qui est l'idéal de la doctrine de vie de l'homme. Épicure favorise les plaisirs naturels (c'est-à-dire primaires) qui sont sous le contrôle de la raison, se méfie des passions qui sont source de débordements et de souffrances. Il ne craint pas les Dieux, car il sait son *âme mortelle*. Il favorise l'amitié des autres hommes, professe la justice pour tous. C'est tout le contraire de ce qu'on dit de lui aujourd'hui !

*

Enfin dans un troisième temps, il fallut attendre l'arrivée des religions révélées (les trois grandes religions dites du livre : judaïsme, catholicisme et islamisme) pour que s'implantât le monothéisme d'un *Dieu personnalisé*. Plus tard, le dogme chrétien conçut le concept de la Trinité, Père, Fils et Saint-Esprit et annonça la venue d'un Christ, à la fois Dieu et Homme venu sur terre pour expier les péchés des humains. Les théologiens du Moyen-Âge imaginèrent aussi la Pesée des âmes à la sortie de la vie terrestre, l'existence du jugement dernier qui sépare l'humanité d'entre les bons et les méchants et finalement, la création du Purgatoire, étape de purification, avant l'entrée au Ciel. De tout temps, l'Église hésita souvent à prétendre que l'homme était *réellement* coupable de ses péchés.

Dieu était-il un « père fouettard » ou un Être infiniment bon ? C'est selon que la religion fut intransigeante (comme au temps de l'Inquisition) ou compatissante (au temps de Saint François d'Assise). La cosmogonie chrétienne s'appuie sur l'Ancien et le Nouveau Testament qui s'alimentèrent des emprunts aux civilisations moyen-orientales qui les entouraient. Le *grand récit biblique* a été adapté à de très nombreux peuples, langues et civilisations. Il devint une religion populaire destinée à des populations illettrées à qui on devait expliquer les mystères de Moïse sauvé des eaux, de Dieu en Trinité, de l'Immaculée Conception de la Vierge et du Christ ressuscité.

Pendant plus de 2000 ans, le monothéisme chrétien fut une religion d'État omniprésente, dans l'Empire romain [après la conversion de l'empereur Constantin], au Moyen-Orient et dans les Amériques. De conclaves en schismes, de conquêtes en conversions, l'Église établit son pouvoir politique. La civilisation que nous appellerons judéo-chrétienne établit son dogme et sa liturgie foisonnante (souvent inspirée des rituels anciens), mise en place par un clergé chargé du *soin des âmes* et appelé à faire du prosélytisme. Il y eut des guerres interreligieuses qui perdurent encore entre les diverses confessions.

L'homme est-il la mesure de toute chose ? – Par opposition, Platon est spiritualiste et transcendantaliste: « Le Dieu a fait l'âme avant le corps et supérieure au corps en âge et en vertu » [*Timée*, 34c]. Dans le dialogue appelé *Protagoras ou les sophistes*, nous assistons à une joute oratoire entre deux protagonistes, d'une part entre Platon qui parle au nom de Socrate et d'autre part Protagoras, le sophiste, le beau parleur et l'habile discoureur :

D'une part, Protagoras l'athée à qui on attribue la fameuse phrase *l'Homme est la mesure de toutes choses* [239] joue la partie de l'empirisme. Que signifie cet aphorisme ? On est tenté aujourd'hui de l'interpréter de façon *naturaliste* en disant que tout ce que nous percevons ne l'est que par l'intermédiaire de nos sens. Depuis Descartes, nous appréhendons le monde par l'intermédiaire de nos sens, mais c'est le moi qui est le sujet de cette connaissance : *cogito, ergo sum.* Toutefois selon Socrate/Platon, Protagoras risque de tomber dans le *relativisme*, sinon le subjectivisme, ce qui est un grand mal pour un transcendantaliste en prétendant que chacun affirme l'existence des choses à partir de sa propre expérience. N'est-ce pas là une façon de nier l'existence d'un absolu, d'un transcendant ? Mais comme Platon n'est pas un philosophe empiriste, l'expérience sensible (la sensation) ne peut construire un savoir véritable et objectif.

Par contre, Platon lui affirme que *Dieu est la mesure de toutes choses,* parce ce que Dieu est vérité ; il a recours au mythe de la caverne pour expliquer la condition de l'Homme assujetti à la tyrannie des sens. Il proposera plutôt la théorie de la *connaissance métaphysique des essences*, c'est-à-dire les *Idées éternelles des choses* que nous percevons quand nous sommes enchaînés dans la caverne ; c'est ce que nous appelons, dans *La République*, la *doctrine des Formes.* Voilà le destin de l'Homme qui ne peut connaitre la vérité que lorsqu'il s'élève au niveau du divin. Pour atténuer l'étrangeté de son exposé, Platon dira souvent que l'homme n'est pas mauvais en soi, mais *ignorant* ou *aveugle* des vérités divines, car nul n'est méchant volontairement [le dialogue *Le petit Hippias* ou *du faux* [p. 12], et *Protagoras* [p. *122*]. Pour lui, Vérité et beauté sont la même chose [*Le grand Hippias*, ou *du beau*]. On peut alors traiter Platon de *spiritualiste.*

239– On connait fort peu de choses de ce maitre qui, à son époque, avait une grande réputation au point qu'il faisait payer fort chères ses interventions publiques et ses cours privés. Ce que nous connaissons de lui provient du dialogue le Théélète, de la science de Platon [page 63] où il dit que le savoir et la connaissance sont la même chose. Science n'est autre chose que sensation.

Plus personne de nos jours ne professe pour ainsi dire un dualisme pur et dur (à la Platon) et ne nie par le fait même le rôle des sens dans la connaissance du monde. L'allégorie de la Caverne (p.127) ne vaut que ce que valent les métaphores pour expliquer les choses difficiles à comprendre. Pour les modernes, le concept de Dieu et du transcendant a beaucoup évolué par rapport aux *Idées Éternelles* de Platon.

En résumé, en ce qui concerne le débat entre immanence et transcendance, existent deux positions extrêmes, avons-nous dit, ceux qui croient que l'âme s'échappe du corps à la mort de celui-ci, comme on disait à l'époque, et ceux qui ont l'intime conviction que tout s'arrête après la disparition physique de l'homme.

Les ***immanentistes*** qui sont pour la plupart des agnostiques ne sont pas capables d'apporter des arguments solides pour savoir comment le cerveau, ce miracle de complexité, fabrique la conscience ; par conséquent, quand il n'y a plus de vie, tout s'arrête. Certains comme les transhumanistes croient même qu'un jour, plus ou moins lointain, on pourrait si on peut dire *repartir* la machine, ou même ajuster notre cerveau à une machine intelligente, un supercalculateur doté d'intelligence artificielle (I.A.) – certains scientifiques travaillent déjà à la fabrication d'un *ordinateur neuronal* que l'on pourrait fusionner avec *l'homme neuronal* [240] – qui pourrait *remplacer* un corps matériel défaillant. L'argument est que depuis 40 ans, les neurosciences ont fait de tels progrès qu'elles arriveront bientôt ou plus tard, disent les posthumanistes, à déchiffrer le mystère de l'intelligence humaine. Cette confiance illimitée envers la science s'appelait autrefois du *scientisme*, une théorie qui prétend expliquer tout par la science, renvoyant les autres formes de connaissances comme des relents de religiosité, de spiritisme ou simplement d'ignorance!

Il faut aussi classer dans cette catégorie des *immanentistes* tous ceux qui considèrent qu'il est inutile pour l'avancement de l'homme de « perdre son temps » à comprendre le mystère de l'homme neuronal, quand l'important est le contrôle des passions humaines et la reprise en mains de sa vie. Ainsi selon J.F. Revel, « il existe deux attitudes (philosophiques) vis-à-vis de la réalité, du destin de l'humanité. La première est commune

240– Changeux, J.P., *l'homme neuronal*, Paris, éd. Pluriel, 1983. [La parution de *L'Homme neuronal* a marqué avec éclat l'entrée des neurosciences sur la scène française].

à l'épicurisme, au bouddhisme et au stoïcisme. Elle consiste à dire que l'ensemble de la réalité du monde et de l'humanité ne peut pas être amélioré en tant que tel. *Ce qui peut être transformé, c'est uniquement le psychique humain.* La solution est en somme l'accession de l'homme à la spiritualité, à la sagesse personnelle. [241] Comme philosophie de la nature, le bouddhisme se contente d'une sorte d'atomisme à l'ancienne « qui compare le monde phénoménal à un rêve ou une illusion, à un flux changeant et insaisissable ». (*Le moine et le philosophe*, déjà cité, p. 132). « Le bouddhisme nous amène à la notion de l'irréalité du monde solide par une démarche intellectuelle qui ne prétend pas être une théorie scientifique, mais qui examine intellectuellement la possibilité même de l'atome défini comme une particule insécable. » (idem, p. 141)

La conscientisation du monde. – D'autre part, une grande majorité d'hommes de science pure (mathématique, physique, chimie, biologie, astronomie) considère qu'il est inutile de s'intéresser à ces sujets qui relèvent, selon eux, de la religion, des sciences occultes ou de phénomènes ésotériques. Toutefois, il y a lieu ici d'ouvrir une parenthèse sur les nouvelles opinions de certains astrophysiciens sérieux (dont plusieurs sont prix Nobel de physique) qui débouchent sur une certaine *spiritualisation du cosmos*. Théoriquement nous sommes encore sous la théorie newtonienne de la gravitation [242]. Pour nous, la matière est toujours assimilée à la masse dure, rigide et résistante, alors que les astrophysiciens de tendance quantique prétendent que la matière telle que nous la ressentons n'existe pas comme telle ! Toute matière n'existe qu'en vertu d'une force qui fait *vibrer les particules* et maintient ce minuscule système solaire de l'atome [chapitre 17 : *la spiritualisation du monde dans la physique quantique*]. En conséquence, nous devons assumer derrière cette force l'existence d'une **conscience** et d'un esprit intelligent. Cet esprit est la matrice de toute matière. « *Je considère la matière comme dérivant de*

241– Revel J.F. Revel et Ricard M., Le moine et le philosophe, un père et un fils débattent du sens de la vie, Paris, Nil éditions et Pocket, 1997 et 1999, p.127.

242– La loi universelle de la gravitation ou loi de l'attraction universelle, découverte par Isaac Newton en 1687, est la loi décrivant la gravitation comme une force responsable de la chute des corps et du mouvement des corps célestes, et de façon générale, de l'attraction entre des corps ayant une masse, par exemple les planètes, les satellites naturels ou artificiels.

la conscience, dit Heisenberg. [243] Nous ne pouvons aller au-delà de la conscience. Tout ce dont nous parlons, tout ce que nous voyons comme existant supposent la conscience ». » D'autres physiciens poussèrent la réflexion encore au-delà : « La conscience ne peut être décrite en termes physiques, car la conscience est absolument fondamentale. » [Erwin Schrödinger [244]]. « L'étude du monde objectif nous mène à la conclusion scientifique que *le contenu de la conscience est l'ultime réalité.* » [Eugène Wigner [245]]. Ces propos ont de quoi surprendre de la part de scientifiques qui se présentaient autrefois comme des agnostiques convaincus.

Selon eux, le nouveau concept de conscience ne peut s'expliquer par la « vieille physique » newtonienne, mais uniquement **en terme quantique**, c'est-à-dire en ce qui concerne la *réalité de la réalité*, le rôle de l'observateur, la situation dans l'espace-temps, l'intersubjectivité ou la relation avec les autres, la personnalité de l'Esprit divin, la description de l'univers, etc. Nous sommes donc partie intégrante d'un *Grand Tout* et la séparation entre les êtres n'est qu'illusion. Reprenant la doctrine bouddhiste, la réalité est *impermanence* (tout est changeant) et interdépendance les uns aux autres.[246] De quoi parlons-nous quand nous posons l'hypothèse de l'existence d'une **conscience universelle** dans laquelle tous les êtres baignent ? Cet Être suprême n'est pas autre chose qu'un Principe divin, un *Logos universel.* [247] Ici curieusement, on n'est pas très loin de ce que Platon appelait les *Idées éternelles.* « Ce qui ressemble le plus à ce qui est divin, disait-il, impérissable, intelligible, qui possède l'unicité de la forme, qui est indissoluble qui toujours garde identiquement avec soi les mêmes rapports, c'est l'âme » (Platon, dialogue *Phédon ou de l'âme*).

Mais alors, ces physiciens sont-ils des immanentistes ou des transcendentalistes qui croient en un Au-delà qui n'est pas un Dieu chrétien, Dieu fait homme, mais Principe divin et *logos universel* ? La divinité

243– Werner Heisenberg, physicien allemand, lauréat du prix Nobel de physique en 1932.

244– Erwin Schrödinger, physicien autrichien, lauréat du prix Nobel de physique en 1933.

245– Eugène Wigner, physicien hongrois, lauréat du prix Nobel de physique en 1963.

246– Revel et Ricard, *Le moine et le philosophe*, déjà cité, p. 133.

247– Le mot « **logos** » dérivé du grec λόγος, désigne en première approximation, depuis Platon et Aristote, la « parole », le « discours écrit » (textuel ou parlé) et, par extension, la rationalité (l'intelligence) puis la logique [Chapitre 11 : qui est ce Dieu dont rêvent les expérienceurs?].

de Socrate/Platon que l'on peut nommer le *Monde des Idées*, objet de la pensée pure, modèle intelligible de toutes choses, non perçu, mais qui est toutefois beaucoup plus réelle et plus vraies que celles que nous connaissons par les sens pendant notre vie humaine. Selon plusieurs astrophysiciens, ce qui nous permet de comprendre à la fois les lois du monde galactique et celles qui nous régissent nous-mêmes, c'est le fait que ce sont les mêmes règles et le même langage (de nature mathématique) qui s'appliquent dans les deux univers, celui qui nous régit (la conscience) et celui qui explique le monde des galaxies.

Les ***transcendantalistes*** sont plus difficiles à catégoriser car, s'ils croient tous à un Au-delà de la vie terrestre, mais ils n'ont pas tous la même définition de l'Être Suprême (Nature, Raison universelle, Sagesse, Cause première, Logos, Fin ultime). Certains sont chrétiens ou mystiques, croient au Dieu de l'Évangile et ont la conviction qu'ils iront au Ciel rejoindre ceux qu'ils ont aimés sur terre et la communauté des saints et des anges célestes. Pendant que ses amis et disciples pleuraient, Socrate sur son lit de mort provoquée volontairement selon la décision des juges, désirait rejoindre la communauté des sages, plutôt que de s'enfuir comme le suppliaient ses disciples et amis (*Phédon ou de l'âme*, idem, p. 854 et suivantes). C'est aussi la conviction des hommes de foi populaire, parce que tout dans leur quotidien depuis leur enfance les renvoie au discours chrétien (mythologie, art, architecture, civilisation, etc.).

L'évolutionnisme chrétien. – Un cas spécial est celui du père jésuite Teilhard de Chardin, homme de science, évolutionniste convaincu, pourtant plusieurs fois sanctionné par la plus haute hiérarchie de l'Église catholique[248], réussit tout de même à concilier chez lui *science et foi.* Il croit que la *noogénèse* [249] pointe vers un *ultra humain* – le Point Oméga, dans lequel il reconnait la figure théologique du **Christ Universel**. Teilhard a donné un sens à l'univers en supposant qu'il empruntait un processus évolutionniste *vitaliste*. Il interprète la complexité comme l'axe d'évolu-

---

248 – Dans une lettre au pape François, le Conseil pontifical pour la culture a demandé la réhabilitation de Teilhard de Chardin (25 novembre 2017).

249– Avec l'émergence du «pensant», l'évolution change de régime : de biologique, elle devient socioculturelle. Ce rebondissement de l'évolution présidant à l'apparition de la noosphère est de Teilhard.

tion de la matière dans une géosphère (le monde minéral), dans une biosphère (le monde vivant), dans la conscience en évolution de l'homme qui devient *conscience collective,* enfin le tout débouchant sur la conscience suprême (le point Omega). Il déclare également que « l'évolution est une ascension vers la conscience», donnant l'*encéphalisation* [250] comme exemple des premiers stades, et donc, signifie une montée continue vers le *point Omega* qui en réalité est Dieu. Teilhard de Chardin suppose que la création était « un processus téléologique vers l'union avec la Divinité ». Il a en outre postulé que la création ne serait pas complète jusqu'à ce que chaque « être participant » soit totalement uni à Dieu par le Christ quand Dieu sera tout en tous.

Mais le philosophe qui a le plus imprégné la pensée moderne, c'est **Spinoza**, juif, mais disciple rationaliste de Descartes qui développa une théorie qui lui attira les pires persécutions de la part de sa communauté juive des Pays-Bas, le menaçant d'excommunication, l'obligeant à demeurer caché pendant toute sa vie. Pour sa part, il ne croit plus au Dieu vengeur et punitif, au péché originel, à l'enfer et à la punition. Son Dieu est un ***Dieu cosmique*** comme la *Substance de tout ce qui est* ; il est le *philosophe de la Joie* qui croit que nous sommes tous d'essence divine et qu'à notre mort, nous retournerons dans la *Substance divine.*

Un retour à la pensée de Spinoza. [251] – Toute la première partie de *l'Éthique* [252] consiste à expliciter ce que nous appellerons le *panthéisme* du philosophe, son Dieu étant si différent des dieux de la mythologie grecque ou du dieu des chrétiens. Est-il l'Être suprême ou le Dieu fait homme venu sauver sur la croix les pécheurs que nous sommes.

250– Teilhard prédit donc une unification croissante des activités intellectuelles (voire « spirituelles ») de la planète, de même que les activités humaines se sont unifiées dans les cadres des sociétés et **des** civilisations, ou celle des cellules dans les organismes. Non pas, ici, relié à un théisme, comme pour Henri Laborit, dans Dieu ne joue pas aux dés, mais, de façon purement technique, en raison des gains d'efficacité… Sigmund Freud, avec son idée de sentiment océanique reprise de Romain Rolland, Henri Laborit avec la sienne d'organisme étendu et dans son ouvrage [no more secondhand God [Texte repris de Wikipédia sur l'entrée Noosphère, février 2020].

251– Pour plus d'information, nous avons déjà expliqué qui était le Dieu de Spinoza, dans le chapitre premier, en page 15 ; Qu'est ce Dieu, Être de lumière ?

252– Spinoza B., *Éthique*, Paris, GF Flammarion, 1965. Ou Spinoza, *oeuvres complètes*, La Pléiade, p 309 et suivantes.

Comment Spinoza définit-il la divinité ? « Dieu, c'est-à-dire une substance constituée par une infinité d'attributs dont chacun exprime une essence éternelle et infinie, existe nécessairement » [*Éthique*, livre l, proposition 11]. Et « tout ce qui est, est en Dieu et rien ne peut être sans Dieu ni être conçu » [livre 1, proposition 15]. « La pensée est un attribut de Dieu, autrement dit, Dieu est chose pensante » [2e livre, proposition 4].

En conséquence et pour simplifier la pensée parfois alambiquée du philosophe au sujet de son concept fondamental de ***conatus***, puissance d'agir, puissance de vie, désir d'être ou même comportement vertueux [253], poursuite du Bien sous la conduite de la Raison [254] sont des concepts apparentés qui visent le même but : *persévérer dans son être et augmenter sa joie*. Comme il le dit plus loin dans une autre proposition, personne ne s'efforce de conserver son être à cause d'autre chose. Il y a là chez Spinoza un *utilitarisme* qui met de côté le péché, la culpabilité, la rédemption, la critique de l'Autre, la crainte des dieux et de la mort en faveur d'une harmonie de la Nature et des Êtres qui en font partie. La raison de cette *harmonie préétablie* de la Nature entre les choses est que celles-ci ont été programmées par Dieu ; le terme qu'emploie Leibniz pour désigner ces substances est appelé *monades* qui sont en conformité les unes aux autres [255], parce que toutes crées par Dieu.

On ne saurait trop insister sur l'influence que le *panthéisme spinoziste* a exercée sur la philosophie moderne de Nietzsche (*la volonté de puissance*), de Bergson (*l'élan vital*), de Teilhard de Chardin (l'unité créatrice de l'univers qui débouche vers la noosphère), de Heidegger (dans sa définition de l'Être par opposition à l'*étant*), de Deleuze (le

253– « La vertu est la puissance même de l'homme qui se définit par la seule essence de l'homme, c'est-à-dire qui se définit par le seul effort par où l'homme s'efforce de persévérer dans son être » (Spinoza, livre lll, proposition 20, démonstration).

254 – « Agir par vertu absolument n'est rien d'autre qu'agir par *les lois de sa nature propre*. Mais nous sommes actifs seulement en tant que nous connaissons ; donc agir par vertu n'est rien d'autre en nous, sinon agir, vivre et conserver on être *sous la conduite de la Raison* et cela d'après le principe de la *recherche de l'utile propre*. » (*Spinoza*, livre lll, proposition 24).

255– Le phénomène a été décrit par Leibnitz, un philosophe qui a vécu au temps de Spinoza, dans un court traité : la *Monadologie* (rédigé en français en 1714 qui ne devait pas être publié), traduction et édition par M.E. Second, Paris, 1889 (e-book gratuit sur Internet).

désir/passion), de Frédéric Lenoir (*la joie spinoziste*), et chez bien d'autres penseurs ou simplement personnes à l'heure de leur mort. Il n'y a pas de séparation entre l'âme et le corps, entre le cerveau et la conscience (ce dualisme que reprochait tant Spinoza à son maître Descartes), puisque l'harmonie corps/âme est l'essence même du concept de *conatus*.

Si on exclut les penseurs (religieux ou non) qui mettent en doute le fait qu'il faille s'intéresser à ces questions si difficiles, sinon obscures et indéchiffrables pour un esprit humain [256], d'autres philosophes ont tenté de trouver un *principe explicatif et unificateur* au destin de l'homme : volonté de puissance (Nietzsche), élan vital (Bergson), *conatus* spinoziste, noosphère (Teilhard de Chardin et autres évolutionnistes), force du Désir (Deleuze), Monde des Idées (Platon), etc. Ce principe unificateur de la Création, on le nomme *Esprit divin* ou tout simplement Dieu ou, pour éviter tout amalgame avec la figure christique d'une religion ou d'une autre, on recherche *une force de vie* qui serait à l'intérieur de l'homme, une énergie qui transcende la fragilité de l'homme, résiste à la mort et donne un sens à la condition humaine.

Autrefois, on n'hésitait pas à définir ces penseurs comme des *panthéistes* (*pan-theos* ou tout est Dieu ou *Logos*), même si le terme de divin peut en choquer plusieurs. Même Nietzsche qui annonce la mort de Dieu, mais pour lui, c'est la mort du Dieu chrétien, celui de son enfance, ce Dieu qu'il a craint et dont il a souffert, ce Dieu qui châtie le pécheur ! Il faut se rappeler que le révolté Nietzsche, bien avant d'annoncer la mort de Dieu, cherchait dans l'art tragique grec une alternative au rationalisme de la civilisation judéo-chrétienne. Il constatait le dualisme de l'art : d'un côté l'art apollinien (la figure du dieu grec Apollon), beau, mesuré, mais illusoire (celui de l'art chrétien) ; de l'autre côté, l'art dionysiaque (du dieu Dionysos) qui est hors norme, illogique et qui implique un retour à l'impulsivité, à la créativité, à l'expression. Il est à la recherche de quelque chose d'irrationnel qui se révèle dans notre rapport au monde ; les sentiments dionysiaques

256– Ces philosophes sont plus intéressés à l'atteinte du bonheur ici-bas, à la Sagesse ou plus simplement à l'amélioration de la condition humaine qu'à discuter de choses dites insolubles !

font que l'individu marche, extasié et soulevé au-dessus de lui-même. [257] Dans sa recherche de l'être authentique à l'intérieur de l'homme, il accouche pour ainsi dire de la *volonté de puissance* qui fut monstrueusement dénaturée par son entourage politique dont sa sœur et son beau-frère, nazis notoires, et assimilée à une profession de foi fasciste.

En guise de conclusion générale. – revenons au chapitre 8 [en page 135-136], là où nous constatons l'importance du mythe fondateur de la création du monde et de l'arrivée du premier homme sur terre. CE récit, dit des origines de style ***cosmogonique,*** [sur l'origine du Monde] qui se trouve dans la Genèse est fondamental. Il indique dans quelle direction les religions doivent s'orienter pour savoir qui est Dieu et quelle sera la conduite de l'Homme sur terre et dans les cieux. En conséquence, à partir du récit de la Genèse, les mythologues (personnes et groupes) peuvent prendre une double direction sur ce que sont la Divinité et le destin de l'Homme sur terre. Ils réécrivent :

1 – **UN récit d'avant la faute**. Les créateurs de la Genèse adoptent le mythe du Paradis terrestre en accentuant les aspects de *positivité*, comme chez Borgia (voir ci-devant, p.117 et ss.), où tous les désirs de l'individu sont comblés et tout ce qui est pénible dans la vie humaine est éliminé. Le Dieu qui nous est présenté est un Être infiniment bon et aimable, Il est Lumière, Amour, Vérité et Connaissance. Il n'est pas responsable de la douleur et des péchés des Hommes. La venue des vivants dans le *Monde des esprits* est plutôt un acte de *purification* que d'expiation.

2 – **Un récit d'après la faute**. La faute originelle devient la cause de toutes les calamités qui frappent la race humaine : la souffrance, le travail harassant, la maladie et la mort, l'imprévisibilité [258] de l'avenir, la culpabilité, le péché, etc. Du poids de la culpabilité constitue le *karma* du genre humain. Si l'H. mène une bonne vie, il pourra accéder au bonheur éternel, non sans avoir passé au préalable par l'épreuve du

257– Nietzsche F., La naissance de la tragédie, Paris, Idées Gallimard, 1949. Voir le blog Pages rouges et noires de Jonathan Louli [récupéré sur internet].

258 – Que les Bouddhistes appellent l'*impermanence* de monde.

Jugement dernier. Sinon c'est l'Enfer et le châtiment pour toute l'éternité, comme dans le poème de Dante, *la Divine Comédie*.

Par compte, les bouddhistes qui n'ont pas le même **récit cosmogonique** considèrent que ce sont les **passions humaines** qui pervertissent les Hommes et érigent un MOI tout puissant et dominateur. Ils s'inspirent, croit-on, des philosophes grecs, au lV^{è} siècle av. J.-C., qui ont développé une psychologie et une *discipline de vie,* donnant divers moyens de dominer ses passions, comme la méditation, les exercices spirituels, la *pleine conscience*, etc. [259]

Un philosophe majeur qui fut par ailleurs un penseur fort important dans la philosophie moderne, c'est Spinoza, dit le philosophe de la joie [infra, p.16]. Il influença Nietzsche, l. Brunschvicg, E. Durkheim, Husserl, G. Deleuze, J. Derrida, JF. Lyotard et plusieurs écrivains comme Frédéric Lenoir [260]. Rappelons quelques définitions extraites de son éthique [261], comme on l'a vu plus haut dans le texte :

*

« par joie, j'entendrais une passion par laquelle l'âme passe par une perfection plus grande ; j'appelle en outre l'affection de la joie rapportée à l'âme et le corps, chatouillement ou gaieté.

Par tristesse, une passion par laquelle elle passe par une perfection moindre. Celle de la tristesse, douleur et mélancolie. » [262]

Il faut noter toutefois que le chatouillement et la douleur se rapportent à l'homme [c'est-à-dire au corps sur terre], et quand toutes les

259 – Voir les livres précédents de l'auteur : Et si on ajoutait de l'humanisme et de la spiritualité à notre civilisation numérique, Paris, L'Hamattan, 2017, Chapitre 8, la philosophie comme thérapie de l'âme, p. 179. Ou Hadot (1972), Exercices spirituels et Philosophie antique, Paris Albin Michel.

260 – Lenoir F, le miracle Spinoza, une philosophie pour éclairer notre vie, Paris, Fayard, 2017.

261 – Spinoza, *L'Éthique*, Paris GH Flammarion, 1955.

262 – Spinoza, *l'Éthique*, Gf Flammarion, Paris 1965, Livre lll, proposition Xl, scolie, Page 146.

parties sont également affectées … la gaité et la mélancolie [sont affectées] au corps et à l'âme. La seule affection autre est le désir.

*

Si on traduit le texte un peu alambique de Spinoza, cela signifie que le philosophe transforme complètement sa religion d'origine, en grande partie rigoriste, ce qui lui attirera les pires calamités (excommunications – il était juif de tradition marrane – menaces de mort et vie cachée). Son dieu n'est plus un dieu vengeur et punitif, le destin de l'homme n'est plus d'éviter le péché, mais de croître dans la joie et d'éviter la tristesse du corps et de l'âme, ici et dans la vie spirituelle de l'au-delà. « [son] dieu sera une substance constituée par une infinité d'attributs, dont chacun exprime une essence éternelle et infinie » (éthique, proposition XL). Il précise que « nulle substance en dehors de dieu ne peut être donnée ni conçue (éthique, proposition XLV). En un mot, nous sommes tous des parties du divin et à notre mort, nous retournerons en lui. « l'âme en tant qu'elle a des idées claires et distinctes, et aussi qu'elle a des idées confuses, s'efforce de persévérer dans son être pour une durée infinie et a conscience de son effort » (éthique, proposition LX) ; c'est le fameux conatus, qui est pour certains souffle de vie, élan vital (Bergson), noosphère [263] (Teilhard de Chardin), désir/passion (Deleuze), etc.

Les expérienceurs qui ont vécu une EMI, soit le voyage astral qui les a menés jusqu'à ce dieu, le définissent comme lumière éblouissante, Être de lumière, Amour, entité spirituelle tout vibrante, ange ou Christ, Grand Soi, etc. Les immanentistes (ces athées pour qui l'aventure humaine est un retour à Soi) ne croient pas à un Au-delà, comme les épicuriens et les stoïciens – Épicure lui-même n'adhère pas en un Monde de l'Au-delà et invite ses disciples à profiter de l'existence dans la modération, et ce, pendant que la vie dure (Carpe diem : profite du moment présent). Tous ces penseurs furent en général mis à l'index

263 – Noosphère, du grec *noùs*, esprit ou en anglais : *mind, spirit.*

des religions officielles ou ne se reconnaissent plus dans ce dogme contraignant.

Tous les évolutionnistes à la Teilhard de Chardin croient que la noogénèse pointe vers un ultra humain – le Point OMEGA, dans lequel ils reconnaissent la figure théologique du Christ Universel [note 248]. Ajoutons également les physiciens comme Galilée et les tenants de la physique quantique qui croient que la Divinité est un principe d'organisation de l'Univers, un Logos, Principe premier, etc. Selon les physiciens quantiques, nous baignons dans un océan universel, un abysse d'existence potentielle et abstraite, que nous appellerons **le champ unifié de la Conscience universelle**, le cœur même de la Nature. Ici nous sommes fort loin de la culpabilité humaine et du Christ Rédempteur ! Enfin, les philosophes gréco-latins furent d'abord tous athées, c'est-à-dire sans Dieu ; ils ont remplacé la théologie par la philosophie. Ils amenèrent la révolution spirituelle au IVè siècle avant J.C (le siècle de Périclès) et fondèrent les grandes écoles philosophiques en rompant avec le Panthéon des dieux de l'Olympe. Par exemple, Platon disait à ses disciples de résister à la **peur des dieux**, attribuant les calamités terrestres aux lois de la Nature et non à l'action punitive des divinités du ciel païen. Rappelons-nous que Socrate fut condamné à la mort par le Grand jury, en raison de son impiété à l'égard des dieux de l'Olympe et de son influence sur la jeunesse athénienne.

Par opposition, les philosophes et écoles philosophiques chrétiennes (St-Augustin et les pères de l'Église, St-Thomas d'Aquin, etc.) axèrent toute la spiritualité sur la culpabilité issue du péché originel. La religion chrétienne prend le pouvoir (politique) à l'ère romaine, suite au baptême de l'empereur Constantin en 337 apr. J.-C., qui se convertit au christianisme, le jour de sa mort. Cette nouvelle religion monothéiste proclame le règne d'un seul dieu en trinité (père, fils et Saint-Esprit). Le fils est à la fois homme et dieu, expiant sur la croix les péchés des humains.

Ce n'est pas surprenant que cette religion a duré et dure toujours depuis 2000 ans en Occident. Culpabilité et péché, comme tu nous tiens, nous les occidentaux ! Les bouddhistes non plus ne croient pas au péché originel et à ses suites, mais ce sont les passions et la suprématie du moi égoïste qui causent la souffrance humaine [chapitre 9, p 120).

En finale et sous forme de propositions axiomatiques, disons que le dieu moderne n'est plus jupiter et les divinités de l'olympe grecque, ni le christ des religions chrétiennes du livre, mais le principe suprême de la définition de l'univers : le logos, un langage cosmique qui explique à la fois la composition du monde et le destin de l'homme. Actuellement, philosophes, chercheurs, scientifiques et tous ceux qui tentent de comprendre leur destin se tournent à l'intérieur d'eux-mêmes pour comprendre le principe explicatif de leur existence, conatus spinozien, volonté de puissance nietzscheen, désir deleuzien, élan vital bergsonien, l'Être par opposition à l'étant de Heidegger, etc. Mais il demeure qu'un très grand nombre d'individus, à l'origine chrétiens, ont remplacé les religions par la spiritualité ; dieu est spiritualité et l'exercice de la religion devrait demeurer une pratique personnelle qui convient mieux à nombre de personnes de bonne foi qui ont besoin de parler à un dieu charnel et personnel. On éviterait ainsi les doctrines extrêmes et les croisades religieuses.

*

Personnellement, je souscris à la définition programmatique d'Einstein qui suit : « *La religion du futur sera une religion cosmique. Elle devra transcender l'idée d'un Dieu existant en personne et éviter le dogme et la théologie. Couvrant aussi bien le naturel que le spirituel, elle devra se baser sur un sens religieux né de l'expérience de toutes les choses naturelles et spirituelles considérées comme un ensemble sensé.* »

*

CONCLUSION
BRÈVE HISTOIRE DE LA CONSCIENCE, DE L'UNIVERS ET DE DIEU (SUITE ET FIN)

« La philosophie est écrite dans ce vaste livre qui constamment se tient ouvert devant nos yeux (je veux dire l'Univers) ».

[Galilée]

Le point de vue anthropique (humain). – Retournons à Einstein, qui professa une *religion cosmique* vers la fin de sa vie : « La religion du futur sera une *religion cosmique.* » dit-il plus haut. Toutefois, il faut souligner que Einstein, jusqu'à la fin de sa vie, est demeuré dubitatif sur la définition à donner à Dieu : est-il une *personne* ou un *principe*, sorte de *Logos universel* ? Pour sa part, Trinh Xuan Thuan ne croit plus au Dieu vengeur qui s'occupe de surveiller les hommes ; par contre, il est proche du Dieu de Spinoza qui est, dit-il plus haut, *Principe souverain de vie*. Il croit en l'harmonie de tout ce qui existe et *comme* Leibniz [264], adopte le principe *pan-théiste* (tout est Dieu) se manifestant dans les lois de la nature. Après son séjour sur terre, l'homme retourne d'où il vient, c'est-à-dire vers ce qu'il appelle Dieu.

Comme on peut le voir ici, nous ne sommes pas loin de la pensée des philosophes gréco-latins et de Platon. Ce dernier parlait des *Idées*

264– Leibniz, G.W., Monadologie, publication originale de 1714, disponible en français sur internet, dans les classiques des sciences sociales, 2011, avec introduction de Daniel Banda.

Éternelles de nature divine qui contiennent la vérité au sujet des choses d'ici-bas. Sur terre, nous n'en voyons que les ombres des Êtres (*allégorie de la caverne* [265]). Curieusement, pour tenter de mieux comprendre la dualité cerveau/conscience, il faut se rapprocher des savants qui interrogent le monde interstellaire. Le Dr Trinh Xuan Thuan prétend, comme nous l'avons souligné plus avant, que lorsque nous aurons déchiffré le fonctionnement de l'univers, nous comprendrons peut-être mieux le mystère du cerveau. Ainsi un cerveau humain composé de plus de 100 milliards de neurones qui s'allument pour analyser son activité quand on l'observe avec l'IRM, le nombre de combinaisons possibles est près de 10 puissances un million, soit (10^{million}). En comparaison, les atomes de l'Univers sont estimés à *seulement* 10 puissances quatre-vingt (10^{80}) !

Les questions que se pose l'astrophysique [266]. – L'univers a-t-il un sens que l'homme peut déchiffrer ? Au 17e siècle, Pascal disait : *le silence éternel des infinis m'effraie*. Jacques Monod croyait en 1971 que l'homme est perdu dans l'immensité indifférente de l'univers d'où il a émergé *par hasard*. Le prix Nobel américain Steven Weinberg, pour sa part, prétendait que « plus on comprend l'univers, plus il nous apparait dépourvu de sens. » Par contre, le Dr Xuan estime que la cosmogonie moderne est en train de *réenchanter le monde* [267], parce que nous savons que nous sommes tous des *poussières d'étoiles*, puisque la vie est née grâce à la production d'éléments lourds venant des étoiles. Les astrophysiciens après Einstein ont compris qu'il faut un *réglage extrêmement fin* pour que naissent les étoiles, rendant possible l'émergence de la vie et de la conscience ; sans cela, nous ne serions pas là pour en parler.

En effet, les propriétés de l'univers sont déterminées par :

---

265 – Plus haut : *allégorie de la Caverne* : chapitre 8, au début du chapitre, p. 127.

266– Trinh Xuan Thuan, La place de l'homme dans l'univers, conférence YouTube, 11 fév. 2016.

267– L'expression *désenchantement du monde* a été définie en 1917 par le sociologue Max Weber pour désigner le processus de recul des croyances religieuses et magiques au profit des explications scientifiques (texte repris de Wikipédia). Ce terme *désenchantement du monde* a été repris par le sociologue Marcel Gauchet dans un livre du même nom [*Un monde désenchanté ?* Paris, Les Éditions de l'Atelier/Éditions Ouvrières, 2004] qui renvoie à la sortie de la civilisation actuelle du système théologico-politique. Sortir du théologico-politique, cela signifie que l'espace politique est maintenant un espace soustrait à l'emprise du religieux, c'est-à-dire un espace désenclavé du religieux.

1° une ***quinzaine de constances* physiques** (qui ne varient pas d'un bout à l'autre de l'Univers) comme la vitesse de la lumière, l'intensité des quatre forces fondamentales de la nature (gravitation, électromagnétisme, nucléaire fort, nucléaire faible), la constance de Planck, la masse et charge des particules (proton, électron, quarks, etc.), la masse du soleil et son rayon, la masse de la terre et son rayon, etc.

2° les **conditions initiales** (quantité totale de matière et d'énergie, taux d'expansion, etc.)

Les physiciens se sont aperçus que si vous changez par exemple les conditions initiales d'une façon infinitésimale [268], il n'y a plus d'étoiles qui se forment et donc plus d'éléments lourds capables de rendre possible la complexité du monde et l'émergence de la vie. [269] Jacques Monod attribue à Démocrite [270] la problématique suivante : « Tout ce qui existe dans le Monde est le fruit du hasard et/ou de la nécessité. » La création du cosmos se pose donc comme suit : *la création de l'univers est due au hasard ou à la nécessité* ?

Un choix métaphysique. – Pour que le hasard soit possible, il faut qu'il y ait une infinité d'univers ou multi-univers (univers parallèle, cyclique, etc.) dans un *méta-univers* (ou *multivers*) et qu'un seul possède la combinaison gagnante, c'est-à-dire qu'il réunit les *constances obligatoires* et les *conditions initiales* dont nous avons parlé plus haut. Dans le cas qui nous intéresse, notre univers a pour ainsi dire gagné *le gros lot* – et nous sommes là pour en parler... Si la nécessité prévaut et qu'il n'y a qu'un seul univers (celui dans lequel nous sommes), alors il faut un **principe créateur** qui a réglé finement les caractéristiques de celui-ci depuis le début. Puisque la science ne peut pas déterminer ce choix, seule une

268– Pour faire comprendre la précision dont il s'agit ici, c'est de même nature que celle d'un archer qui doit atteindre de sa flèche une cible d'un centimètre carré placé au confins de l'univers!

269– Il faut rappeler que lors du *big band* il n'y avait que deux éléments simples, l'hydrogène et l'hélium qui ne pouvait produire la complexité nécessaire à la création d'êtres vivants. C'est la formidable explosion du *big Band* qui a créé l'expulsion de milliards d'étoiles dans le cosmos où s'est développée la vie en produisant des éléments complexes et en abaissant l'incroyable température du noyau original cosmos, il y a 3.5 à 3.8 milliards d'années ; il y a eu alors la première création d'êtres unicellulaires vivants sur la terre. Puis la vie se déploya dans toute sa diversité...

270– Monod Jacques, *Le hasard et la nécessité, Essai sur la philosophie naturelle de la biologie moderne*, Éditions du Seuil, coll. « Points Essais », 1970.

décision de *nature métaphysique*, nous rappelle Trinh Xuan Thuan, peut nous permettre de choisir entre le hasard ou la nécessité. En conséquence, il nous faut faire un pari [271] ! Ce pari ne convaincra jamais les sceptiques ni les athées qui le considèrent comme trop facile, trop rassurant !

Si vous faites le ***pari*** du hasard, vous supposez qu'il existe un *multivers*, c'est-à-dire qu'il s'est créé une multitude de mondes dont les caractéristiques sont légèrement différentes les unes des autres. En conséquence, tous ces univers, disons virtuels, sont *vides et stériles* parce qu'ils n'ont pas la bonne combinaison de constances physiques et de conditions initiales. Ils ne peuvent pas créer des étoiles et engendrer la vie – si j'étais né hypothétiquement dans un autre univers, je ne serai pas là pour vous en parler ! Pour bien comprendre la chose, si je m'abonne à une loterie et que j'achète tous les billets, je suis gagnant sur le hasard, car je prendrai le seul billet valide. En science, il est possible de concevoir un multivers constitué d'une multitude d'univers parallèles. Comme dans une *loterie*, le hasard ferait que nous sommes les seuls à avoir la bonne combinaison, donc les seuls gagnants, *puisque nous sommes là et à même de le constater*.

Les astrophysiciens imaginent le vide quantique comme un océan rempli de *mousses* quantiques, générant beaucoup de fluctuations et créant une multitude de bulles d'univers nécessairement *stériles et inutiles*. Notre monde est donc le seul à avoir la *combinaison gagnante*, c'est-à-dire à réunir les constances nécessaires et les conditions initiales valides. Étant gagnant dans la loterie cosmogonique, la petite puce sur la Terre qui représente l'Homme est-elle si prétentieuse de le penser ? Nous avançons l'hypothèse que la création de l'Univers a été faite *pour l'homme* et que toute l'évolution du Monde est faite ***en direction*** de l'Homme ? Voici

---

271– *Existe-t-il une vie après la mort ?* demande Pascal. Certains occultent la question, d'autres en font dépendre toute leur conduite. L'appellation pascalienne («Pari sur le problème de l'éternité», *Les pensées,* 1669) est qualifié d'argument *philosophique* (et non scientifique) qui pourrait se résumer ainsi : « que Dieu existe ou qu'il n'existe pas, autant croire en lui pour être sûr de gagner sa place au paradis, si paradis il y a ». Le Dr Xuan ne se cache pas, quant à lui, pour affirmer sa préférence et tente de la justifier par la suite. Ici nous sommes devant le fameux dilemme : *argument scientifique* contre *croyance religieuse* ou *cosmique* (science contre croyance), qui rend caduque toute discussion entre individus qui ne s'entendront jamais !

l'hypothèse de physicien quantique Trinh Xuan Thuan que nous analyserons maintenant.

L'hypothèse de Dr Xuan et d'Einstein. – Si nous choisissons la nécessité, nous sommes les seuls, perdus dans ce gigantesque cosmos, mais peut-être les seuls à pouvoir *donner un sens* à cet univers. Alors il faut bien postuler un *principe créateur* d'où proviennent toutes les lois physiques de la nature, comme nous l'avons expliqué plus haut. Pour ces deux physiciens, ce principe créateur n'est pas le Dieu barbu que l'on représente partout dans les arts, les dogmes et les religions, mais un **logos**, *le principe souverain de vie*. Voilà pourquoi Trinh Xuan Thuan a choisi la *nécessité*, qu'il appelle son *pari pascalien* et il se réconforte dans sa position en établissant les arguments suivants [272] :

– Tous les autres univers de l'hypothétique multivers, s'il existe, ne seront jamais observables par nos instruments actuels. Ce qui nous permet d'interroger et de comprendre l'Univers, notre univers, c'est l'observation de la lumière que nous observons par nos multiples télescopes. Le Dr Xuan se considère lui-même comme un « *cueilleur de lumière* », un collecteur de lumière cosmique. Comme astrophysicien, il retourne sans cesse dans le grand *bol d'informations* que constituent les gigantesques télescopes actuels ! Sans cela, nous restons sourds, aveugles et muets dans tout ce que nous pourrions hypothétiquement observer *hors* le cosmos. Le dialogue avec les extraterrestres (E.T. ou autres petits bonhommes verts avec une tête ronde !) est donc une lubie de la science-fiction [273]. L'incroyable chance que nous avons est que tout est cohérent partout où

272– Trinh Xuan Thuan l'a répété souvent au cours de ses nombreuses conférences sur *You Tube*.

273– En 1950, alors qu'ils sont occupés à concevoir la bombe à hydrogène, Enrico Fermi et Edward Teller déjeunent avec quelques collègues à Los Alamos. La conversation porte sur la possibilité que les Ovnis commençant à défrayer la chronique aux États-Unis soient effectivement des engins extraterrestres capables de franchir le mur de la vitesse de la lumière (appelé le *mur de Planck*, parce qu'indépassable).

Habitué aux estimations rapides des ordres de grandeurs en physique, Fermi ne tarde pas à estimer le temps qu'il faudrait à une civilisation croissant dans la Galaxie, selon une loi exponentielle, pour en coloniser toutes les étoiles, même en se déplaçant à une infime fraction de la vitesse de la lumière. *Sa conclusion semble sans appel*. Il faudrait au moins cent millions d'années, peut-être même un seul million d'années, en voyageant à un dixième de la vitesse de la lumière.

nous fouillons *dans les 4 coins de l'univers* et répond aux mêmes lois que nous constatons sur terre.

– Selon le principe d'Ockham, [274] pourquoi faire compliquer quand on peut faire simple ! Pourquoi imaginer une multitude d'univers *stériles et inutiles*, alors que nous vivons dans un univers matériel et cohérent…

– En raison de l'harmonie, nous constatons que les lois ne varient ni dans l'espace, ni dans le temps. Les mêmes lois s'appliquent à des galaxies qui sont à des milliards d'années-lumière de la nôtre, quelle que soit la direction vers laquelle sont dirigés nos télescopes.

– Il existe une unité de tout dans notre cosmos, entre ciel et terre, entre les lois de la gravitation et l'électromagnétisme, entre l'espace et le temps unifié par Einstein, en tenant compte de la superforce [275], etc.

L'équation Dieu. – Pour Riemann [276], les mathématiques conduisent à Dieu. « Au-delà de l'harmonie qui s'étend à tout l'univers, [c'est] un fragment du *code* qui structure et ordonne la réalité qui nous entoure ». Nous pourrions même dire que l'univers est un immense *algorithme* [277] que tous les savants, les philosophes et les penseurs de ce monde tentent

---

274– Le rasoir d'Ockham est un principe de raisonnement philosophique. Le terme vient de « raser » qui à cette époque, en philosophie, signifie « éliminer des explications improbables d'un phénomène » [Guilaume d'Ockham, philosophe anglais du 14è siècle].

275– À date, personne n'a été capable de présenter une théorie physique pouvant unifier l'ensemble les interactions fondamentales dans le cosmos (gravitation, électromagnétisme, interaction nucléaire faible **et** interaction nucléaire forte). Après avoir établi la théorie de la relativité générale (1915), Einstein a travaillé jusqu'à sa mort pour élaborer une description de la gravitation qui soit compatible avec le modèle standard de la physique des particules. En vain !

276– En mathématiques, l'hypothèse de Riemann est une conjecture formulée en 1859 par le mathématicien allemand Bernhard Riemann. Elle dit que les zéros non triviaux de la fonction zêta de Riemann ont tous pour partie réelle 1/2. Sa démonstration améliorerait la connaissance de la répartition des nombres premiers [Extrait de Wikipédia].

277– Harari représente lui aussi le cosmos comme un extraordinaire *internet* qu'il appelle *l'internet-de-tous-les-objets* : « À l'origine, une hypothèse centrale : les organismes sont des algorithmes, que l'on peut représenter par des formules mathématiques, que ces organismes soient des individus, des groupements sociaux, des objets, toute chose qui existe dans le monde » » [Harari Y. Noah (2017], *Homo deus, une brève histoire de l'humanité*, Paris, trad.franç. Albin Michel. p.130]. La très grande majorité des utilisateurs d'Internet se servent du Grand Réseau, sans trop savoir comment il fonctionne techniquement, qui l'a créé, quelle est son étendue, etc. Tous vivent pour ainsi dire à l'intérieur du Grand Réseau (pour reprendre l'analogie avec le film de science-fiction, la MATRICE). L'individu ne serait qu'une minuscule puce au sein du système géant de l'univers que personne ne comprend vraiment, sorte de *super-internet* dans lequel nous sommes tous enfermés !

de déchiffrer, depuis que l'*Homo Sapiens* lève les yeux vers le ciel ! À la recherche de l'explication finale de l'origine du monde, d'autres mathématiciens croient que les nombres sont dans chaque recoin de l'Univers, dans chaque représentation de la matière, dans chaque repli de la nature. Les nombres premiers seraient-ils le *code magique et mystérieux* pour décrypter le langage de l'Univers ? La fonction *zéta* de Riemann cacherait-elle ce code ? Ce code serait-il la base *informationnelle* qui a précédé et engendré notre Univers ? Dieu jouait-il avec un dé possédant une infinité de faces, numérotée par les nombres premiers ?

*

« La philosophie est écrite dans ce vaste livre qui constamment se tient ouvert devant nos yeux (je veux dire l'Univers), et on ne peut le comprendre si on n'apprend pas d'abord à connaître la langue et les caractères dans lesquels il est écrit. Or il est écrit en langue mathématique, et ses caractères sont les triangles, les cercles et autres figures géométriques, sans lesquelles il est humainement impossible d'en comprendre un seul mot, sans lesquelles on erre vraiment dans un labyrinthe obscur » (Galilée [278]).

*

Selon le physicien Paul Dirac [279] : « Dieu est un mathématicien de premier ordre, et **Il** a utilisé des mathématiques très avancées pour construire l'univers » [paru dans *Scientific American*, mai 1963]. Les astrophysiciens ont eu le désir de chercher la mystérieuse origine des choses, de remonter toujours plus loin vers les causes premières, c'est-à-dire vers une *cause immatérielle* antérieure au *Big Bang*. Depuis le

278 – Cité par Braunstein J.F. et Bonnet C., Cours de mise à niveau philosophique 2014-2015, disponible sur Internet.

279 – Dirac est l'un des « pères » de la mécanique quantique et a prévu l'existence de l'antimatière. Il est colauréat avec Erwin Schrödinger du prix Nobel de physique de 1933.

XXe siècle, nous savons que le cosmos a eu un commencement : il y a 13 milliards et 820 000 années, il était à l'origine un point minuscule d'une densité extrême dont certains disent qu'il a surgi du vide absolu ou qu'il a toujours existé. Y a-t-il une *hypothèse Dieu* [280] qui serait le *principe transcendant* qui ne peut être qu'*Être suprême* ou *Cause extérieure* à cet étrange phénomène que fut la naissance d'un Univers ? Or, le néant ne peut engendrer que du néant, mais ce Dieu que nous supposons être le Créateur demeure une *présomption*, une possibilité que ni la science ni l'expérience humaine ne peuvent prouver ! Le bouddhiste Trinh Xuan Thuan considérait qu'on devait faire un ***choix métaphysique***, une sorte de *pari pascalien.* Est-ce ce Dieu qui apparait quand la ***conscience*** s'échappe du corps [281] – certains prétendent le considérer comme une *conscience vivante universelle* ? Est-ce ce ***logos*** que nous recherchons quand nous voulons à la fois expliquer le sens de l'Univers et la destinée de l'Homme ?

Une sorte de code que l'on pourrait appeler **l'ADN cosmique**.

*

Un jour, une étudiante avait demandé naïvement à Einstein s'il croyait en Dieu. Après une longue hésitation, voici ce qu'il lui répondit : « Tout est déterminé, pour l'insecte comme pour l'étoile, êtres humains, légumes ou poussières d'étoiles, nous dansons tous au rythme d'un air mystérieux joué au loin par un joueur de flûte invisible [282]. »

*

280 – Bogdanov, Igor et Grichka, *L'équation Dieu*, Paris, Grasset et Fasquelle, 2019.

281 – « Il y avait là, pensons-nous, un indice probablement suffisant, de la nécessité d'admettre que les âmes des morts sont quelque part, et que c'est justement à partir de là qu'elles naissent à nouveau. » [Platon, *Phédon*, déjà cité, p 786].

282 – Le propos fit grand bruit quand il fut publié dans le *Saturday Morning Post* le 16 octobre 1929.

BIBLIOGRAPHIE GÉNÉRALE

Première partie : cerveau et conscience. [et Introduction]

Alexander E. et Moody, R., *L'évidence de l'après-vie, Paris, Guy Trépanier*

Aristote, de l'âme, trad, Tricot, Paris librairie philosophique Vrin, 1977.

Bachelard G., Poétique de l'espace, Paris : PUF, 1961.

Beaudry J. Dominique, *le scaphandre et le papillon, (Livre et film).*

Bargh John, *Cet inconscient qui nous gouverne*, in revue Cerveau et Psycho, fév. 2019.

Boissier Bernard Michel, *conférence sur le cerveau, YouTube.*

Sébastien Bohler, *Les pouvoirs de l'inconscient*, revue Cerveau et Psycho, no 107, 2919. *Et la fin des neurones-miroirs*, revue Pour la science, Québec, 31/03/2009.

Carruthers, P. (2017), *The illusion of conscious thought*, in Journal of consciousness studies, vol 24.

Carruthers, P. ((2015), *The centered mind: what the science of working memory shows us about the nature of human thought*, Oxford University Press.

Carruthers P. interview : *il n'y a de pensée consciente*, in revue Cerveau et Psycho, fév. 2019.

Charbonier J.J., *La médecine face à l'au-delà*, Paris, éditions Guy Trédaniel, 2010.

Chalmers David *L'Esprit conscient : À la recherche d'une théorie fondamentale* [« The Conscious Mind: In Search of a Fundamental

Theory, (1996), Oxford University Press], en français Les Éditions d'Ithaque, (trad. Pascal Engel), 2010.

Cohen H. et Lefebvre C, *Perspectives of the origins on language*, John Benjamins Publishing Company, 2014

Damasio A., *L'erreur de Descartes, la raison des émotions,* Paris, éditions Odile Jacob, 2001. Et Damasio, Antonio, Conférence TED 2011 : *Le désir de comprendre la conscience.*

Dehaene et Changeux *L'hypothèse de l'espace de travail neuronal global* : Le code de la conscience, conférence TED Marseille, 2017.

De Keukelaere Simon, « Des découvertes révolutionnaires en sciences cognitives », *Les paradoxes et dangers de l'imitation,* Média automates intelligents, Internet 2006.

De la Porte, X., Le narcissime, tiré du livre : Je, une traversée des identités, Paris, PUQ, 2018.

Dennett Daniel, *La conscience expliquée,* Paris, Odile Jacob, 1993, et *La stratégie de l'interprète* (1987), Paris, Gallimard, 1990 et *La diversité des esprits* (1998), Paris, Hachette.

De Keukelaere S., « Des découvertes révolutionnaires en sciences cognitives », *Les paradoxes et dangers de l'imitation,* Média automates intelligents, Internet 2006.

Descartes, *Traité des passions* (eBook), Paris, CF Flammarion 1996.

Élie M.P., *l'étrange destin du cerveau d'Einstein*, revue Québec Science, 31/03/2010.

David Engleman, *Au cœur du cerveau*, émission de TV de TV5 (Québec), producteur BLNK, 2015.

Guillemant P., *La physique de la conscience*, Paris, éd. Guy Trédaniel, 2016.

Hanson R. et Mendius, R., *Le cerveau de Bouddha*, Pocket, éditions des Arènes, Paris, 2009.

Harrari, Yuval, *Homo Deus, une brève histoire de l'avenir*, Paris, Albin Michel (2019) et *Sapiens, une brève histoire de l'humanité* (2014).

Kuntz, Thomas (2012), *The structure of scientific revolutions*, University of Chicago Press, Paperback.

Lacaille J.C., *La science des souvenirs,* in Québec Science : janv/ fév 2018, *Dans le dédale de nos souvenirs.*

Lafrance J.P., *Promesses et Mirages de la civilisation numérique*, Montréal, éditions Liber, 2018. *Malestar en la sociedad digital. Un abordaje económico y filosófico,* trad.

Levinas E., *Totalité et infini, essai sur l'extériorité*, Paris, Biblio/ essai, livre de poche.

Monod Jacques, *Le hasard et la nécessité, essai sur la philosophie naturelle de la biologie moderne*, Paris, collection Points, édition du Seuil, 1970.

Moody, Dr Raymond, *La vie après la vie*, éditions Robert Laffont, coll. *j'ai lu*, 2015.

Nagel, Thomas, *Qu'est-ce que tout cela veut dire ? : une très brève introduction à la philosophie*, éditeur : ECLAT ISBN papier : 9782841623723, 2015.

Nedergaard, Dr, *Scientists discover previously unkown cleansing system in brain*, Newsroom, University of Rochester Medical Center, consulté sur internet.

Popper K (2000). *La connaissance objective*. Paris : Flammarion, originellement paru en anglais en 1979. Et : *L'univers irrésolu, plaidoyer pour l'indéterminisme*, édition Hermann, 1984.

Proust Marcel, *À la recherche du temps perdu* (1) *Du côté de chez Swann*, Paris Gallimard, 1988 [e-book].

Rico de Sotelo Carmen, Fondo editorial Comunicacion, Universidad de Lima, Peru, 2020. (Traductrice)

Scheler M., *Nature et formes de la sympathie,* traduit par M Lefèvre, Payot, 2003.

Sensfelder B., *Vaincre peur et culpabilité*, AdA,Varennes.(Québec).

Spinoza, Baruch, *Œuvres complètes,* Gallimard, Bibliothèque La Pléiade, 1954 *Éthique* oeuvre lll, traduction Charles Appuhn, GF Flammarion, 1964.

Yalom Irvin, *Le jardin d'Épicure*, Le livre de poche, 28/1/2015.

2e partie :
Autres discours sur la conscience et Dieu dans l'après-vie [et conclusion]

Alexander E. et Moody R., *La preuve du paradis*, et *l'évidence de l'après-vie, Paris,* Alexander, *la carte du Paradis, éditions Guy Trédaniel*

Boisnier, B.M., *Tout ce qu'on vous dit sur le cerveau*, conf. You Tube

Changeux, J.P., *l'homme neuronal*, Paris, éd. Pluriel, 1983.

Charbonier J.J., *Les Preuves scientifiques d'une vie après la vie,* Paris, éd. Exergue et conférence YouTube, *la vie après la mort,* NousTV, 30/09/ 2015. *Regards sur la mort et ses tabous*, éditions Guy Trédaniel.

Beauregard M. et O'Leary D., *Du cerveau à dieu,* Paris, éd. Guy Trédaniel.

Bogdanov, Igor et Grichka, *L'équation Dieu*, Paris, Grasset et Fasquelle, 2019.

Changeux, J.P., *l'homme neuronal*, Paris, éd. Pluriel, 1983.

Descartes, *Discours de la méthode*, Paris, le livre de poche, 1970. Voir aussi *Méditations métaphysiques*, troisième méditation, Paris, Hachette.

Einstein, A., *conceptions scientifiques*, Paris, Flammarion, 1990.

Kant, *Critique de la Raison pure*, Flammarion, éd Poche.

Guillemant + Morisson (2016), *la physique de la conscience*, Paris, Guy Trédaniel.

Gauchet Marcel, *Un monde désenchanté ?* Paris, Les Éditions de l'Atelier/Éditions Ouvrières, 2004.

Hadot P., *Exercices spirituels et philosophie antique,* Paris, Albin Michel, 1972.

Harari Y. (2015) *Sapiens, une brève histoire de l'humanité*, Albin Michel

L'Épopée de Gilgamesh, traduit par Abed Azzié, Albin Michel, Spiritualité vivantes, Paris 1915

Leibni*tz, la monadologie, 1889, (ebook gratuit)*.

Lenoir Fréderic, *Le miracle Spinoza, une philosophie pour éclairer notre vie*, Paris Fayard, 2017.

Luccan D., *Vers la sagesse quantique*, Paris, éd. Bussière, 1963.

Éliade Mircea, *Aspects du mythe*, Paris, NRF/Gallimard, Coll. Idées.

Monod Jacques, *Le hasard et la nécessité, Essai sur la philosophie naturelle,* Seuil, coll. « Points Essais », 1970.

Moody R, *La vie après la mort*, édition française, coll. *J'ai lu*. Et *La vie après la vie,* Paris, éd. *J'ai lu.*

Nietzsche, F., *la naissance de la tragédie*, Paris Idées Gallimard, 1949.

Onfray M., *Traité d'athéologie*, Paris, Grasset, 2005.

Pascal, *Pari sur le problème de l'éternité*, Les Pensées, 1669.

Platon, *La descente aux enfers : le mythe de ER*, La République, Paris, NRF.

Et *Phédon ou de l'âme*, biblio de La Pléiade.

Renaut Alain, *L'Ère de l'individu, une histoire de la subjectivité,* Paris, Gallimard Idées, 1989.

Ricard Mathieu (2003), *Plaidoyer pour le bonheur*, Paris, 2008.

Revel J.F. et Ricard M., *Le moine et le philosophe,* , éd. NIL/Pocket, Paris 1999.-

Rinpoché Sogyal, *le livre tibétain de la vie et de la mort (*avec avant-propos du Dalai-Lama), éditions de la Table ronde, 1992

Trin Xuan Thun, *le Chaos et l'Harmonie*, Fayard, 1998. *La plénitude du vide*, Albin Michel, 2016. *La place de l'homme dans l'univers*, YouTube.

LIVRES DE L'AUTEUR PARUS CHEZ DIVERS ÉDITEURS

1 – *Malestar en la civilizacion digital*, fondo editorialcomunicacion, Universidad de Lima, 328 p., 2020.

2 – La extraña naturaleza de la conciencia humana: ¿ Permanece el espíritu después de la muerte del individuo? (traduction à l'université du Pérou), 2021.

3 – contributeur à Diccionario de teorías narrativas 2., Ed : Lorenzo Vilches Manterola, *https://narrativas.blog/ebooks*, (Apple Books), 2021.

4 – Promesses et mirages de la civilisation numérique, Montréal, éd. Liber, 2018.

5 – 100 notions sur la civilisation numérique (auteur et directeur de publication), Paris, édition de l'Immatériel, 2016, 380 pp.

6 – *Le numérique et le développement des Suds*, 1er chapitre *L'Afrique et le développementpar le numérique, un problème idéologique ?*, coll. communication, technologie et développement, Université de Bordeaux-Montaigne, no 5, 2018 (coordonné pat A.M. Laulan).

7 – *La civilisation du CLIC*, La vie moderne, sous l'emprise des médias et des nouvelles technologies, Paris, éditions l'Harmattan, 2013, 235 pp.

8 – *Les jeux vidéo, quand jouer, c'est communiquer* (codirection et auteur), Paris, CNRS éditions, 2012.

9 – *La télévision à l'ère d'Internet*, Septentrion, Québec, 2009.

10 – *Critique de la société de l'information* (direction et auteur), *Les essentiels d'Hermès*, CNRS éditions, Paris, 2009 (traduit en chinois).

11 – *La bataille de l'imprimé, à l'ère du papier électronique* (direction : J.P. Lafrance et Éric Leray), les Presses de l'Université de Montréal, nov. 2008.

12 – *Les jeux vidéo, à la recherche d'un monde meilleur,* Paris/ Londres, Hermès/Lavoisier, 2007.

13 – *Place et rôle de la communication dans le développement international* (collaboration A.M. Laulan et Carmen Rico de Sotelo), Québec, Montréal, Presses Université du Québec, 2006.

14 – *Le commerce électronique*, chronique d'une naissance annoncée, Montréal, PUQ, 2002

15 – *L'Intranet par l'exemple* (avec Danielle Verville), Éditions Isabelle Quentin, Montréal, 1998.

16 – *Intranet ilustada*, Montevideo, Editiones TRILCE (traduction espagnole), 1999.

17 – *Le câble ou l'univers médiatique en mutation,* éd. Québec-Amérique, Montréal, 1990 (prix Falardeau du meilleur livre scientifique décerné par la Fédération des Sciences sociales du Canada).

18 – *Les radios nouvelles à travers le monde,* La Documentation française, Paris, 1984.

19 – *La télévision à péage ; jeux et enjeux*, éd. A St-Martin, Montréal, 1983.

20 – *La télévision, un média en crise*, Québec-Amérique, Montréal, 1982

Et de nombreux chapitres dans des livres collectifs et des articles dans des revues scientifiques.

TABLE DES MATIÈRES

Imprimé en France
978-2-8231-3530-5
Dépôt légal : 2e trimestre 2022

www.ingramcontent.com/pod-product-compliance
Lightning Source LLC
LaVergne TN
LVHW010104061026
849532LV00002BA/554